L. Rosentahl

Grundzüge der Physiologie in allgemeinverständl. Vorlesungen

L. Rosentahl

Grundzüge der Physiologie in allgemeinverständl. Vorlesungen

ISBN/EAN: 9783742812131

Hergestellt in Europa, USA, Kanada, Australien, Japan

Cover: Foto ©Lupo / pixelio.de

Manufactured and distributed by brebook publishing software
(www.brebook.com)

L. Rosentahl

Grundzüge der Physiologie in allgemeinverständl. Vorlesungen

THOMAS H. HUXLEY

GRUNDZÜGE DER PHYSIOLOGIE

IN

ALLGEMEINVERSTÄNDLICHEN VORLESUNGEN.

MIT BEWILLIGUNG DES VERFASSERS

HERAUSGEGEBEN VON

DR. I. ROSENTHAL

PROFESSOR AN DER UNIVERSITÄT ZU BERLIN.

MIT EINEM TITELBILDE UND 86 IN DEN TEXT EINGEDRUCKTEN HOLZSCHNITTEN.

LEIPZIG
VERLAG VON LEOPOLD VOSS.
1871.

VORWORT DES HERAUSGEBERS.

Das kleine Werkchen, welches ich hiermit dem deutschen Leserkreise zugänglich gemacht habe, unterscheidet sich so wesentlich von dem, was die Literatur sonst an sogenannten populären Darstellungen der Physiologie aufzuweisen hat, dass diese Bereicherung der Hilfsmittel zur Ausbreitung nützlicher Kenntnisse hoffentlich nicht als überflüssig erscheinen wird. Die Darstellung Huxley's, dieses anerkannten Meisters der Wissenschaft und des Stils, ist so durchsichtig klar und zugleich so streng wissenschaftlich, dass einerseits jeder Gebildete dieselbe leicht verstehen kann, andererseits aber auch diejenigen es mit Vortheil benutzen können, welche für ihre Fachstudien eine gewisse allgemeine Kenntniss der gesammten Physiologie sich aneignen müssen, ohne jedoch die Zeit und die Vorkenntnisse zu besitzen, um mit Vortheil die für Mediziner geschriebenen Werke benutzen zu können. Hierher rechne ich unter Anderen die Zahnärzte, denen das Studium der Physiologie unbedingt nothwendig ist,

wenngleich sie nur in einem Theile derselben tiefer ins
Einzelne gehende Kenntnisse nöthig haben.

Vor allen Dingen aber wäre das Büchlein den
Lehrern zu empfehlen, für welche es der Verfasser
ursprünglich hauptsächlich bestimmt hatte, und zwar
nicht nur den Elementarlehrern, sondern auch denen,
welche an höheren Schulen den naturwissenschaftlichen
Unterricht zu geben berufen sind. Man ist in dieser
Beziehung bei uns noch weit hinter der Erkenntniss
zurückgeblieben, welche in England bereits vollkommen
durchgedrungen ist, dass eine allgemeine Kenntniss von
dem Bau und den Verrichtungen des menschlichen
Körpers den natürlichen Abschluss alles naturgeschicht-
lichen Unterrichtes bilden muss. Eine solche ist allein
im Stande, vernünftigen Grundsätzen in Bezug auf eine
gesundheitsgemässe Lebensweise Bahn zu brechen und
veralteten, schädlichen Vorurtheilen, wie sie immer noch
in Kranken-, Wochen- und Kinderstuben herrschen, den
Boden zu entziehen. Deshalb wünsche ich auch das
Büchlein von Müttern fleissig benutzt zu sehen, und
hoffe, dass die Aerzte in ihm einen willkommenen Bei-
stand erkennen werden, welcher nicht so zweifelhafter
Natur ist, wie der mancher populärer Bücher über Krankheiten und deren Behandlung.

Die Uebersetzung ist von mir auf das sorgfältigste
durchgesehen und mit dem Original verglichen worden.
Nur an einigen wenigen Stellen habe ich Aenderungen
vorgenommen, wo ich sie für durchaus nothwendig hielt;

an anderen Stellen habe ich kleine Zusätze gemacht. In beiden Fällen ist das von mir Herrührende, für welches ich natürlich ganz allein die Verantwortung trage, durch Einschliessung in eckige Klammern [ ] kenntlich gemacht.

BERLIN, im Juli 1871.

I. ROSENTHAL.

VORWORT DES VERFASSERS.

Zur ersten Ausgabe.

Die nachfolgenden „Grundzüge der Physiologie" waren ursprünglich bestimmt, als Handbuch für Lehrer und Schüler in Knaben- und Mädchenschulen zu dienen.

Mein Ziel bei ihrem Niederschreiben war, in klarer und bestimmter Sprache niederzulegen, was irgend Jemand zu wissen nöthig hat, um die Grundzüge der menschlichen Physiologie zu kennen, mit der guten Aussicht, dass er nur wenig wieder zu verlernen braucht, wenn die Wissenschaft Forschritte macht.

Daher kann es nur einer Unaufmerksamkeit oder einem falschen Urtheile von Seiten des Verfassers zugeschrieben werden, wenn das Buch eine Behauptung oder Lehre enthält, welche nicht als das allgemeine Eigenthum aller Physiologen angesehen werden kann. Ich habe danach gestrebt, einfach die Rolle eines Siebes zu spielen, und das Wohlbegründete und Wesentliche von dem Zweifelhaften und Unwichtigen aus der grossen Masse von Kenntnissen und Meinungen zu sondern, welche wir als die Wissenschaft der menschlichen Physiologie bezeichnen.

Die Holzschnitte sind zum Theil aus den Werken von Bourgery, Gray, Henle und Kölliker entlehnt. Einige wenige sind neu.

Ich bin meinem werthen Freunde, Dr. Michael Foster, zu grossem Danke verpflichtet für die Mühe, welche er der Durchsicht des Buches bei seinem Drucke gewidmet hat.

Königliche Bergwerksschule, London,
October 1866.

— —

Zur zweiten Ausgabe.

Die vorliegende Ausgabe der „Grundzüge der Physiologie" ist sehr sorgfältig durchgesehen worden. Einige wenige Holzschnitte sind zugefügt, andere durch bessere ersetzt worden, wie z. B. die Abbildungen der Netzhaut, welche die Ergebnisse von Schultze's neuesten Forschungen enthalten.

Einige Zusätze sind gemacht worden, doch so wenige als möglich, um dem Buche nicht seinen elementaren Charakter zu nehmen. Unter die wichtigsten zähle ich die „Zusammenstellung einiger wichtiger Zahlenwerthe", welche Dr. Foster für mich gemacht hat, für dessen freundliche Unterstützung ich wiederum mit Freude meinen Dank abstatte.

Diejenigen, welche die Grundzüge der Physiologie sich anzueignen wünschen, werden gut thun, sich die wichtige Wahrheit klar zu machen, dass diejenige Kenntniss einer Wissenschaft, welche man sich durch blosses Lesen allein aneignen kann, wenngleich unend-

lich besser als Unwissenheit, doch weit entfernt ist von
der Kenntniss, die aus unmittelbarer Anschauung entspringt; und dass der Werth der Erlernung einer Wissenschaft als einer Schulung des Geistes nur gering ist,
wenn man sie nur aus Büchern lernt.

Da die Mehrzahl der Leser dieses Buches sicherlich
keine Gelegenheit haben wird, Anatomie und Physiologie
am menschlichen Körper zu studieren, so könnte diese
Bemerkung entmuthigend erscheinen. Doch ist sie das
in Wahrheit nicht. Für die Erlernung einer praktischen,
wenngleich elementaren, physiologischen Anatomie und
Histologie geben die Organe und Gewebe der gewöhn-
lichsten Hausthiere reichlichen Stoff. Die Hauptpunkte
im Bau und der Einrichtung des Herzens, der Lungen,
der Nieren oder des Auges des Menschen können vollkommen erläutert werden an den entsprechenden Theilen
eines Schafes; während die Erscheinungen des Blutlaufes
und viele der wichtigsten Eigenschaften lebender Gewebe
bei dem gewöhnlichen Frosch besser zu sehen sind, als
bei irgend einem der höheren Thiere.

Unter diesen Umständen ist kein Grund vorhanden,
warum die Erlernung der elementaren Physiologie nicht
vollkommen und ohne Einschränkung stattfinden soll.
Doch muss noch bemerkt werden, dass ein Schüler,
welcher nicht vorher eine gewisse Kenntniss von den
Grundzügen der Physik und Chemie erworben hat, auf
seinem Wege noch manches Hinderniss und manchen
Aufenthalt finden wird.   .

LONDON, Juli 1868.

T. H. H.

INHALT.

ERSTE VORLESUNG.

Allgemeine Uebersicht über den Bau und die Verrichtungen des menschlichen Körpers.

Seite 1—23.

ZWEITE VORLESUNG.

Das Gefässsystem und der Kreislauf.

Seite 24—58.

DRITTE VORLESUNG.

Das Blut und die Lymphe.

Seite 59—78.

VIERTE VORLESUNG.

Die Athmung.

Seite 79—110.

FÜNFTE VORLESUNG.

Die Quellen des Gewinnes und Verlustes für das Blut.

Seite 111—142.

SECHSTE VORLESUNG.

Die Ernährungsthätigkeit.

Seite 143—165.

SIEBENTE VORLESUNG.

Bewegung und Ortsbewegung.

Seite 166—197.

ACHTE VORLESUNG.

Empfindung und Empfindungsorgane.

NEUNTE VORLESUNG.

Das Sehorgan.

Seite 226—247.

ZEHNTE VORLESUNG.

Die Vereinigung der Empfindungen unter einander und mit anderen Zuständen des Bewusstseins.

Seite 248—267.

ELFTE VORLESUNG.

Das Nervensystem und die Nervenerregung.

Seite 268—291.

ZWÖLFTE VORLESUNG.

Histologie oder der feinere Bau der Gewebe.

Seite 292—313.

ZUSAMMENSTELLUNG

einiger anatomischer und physiologischer Zahlenwerthe.
Seite 314—318.

ERKLÄRUNG DES TITELBILDES.

Fig. I. Menschliches Skelett von der Seite gesehen.

Na. Die Nasenbeine
Fr. Das Stirnbein.
Pa. Das Scheitelbein. } zum Schädel gehörig.
Oc. Das Hinterhauptsbein.
Mn. Der Unterkiefer.
St. Das Brustbein.
R. Die Rippen. } zum Brustkorb gehörig.
R'. Die Rippenknorpel.
S. Das Kreuz- oder Heiligenbein.
Cz. Das Steissbein.
Scp. Das Schulterblatt

Cl.	Das Schlüsselbein.	
H.	Das Oberarmbein.	zum Arm gehörig.
Ra.	Die Speiche.	zum Arm gehörig.
U.	Das Ellbogenbein.	zum Arm gehörig.
Cp.	Die Handwurzel.	zum Arm gehörig.
Mc.	Die Mittelhand.	zum Arm gehörig.
D.	Die Phalangen oder Finger der Hand.	zum Arm gehörig.
I, II, III, IV, V,	Der Daumen und die folgenden Finger.	
Il.	Das Hüftbein	welche zusammen das namenlose Bein ausmachen.
Pb.	Das Schambein.	welche zusammen das namenlose Bein ausmachen.
Is.	Das Sitzbein.	welche zusammen das namenlose Bein ausmachen.
F.	Das Oberschenkelbein.	zum Schenkel gehörig
Tb.	Das Schienbein.	zum Schenkel gehörig
Fb.	Das Wadenbein.	zum Schenkel gehörig
T.	Die Fusswurzel	zum Schenkel gehörig
Mt.	Der Mittelfuss.	zum Schenkel gehörig
D.	Die Zehen oder Finger des Fusses.	zum Schenkel gehörig

Fig. II. **Lothrechter Durchschnitt durch den Schädel etwas links von der Mittellinie.**

Die Buchstaben haben dieselbe Bedeutung wie in Fig. I., ausserdem:
Eth. Das Siebbein.
Vo. Das Pflugschaarbein.
B. O. Ein Theil des Hinterhauptbeins.
O. F. Das Hinterhauptloch.

Die verzweigten Linien sind die Eindrücke, welche die Blutgefässe der Hirnhäute an der inneren Oberfläche der Schädelhöhle machen, innerhalb welcher das Gehirn liegt.

Fig. III. **Vorderansicht des Beckens.**

Sm. Das Kreuzbein.
Am. Die Pfanne.
Il. Pb. Is. wie in Fig. I.

ERSTE VORLESUNG.

Allgemeine Uebersicht über den Bau und die Verrichtungen des menschlichen Körpers.

1. Der Körper eines lebenden Menschen übt mannigfaltige Thätigkeiten aus, von denen einige ganz augenscheinlich sind; andere verlangen mehr oder weniger sorgfältige Beobachtung; und wiederum andere können nur durch die Anwendung der zartesten Hilfsmittel der Wissenschaft entdeckt werden.

So ist z. B. ein Theil des Körpers eines lebenden Menschen offenbar immer in Bewegung. Selbst im Schlaf, wenn die Glieder, der Kopf, die Augenlider unbeweglich sind, erinnert uns das ununterbrochene Heben und Senken der Brust, dass wir Schlaf und nicht Tod beobachten.

Nur wenig sorgfältigere Beobachtung gehört dazu, um die Bewegung des Herzens zu bemerken, oder die Pulsschläge der Adern; oder die Veränderungen der Weite der Pupille bei wechselndem Licht; oder sich zu überzeugen, dass die ausgeathmete Luft wärmer und feuchter ist, als die eingeathmete.

Und endlich, wenn wir uns zu überzeugen versuchen, was in dem Auge vorgeht, wenn dieses Organ sich den verschiedenen Entfernungen anpasst; oder wie sich ein Nerv verhält, wenn er erregt wird; oder aus welchen Bestandtheilen Fleisch und Blut gemacht sind; oder mit welchem Mechanismus es zusammenhängt, wenn ein plötzlicher Schmerz Jemanden zusammenfahren lässt: zu diesen Beobachtungen müssen wir alle Methoden der inductiven und deductiven

HUXLEY, Physiol. Vorlesungen. 1

Schlussfolgerung zu Hilfe rufen, alle Hilfsquellen der Physik und Chemie und alle Feinheiten der Experimentirkunst.

2. Die Summe der Thatsachen, zu der wir durch diese verschiedenen Arten der Untersuchung gelangen, mögen sie einfach oder verwickelt sein, wenn sie die Thätigkeiten des Körpers und die Art, wie dieselben ausgeführt werden, betreffen, macht die Wissenschaft der menschlichen Physiologie aus. Ein elementarer Umriss dieser Wissenschaft und so viel aus der Anatomie, als gelegentlich nothwendig sein wird, bildet den Gegenstand der folgenden Vorlesungen, von denen ich die gegenwärtige widmen werde einer allgemeinen Uebersicht über den Bau und die Thätigkeiten (od. wie sie technisch genannt werden „Functionen") des Körpers, soweit sie durch leichte Beobachtung wahrgenommen werden können, oder doch wahrgenommen werden könnten, wenn die Körper der Menschen so leicht zu beschaffen, zu prüfen und dem Versuch zu unterwerfen wären, wie diejenigen der Thiere.

3. Stellen wir uns ein Zimmer mit Eiswänden vor, durch welches ein Strom reiner eiskalter Luft geht, so werden natürlich die Wände des Zimmers ungeschmolzen bleiben.

Jetzt, nachdem wir einen lebenden gesunden Mann mit grosser Genauigkeit gewogen haben, lassen wir ihn während einer Stunde in dem Zimmer hin und hergehen. Indem er dies thut, wird er offenbar einen beträchtlichen Theil mechanischer Kraft aufwenden; soviel wenigstens, als nöthig ist, um sein Gewicht so hoch und so oft zu heben, als er sich selbst bei jedem Schritt gehoben hat. Aber ausserdem wird eine gewisse Menge von dem Eis geschmolzen oder in Wasser verwandelt werden; zum Beweis, dass der Mann viel Wärme abgegeben hat. Wenn man ferner die Luft, die in das Zimmer eintritt, vorher durch Kalkwasser hat streichen lassen, so wird sie keinen Niederschlag von kohlensaurem Kalk bewirken, weil die Menge von Kohlensäure, die sich in gewöhnlicher Luft befindet, so gering ist, dass sie auf diesem Wege nicht nachgewiesen werden kann. Aber wenn die Luft, die hinausgeht, denselben Weg nehmen muss, so wird das Kalkwasser bald milchig werden durch den Niederschlag von kohlensaurem Kalk und so das Vorhandensein von Kohlensäure anzeigen, welche ebenso wie die Wärme von dem Manne abgegeben worden ist. Ferner, wenn die Luft ganz trocken ist beim Eintritt in das Zimmer, so wird diejenige, die von dem Mann ausgeathmet und die von seiner Haut abgegeben wird, Dampfwolken aufweisen; welcher Dampf daher aus dem Körper stammt.

Nach Verlauf der Stunde, während welcher das Experiment gedauert hat, wollen wir den Mann ausruhen lassen und ihn wiederum wägen. Wir werden finden, dass er an Gewicht verloren hat.

Also ein lebendiger, thätiger Mensch erzeugt fortwährend mechanische Kraft, giebt Wärme ab, entwickelt Kohlensäure und Wasser und erleidet einen Verlust an seinem Gewicht.

4. Offenbar könnte dieser Stand der Dinge nicht bis zu einer unbegrenzten Zeit fortdauern, ohne dass der Mann zu Nichts zusammenschrumpfen müsste. Aber lange bevor die Wirkungen dieser allmählichen Verminderung des Stoffes einem Anderen deutlich werden, sind sie vom Gegenstande des Versuchs in der Form der beiden gebieterischen Empfindungen, Hunger und Durst genannt, gefühlt worden. Um diese Bedürfnisse zu befriedigen, um das Gewicht des Körpers wieder auf die vorige Höhe zu heben, um ihn zu befähigen, noch ferner Wärme, Wasser uud Kohlensäure in derselben Menge auf unbestimmte Zeit abzugeben, ist es durchaus nöthig, dass der Körper mit jedem der folgenden Dinge versehen werde, aber auch nur mit diesen dreien allein. Diese sind erstens frische Luft, zweitens Getränk, bestehend aus Wasser in irgend einer Gestalt, soviel es auch verfälscht sein mag; drittens Speise. Derjenige zusammengesetzte Stoff, welcher bei den Chemikern bekannt ist unter dem Namen „Protein" und welcher besteht aus Kohlenstoff, Wasserstoff, Sauerstoff und Stickstoff, muss einen Bestandtheil dieser Speise bilden, wenn sie das Leben auf die Dauer erhalten soll und Fette, stärkemehl- und zuckerartige Stoffe müssen in der Nahrung enthalten sein, um das Leben auf passende Weise zu erhalten.

5. Eine gewisse Menge des Stoffes, der als Nahrung eingenommen ist, kann entweder nicht verbraucht werden, oder

ist aus irgend einem Grunde nicht verbraucht worden und
verlässt den Körper als **Auswurfsstoff** in dem Zustand, in
welchem er eingetreten ist, ohne sich mit dessen Bestandtheilen vermischt zu haben. Aber bei gesunden Bedingungen,
und wenn nur so viel Nahrung als nothwendig eingenommen
ist, verlässt kein ansehnlicher Theil irgend eines Proteinstof-
fes oder Fett, oder Stärkemehl oder Zucker den Körper
durch irgend einen Kanal. Fast Alles, was aus dem Körper
geht, thut dieses entweder in der Form von **Wasser**, oder
von **Kohlensäure**, oder einer dritten Substanz, **Harnstoff**
genannt, oder gewisser Salzverbindungen.

Die Chemiker haben festgestellt, dass die Stoffe, die vom
Körper ausgeworfen werden und **Auswurfsstoffe** genannt
werden, alle zusammengenommen, viel mehr **Sauerstoff** enthalten als die Speisen und das Wasser, welche eingenommen sind.

Nun aber ist die einzig mögliche Quelle, aus welcher der
Körper Sauerstoff entnehmen kann, abgesehen von Speise und
Trank, die Luft, die ihn umgiebt.* Und sorgfältige Unter-
suchung der Luft, welche das Zimmer des oben beschriebenen
Versuches verlässt, würde zeigen, dass dieselbe nicht nur
Kohlensäure von dem Mann **aufgenommen** hat, son-
dern auch **Sauerstoff** in eben so grosser oder noch grösserer
Menge an ihn abgegeben hat.

6. Wenn also ein Mann weder an Gewicht verliert noch
gewinnt, so müsste die Summe des Gewichts aller oben auf-
gezählten Substanzen, welche aus dem Körper gehen, genau
dem Gewicht von Speise und Trank entsprechen, welche er
aufnimmt, den Sauerstoff mit gerechnet, den er aus der Luft
entnimmt. Und es ist bewiesen, dass dies der Fall ist.

Weiter folgt daraus, dass ein gesunder Mann, der weder
an Fleisch zu- noch abnimmt, fortwährend Stoffe verbraucht und abgiebt, dagegen den Verlust nur zeitweilig
ausgleicht. So dass, wenn man ihn auf eine Waagschale

* Frische Landluft enthält auf 100 Theile 21 Theile Sauerstoff und
79 Theile Stickstoffgas zusammen mit einem kleinen Bruchtheil Kohlensäure und einem wechselnden Theil Wasserdampf und Ammoniak.
(Vgl. Vorl. IV. § 11.)

einer feinen Waage, wie solche zum Briefwägen gebraucht wird, bringen könnte, dieselbe bei jeder Mahlzeit sinken und in den Zwischenräumen steigen müsste, in gleichen Entfernungen auf jeder Seite der Durchschnittslage hin und her schwankend, welche nie länger als für wenige Minuten beibehalten würde.

Es giebt daher keinen gleichbleibenden Zustand des Körpergewichts, und was wir so nennen, ist einfach ein Zustand des Wechsels in sehr engen Grenzen — ein Zustand, in welchem Gewinn und Verlust der zahlreichen täglichen Umsetzungen des Haushalts einander aufwiegen.

7. Vorausgesetzt, dieser täglich sich ausgleichende physiologische Zustand wäre erreicht, so kann er nur so lange unterhalten bleiben, als die Menge mechanischer Arbeit, die geleistet und der Wärme oder einer andern Kraft, die entwickelt wird, unbedingt unverändert bleiben.

Lassen wir einen solchen in physiologischem Gleichgewicht befindlichen Mann eine schwere Last vom Boden aufheben, so wird der Verlust an Gewicht, den er ohne diese Anstrengung erlitten hätte, augenblicklich um einen bestimmten Betrag vergrössert sein, der nur wieder ausgeglichen werden kann, wenn ihm ein angemessener Zuschuss zu seiner Nahrung zugeführt wird. Lässt man die Temperatur der Luft sinken, so wird derselbe Erfolg eintreten, vorausgesetzt, dass der Körper so warm wie vorher bliebe.

Andererseits, wenn seine Anstrengung vermindert oder seine Wärmeentwickelung herabgesetzt würden, so wird er entweder an Gewicht zunehmen oder ein Theil seiner Nahrung wird unverbraucht bleiben.

So geht bei einem angemessen genährten Mann fortwährend ein Strom Nahrung in Form zusammengesetzter Massen in den Körper ein, die verhältnissmässig wenig Sauerstoff enthalten; und ebenso fortdauernd verlassen die Nahrungselemente den Körper (entweder bevor, oder nachdem sie einen Theil der lebendigen Substanz gebildet haben) mit mehr Sauerstoff verbunden.

Und die ununterbrochene Zersetzung und Oxydation der zusammengesetzten Massen, die in den Körper eintreten,

stehen in geradem Verhältniss zu der Kraftmenge, welche
der Körper erzeugt, sei es in Gestalt von Wärme oder auf
eine andere Art: ganz so wie der Betrag von Arbeit, den
die Dampfmaschine leistet, und der Betrag von Wärme, welchen sie und ihr Schornstein abgeben, im geraden Verhältniss stehen zu ihrem Kohlenverbrauch.

8. Von diesen allgemeinen Betrachtungen über die Natur
des Lebens, als physiologische Arbeit angesehen, wollen wir
uns zur Aufgabe wenden, eine ebenso kurze Uebersicht über
den Apparat, der die Arbeit ausübt, zu gewinnen. Wir haben
die allgemeine Thätigkeit der Maschine betrachtet, nun
wollen wir sehen, wie sie gebaut ist.

Der menschliche Körper zerfällt für die einfachste Betrachtung in Kopf, Rumpf und Glieder. Am Kopf unterscheiden wir die Hirnschaale oder den Schädel vom Gesicht. Der Rumpf zerfällt natürlicher Weise in die Brust
oder den Thorax und den Bauch. Von den Gliedern giebt
es zwei Paare — die oberen oder Arme und die unteren
oder Beine; und Arme und Beine sind wiederum durch ihre
Gelenke in Theile geschieden, die sichtlich eine äusserliche
Gleichmässigkeit aufweisen: Schenkel und Oberarm, Un-
terschenkel und Vorderarm, Knöchel und Handgelenk, Finger und Zehen, welche einander vollkommen
entsprechen. Und die beiden letzten sind in der That einander so ähnlich, dass im Lateinischen nur ein Name für beide
besteht (digitus), während die verschiedenen Glieder der
Finger und Zehen einen gemeinschaftlichen Namen, Pha-
langen, haben.

Wir sehen also, dass der ganze derart zusammengesetzte
Körper (abgesehen von den Eingeweiden) zweiseitig symme-
trisch ist; d. h. wenn er mit einem grossen Messer in der
Länge gespalten würde, so dass dieses sowohl an der Bauch-
als an der Rückenfläche gerade durch die Mittellinie ginge,
dann würden die beiden Hälften genau eine der andern
gleichen.

9. Auf diese Art getheilt, würde die eine Hälfte des Körpers (Fig. 1, A.) im Rumpf die Schnittflächen von drei
und dreissig Knochen sehen lassen, die durch eine sehr starke

zähe Masse zu einer langen Säule verbunden sind, die der Rückenfläche viel näher als der Bauchfläche liegt. Die so durchschnittenen Knochen heissen Wirbelkörper. Sie trennen einen langen, engen Kanal, Wirbelkanal genannt, der auf ihrer Rückenseite liegt, von dem weiten Raum der Brust- und Bauchhöhle, die auf ihrer Vorderseite liegen. Zwischen Wirbelkanal und Bauchhöhle besteht keine unmittelbare Verbindung.

Der Wirbelkanal enthält einen langen, weissen Strang, das Rückenmark, welches einen wesentlichen Theil des Nervensystems ausmacht. Die Leibeshöhle ist in zwei Unterabtheilungen, Brust und Bauch, durch eine bemerkenswerthe, theils fleischige, theils häutige Masse (Fig. 1, D), das Zwerchfell, getheilt, welches nach der Bauchseite concav und nach der Brustseite convex ist. Der Verdauungskanal (Fig. 1, Al) geht durch diese beiden Höhlungen von einem Ende zum andern, indem er das Zwerchfell durchschneidet. Dasselbe geschieht auch mit einer langen doppelten Reihe deutlich abgegrenzter Massen von Nervensubstanz, Ganglien genannt, die untereinander durch Nervenstränge verbunden sind (Fig. 1, Sy) und die den sogenannten Sympathicus bilden. Der Bauch enthält noch ausser diesen Theilen die beiden Nieren, eine an jeder Seite der Wirbelsäule, die Leber, die Bauchspeicheldrüse und die Milz. Die Brust enthält ausser dem Abschnitt des Verdauungskanals und des Sympathicus noch das Herz und die zwei Lungen. Die letzteren sind auf jeder Seite des Herzens gelegen, welches fast in der Mitte der Brust liegt.

Wo der Rumpf in den Kopf übergeht, folgt auf den obersten der 33 Wirbelkörper eine zusammenhängende Knochenmasse, die sich durch die ganze Länge des Kopfes erstreckt und gleich der Wirbelsäule einen hintern von einem vorderen Theil trennt. Der hintere Theil oder die Schädelhöhle ist nach dem Wirbelkanal zu offen. Sie enthält eine Masse Nervensubstanz, das Gehirn genannt, welches mit dem Rückenmark zusammenhängt. Gehirn und Rückenmark zusammen bilden die sogenannte Hirnrückenmarksaxe. (C. S. C. S.) Die vordere Kammer oder Gesichtshöhle wird fast ganz vom Mund und dem Schlundkopf ausgefüllt,

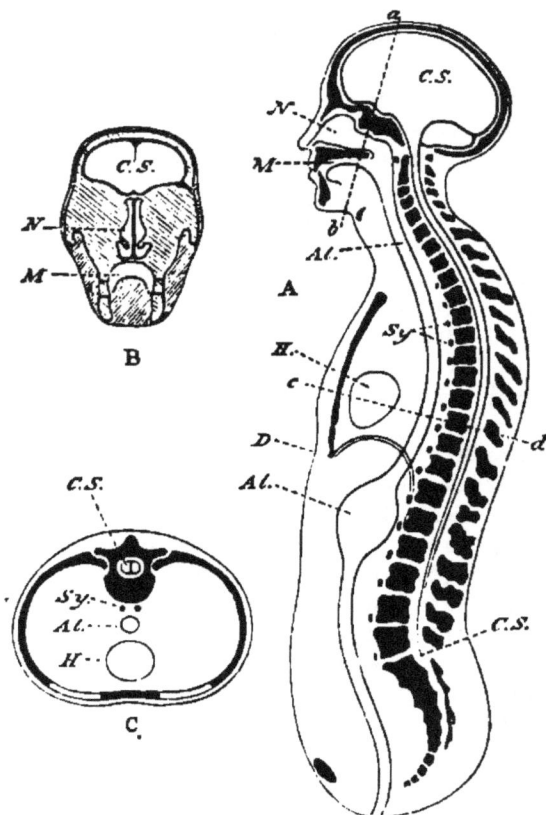

Fig. 1.

A. Schematischer Längsschnitt durch die Mittelebene des Körpers.
 C. S. das Hirnrückenmarkssystem: N. die Nasenhöhle: M. die Mundhöhle;
 Al, Al der Verdauungskanal, als ein einfaches Rohr schematisch dargestellt,
 mit einer Erweiterung, welche den Magen andeutet: H das Herz: D das
 Zwerchfell. Sy die Ganglien des Sympathicus.

B. Durchschnitt durch den Kopf in der Richtung der Linie a b
 Fig. A. Die Buchstaben bezeichnen dasselbe wie dort.

C. Querschnitt durch den Rumpf in der Richtung c d. Die Buchstaben
 haben dieselbe Bedeutung.

in welchen letzteren der obere Theil des Verdauungskanals
(Schlundröhre od. Oesophagus) mündet.

10. So zeigt uns die Betrachtung eines Längsschnittes,
dass der menschliche Körper eine doppelte Röhre ist; die
beiden Röhren sind von einander durch die Wirbelsäule und
die knöcherne Axe des Schädels getrennt, welche den Boden
der einen Röhre und das Dach der andern bilden. Die hintere Röhre enthält die Hirnrückenmarksaxe; die vordere den
Verdauungskanal, das sympathische Nervensystem, das Herz
und noch andere Organe.

Querschnitte, die senkrecht auf die Axe der Wirbelsäule
oder der Hirnschaale gemacht werden, zeigen noch deutlicher,
dass dies der Grundplan für den Bau des menschlichen Körpers ist und dass der scheinbar so grosse Unterschied zwischen
Kopf und Rumpf nur auf der verschiedenen Grösse der hintern und vordern Höhlung beruht. Am Kopf ist die erstere
sehr gross im Verhältniss zur letzteren (Fig. 1 B.); in Brust
und Bauch ist sie hingegen sehr klein (Fig. 1 C).

Die Glieder enthalten keine solche Kammern wie der
Rumpf und Kopf; sondern mit Ausnahme gewisser verzweigter Röhren, welche Flüssigkeit enthalten und Blut- oder
Lymphgefässe genannt werden, sind sie durchweg fest oder
halbfest.

11. Nachdem wir jetzt den allgemeinen Charakter und
die Anordnung der menschlichen Körpertheile betrachtet
haben, wird es gut sein, zunächst zu überlegen, in welche
Bestandtheile er zerlegt werden kann, ohne die Anwendung
anderer Untersuchungsmittel als das Auge und das anato-
mische Messer.

Mit diesen Mitteln ist es leicht, die zähe Membran, welche
den ganzen Körper einhüllt und welche Haut- oder Hautbedeckung genannt wird, von den unter ihr liegenden Theilen
zu trennen. Weiter kann man sich schnell überzeugen, dass
diese Hautbedeckung aus zwei Theilen besteht, einer obern
Schicht, die fortwährend in Form von Pulver oder Schuppen
abgeworfen wird, aus kleinen Theilchen Hornmasse zusammengesetzt ist und Epidermis oder Oberhaut genannt
wird, und einer tiefern Schicht, Lederhaut genannt, die fest

und faserig ist. Wenn die Epidermis verletzt wird, verursacht
sie keinen Schmerz und blutet auch nicht. Dagegen ist die Lederhaut gegen Verletzung sehr empfindlich und blutet leicht.
Eine praktische Unterscheidung der beiden ergiebt sich
beim Rasiren, während welcher Verrichtung das Messer nur
Oberhauttheile schneiden soll; denn wenn es etwas tiefer
geht, verursacht es Schmerz und Blutverlust.
Die Haut kann leicht genug von allen Theilen der Oberfläche abgelöst werden, nur an den Rändern der Körperöff-
nungen scheint sie aufzuhören und durch eine Schicht ersetzt
zu werden, die weit röther, empfindlicher ist, leicht blutet
und feucht erhalten wird durch eine mehr oder minder
klebrige Flüssigkeit, Schleim genannt.
Daher sagt man, dass die Hautbedeckung an diesen
Oeffnungen aufhört und einer Schleimhaut Platz macht,
welche alle diejenigen innern Höhlungen, in welche die
Oeffnungen münden, wie z. B. den Verdauungskanal, bekleidet. Aber in Wahrheit hört die Hautbedeckung an diesen
Punkten nicht auf, sondern geht unmittelbar in die Schleimhaut über, welche letztere nur eine Bedeckung von grösserer
Zartheit ist, aber im Grunde aus denselben zwei Schichten
besteht; einer tiefern, faserigen, blutreichen und nervenfüh-
renden, und einer oberen hornigen, unempfindlichen und blut-
leeren Schicht, welche hier Epithelium genannt wird. So
kann man sagen, dass jeder Theil des Körpers von den Wänden eines doppelten Sackes umgeben ist, welcher aus der
Epidermis, die die Aussenseite bekleidet, und ihrer Fortsetzung, dem Epithelium, welches die innern Höhlungen bedeckt, besteht.
12. Die Lederhaut und die tiefe blutreiche Schicht, welche ihr in den Schleimhäuten entspricht, bestehen hauptsächlich aus einer faserigen Substanz, die beim Kochen viel Leim
abgiebt, und sie ist diejenige Substanz, welche gegerbt wird,
wenn man aus Haut Leder macht. Man nennt sie Zell-,
Faser- oder besser Bindegewebe.* Der letztere Name

---

* Jeder solcher Bestandtheil des Körpers, wie z. B. Oberhaut,
Knorpel oder Muskel, wird „Gewebe" genannt.

ist der beste, weil dieses Gewebe das grosse verbindende Mittel ist, durch welches die verschiedenen Theile des Körpers zusammengehalten werden. So geht es von der Haut zwischen alle die andern Organe, umgiebt die Muskeln mit Scheiden, bekleidet die Knochen und Knorpel·und erreicht zuletzt die Schleimhäute und dringt in sie ein. Und so vollständig durchdringt dieses Bindegewebe alle Theile des Körpers, dass, wenn jedes andere Gewebe weggeschnitten werden könnte, ein vollständiges Modell aller Organe in diesem Gewebe übrig bleiben würde. Das Bindegewebe wechselt oft seinen Charakter: an mancher Stelle ist es sehr zart und weich; an andern, wie bei den Sehnen und Bändern, die fast ganz aus ihm bestehen, erlangt es grosse Festigkeit und Dichtigkeit.

13. Unter den wichtigsten Geweben, die vom Bindegewebe umgeben und eingehüllt werden, sind einige, deren Dasein und Thätigkeit man schon am lebenden Körper beobachten kann.

Wenn der ausgestreckte Arm eines Mannes von einer andern Person am Oberarm fest angefasst wird, so wird letztere, wenn der Mann seinen Vorderarm in die Höhe hebt, fühlen, wie eine grosse weiche Masse, die an der Vorderseite des Oberarms liegt, anschwillt, hart wird und sich hervorbuchtet. Wenn der Arm wieder ausgestreckt wird, verschwindet die Anschwellung und Härte. Wird die Haut abgelöst, so findet man, dass der Körper, der auf diese Art seine Form verändert hat, eine Masse von rothem Fleisch ist, welche von Bindegewebe eingehüllt wird. Die Hülle setzt sich nach jeder Seite in eine Sehne fort, durch welche der Muskel befestigt ist, einerseits an den Schulterknochen, andererseits an einen der Knochen des Vorderarms. Diese Fleischmasse wird der zweiköpfige Muskel genannt und hat die Eigenthümlichkeit, seine Ausdehnung zu verändern, kürzer werdend und zugleich dicker in demselben Verhältniss wie er an Länge abnimmt — wenn er entweder durch den Willen oder irgend eine andere Ursache* beeinflusst wird.

* Dergleichen Ursachen nennt man Reize.

Durch diese Eigenschaft wird das Muskelgewebe zur grossen Bewegungsursache des Körpers, indem die Muskeln so zwischen den Systemen von Hebeln, welche den Körper stützen, angeordnet sind, dass ihre Verkürzung nothwendigerweise die Bewegung eines Hebels gegen den andern nach sich zieht.

14. Diese Hebel sind Theile des Systems harter Gewebe, welche das Skelett bilden. Die weicheren von diesen sind die Knorpel, die aus einer dichten, festen Substanz bestehen. Die härteren sind die Knochen, welche aus Knorpelmasse oder Bindegewebemasse bestehen und durch einen Zusatz von phosphorsaurem und kohlensaurem Kalk hart geworden sind. Sie sind thierische Gewebe, die gewisser Maassen versteinert wurden, und wenn man die Kalksalze herauszieht, wie dies mit Hilfe von Säuren möglich ist, so bleibt ein Modell des Knochens in weicher, biegsamer thierischer Masse zurück.

Man zählt mehr als 200 gesonderte Knochen im menschlichen Körper, obgleich die wirkliche Zahl von unterscheidbaren Knochen je nach dem Lebensalter wechselt, da in der Jugend noch viele Knochen gesondert sind, die im Alter zusammenwachsen. Wir haben z. B. gesehen, dass ursprünglich 33 gesonderte Knochenkörper in der Wirbelsäule sind und die 24 oberen bleiben auch gewöhnlich das ganze Leben hindurch gesondert. Aber der fünf-, sechs-, sieben-, acht- und neunundzwanzigste verbinden sich früh zu einem grossen Knochen, Kreuzbein genannt; und die vier übrigbleibenden schmelzen oft in eine Knochenmasse, Steissbein genannt, zusammen.

Im jugendlichen Alter enthält die Gehirnschaale 22 natürlich getrennte Knochen, aber in der Kindheit ist die Zahl viel grösser und im späten Alter viel geringer. Vier und zwanzig Rippen begrenzen die Brust seitlich, zwölf auf jeder Seite, und die meisten sind durch Knorpel mit dem Brustbein verbunden. In dem Gürtel, der die Schulter trägt sind immer zwei Knochen unterscheidbar, das Schulterblatt und das Schlüsselbein. Das Becken, an welches sich die Beine an-

setzen, besteht aus zwei Knochen, welche bei den Erwachsenen
die „namenlosen Knochen" genannt werden; aber jedes namenlose Bein ist in der Jugend in drei zerlegbar:
das Schambein, das Sitzbein und das Hüftbein.
Dreissig Knochen sind in jedem Arm und dieselbe Zahl in
jedem Bein, die Patella oder Kniescheibe mitgerechnet.

Alle diese Knochen sind durch Bänder oder Knorpel verbunden, und wo sie frei aufeinander spielen, bedeckt ein
Knorpelüberzug die sich berührenden Oberflächen. Die frei-
liegenden Oberflächen dieser Gelenkknorpel, welche die Gelenke zusammensetzen, sind wiederum überzogen mit einer
zarten Gelenkhaut, die eine schlüpfrig machende Flüssigkeit, die Gelenkschmiere, absondert.

15. Obgleich die Knochen des Skeletts alle fest untereinander durch Bänder und Knorpel verbunden sind, spielen
doch die Gelenke so frei und der Schwerpunkt eines aufrecht-
stehenden Körpers ist so hoch oben, dass es unmöglich ist, ein
Skelett oder einen todten Körper ohne Hilfe in aufrechter
Stellung zu erhalten. Diese Stellung, so leicht sie scheint, ist
das Ergebniss der Zusammenziehung einer grossen Anzahl
Muskeln, die einander entgegen wirken und sich gegenseitig
im Gleichgewicht erhalten. So z. B. wenn der Fuss die Stütz-
fläche gewährt, müssen sich die Muskeln der Wade (Fig. 2. I)
zusammenziehen, sonst würden Beine und Körper nach vorne
fallen. Aber diese Thätigkeit strebt zugleich das Bein zu
beugen; und dies zu verhindern, sind die grossen Muskeln
auf der Vorderseite des Schenkels nöthig. Aber diese
dienen zugleich dazu, durch dieselbe Thätigkeit den Körper
nach vorn zu beugen; und wenn der Körper steif erhalten
werden soll, muss ihre Wirkung wiederum aufgehoben werden durch die Muskeln des Beckens und die Rückenmuskeln
(Fig 2. III a. folg. S.).

Die aufrechte Stellung, die wir so leicht und ohne darüber nachzudenken einnehmen, ist also die Folge zusammengesetzter und genau abgewägter Thätigkeiten einer grossen
Zahl von Muskeln. Woher kommt es, dass sie auf diese Art
zusammenwirken?

16. Lassen wir irgend eine Person in aufrechter Stellung

einen heftigen Schlag auf den Kopf bekommen, so wissen
wir, was daraus entsteht. In einem Moment wird er zusam-

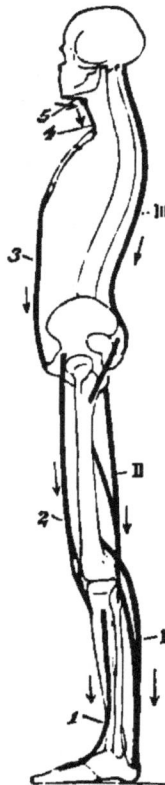

Fig. 2.

Schematische Darstellung der wichtigsten Muskeln, welche zur
Erhaltung der aufrechten Stellung mitwirken.
I. Muskeln der Wade. II. Muskeln an der hinteren Seite des Oberschenkels.
III. Muskeln der Wirbelsäule, welche das Vornüberfallen des Oberkörpers verhindern.
1. Muskeln der vorderen Seite des Unterschenkels. 2. Muskeln an der Vorderseite des Oberschenkels. 3. Muskeln der vorderen Bauchwand. 4, 5. Muskeln
des Halses. — Die Pfeile bezeichnen die Richtung, nach welcher die Muskeln bei
festgestelltem Fuss wirken.

mensinken mit schlaffen, machtlosen Gliedern. Was ist ihm
begegnet? Der Schlag hat nicht einen einzigen Muskel des
Körpers berührt; er hat den Verlust nicht eines einzigen
Tropfens Bluts verursacht: und in der That, wenn die Er-
schütternng nicht zu gross war, wird sich der Leidende nach
wenigen Minuten Bewusstlosigkeit wieder erholen und so
wohl sein wie vorher. Es ist klar, dass kein bleibendes Leid
irgend einem Theile des Körpers zugefügt worden ist, am
wenigsten den Muskeln. Aber es ist ein Einfluss ausgeübt
worden auf irgend etwas, das die Muskeln regiert. Und dieser Einfluss muss die Wirkung von sehr feinen Ursachen sein.
Eine starke geistige Erregung oder ein sehr schlechter Geruch kann bei manchen Menschen dieselbe Wirkung hervorbringen wie ein Schlag.

Diese Beobachtungen könnten zu dem Schlusse führen, als
ob es der Verstand wäre, der unmittelbar die Muskeln regiert,
aber eine genauere Nachforschung wird zeigen, dass dies nicht
der Fall ist. Denn es sind Menschen derart verwundet oder
in den Rücken geschossen worden, dass das Rückenmark dadurch verletzt wurde, ohne Verletzung anderer Theile: sie
verloren dann die Macht aufrecht zu stehen wie zuvor, trotzdem ihr Verstand vollkommen klar blieb. Und sie verloren nicht
nur unter diesen Umständen die Macht aufrecht zu stehen,
sondern behielten auch nicht länger die Kraft, irgend welchen
Vorgang in ihren Beinen zu empfinden oder durch eigene
Willensthätigkeit Bewegung in ihnen zu erzeugen.

17. Und dennoch, trotzdem der Wille ganz von den unteren Gliedmassen abgeschnitten ist, bleibt doch eine beauf-
sichtigende und regierende Kraft in dem Körper. Denn, wenn
die Sohlen der gelähmten Füsse gekitzelt werden, zucken
die Beine, trotzdem kein Gefühl der Berührung zum Bewusstsein kommt, doch zusammen, gerade so wie es bei einer
gesunden Person der Fall sein würde. Wenn andererseits
eine Reihe galvanischer Schläge das Rückenmark entlang
geleitet würden, würden die Beine weit kräftigere Bewegungen ausüben, als der Wille einer gesunden Person hervorbringen könnte. Wenn jedoch die Beschädigung der Art ist,
dass das Rückenmark zerquetscht oder vollkommen zerstört

ist, werden alle diese Erscheinungen aufhören, das Kitzeln
der Sohlen oder die Leitung galvanischer Schläge den
Rücken entlang werden dann keine Wirkung mehr auf die
Beine ausüben.

Durch noch weitere Untersuchungen dieser Art gelangen
wir zu dem bemerkenswerthen Schluss, dass das Gehirn der
Sitz aller Empfindung und geistigen Thätigkeit ist und die
erste Quelle jeder freiwilligen Muskelzusammenziehung; während das Rückenmark fähig ist, eine Einwirkung von aussen
zu empfangen und sie nicht nur in eine einfache Muskelzusammenziehung, sondern auch in eine ganze Reihe solcher
Thätigkeiten zu verwandeln. So können wir also im Allgemeinen von den Gehirnrückenmarks-Nervencentren sagen,
dass sie die Kraft haben, wenn sie von aussen gewisse Einwirkungen erfahren, einfache oder zusammengesetzte Muskelzusammenziehungen zu erzeugen.

18. Aber wir müssen ferner bemerken, dass diese Einwirkungen von aussen von sehr verschiedener Beschaffenheit
sind. Jeder Theil der Körperoberfläche kann derart berührt
werden, dass er das Gefühl von Wärme oder Kälte erregt,
und jede Substanz ist fähig, unter gewissen Umständen diese
Empfindungen hervorzubringen. Aber nur sehr wenig und
verhältnissmässig kleine Theile des Körpers sind fähig, derart berührt zu werden, um die Empfindungen des Geschmacks,
des Geruchs, des Gehörs oder des Sehens zu verursachen;
und nur wenige Stoffe oder gewisse Arten von Schwingungen
sind fähig, jene Körpertheile zu erregen. Diese sehr begrenz-
ten Theile des Körpers, welche uns zu gewissen Arten von
Stoffen in Beziehung setzen, nennen wir Empfindungsor-
gane. Es giebt zwei solcher Organe für das Gesicht, zwei
für das Gehör, zwei für den Geruch und eins oder, genauer
gesagt, zwei für den Geschmack.

19. Und jetzt, nachdem wir eine kurze Uebersicht gehalten haben über den Bau des Körpers, die Organe, welche
ihn stützen, bewegen und in Beziehung setzen zu der umgebenden Welt oder mit andern Worten ihn befähigen, sich
in Uebereinstimmung mit Einwirkungen von aussen zu setzen,

müssen wir die Mittel betrachten, durch welche dieser wun-
derbare Apparat in thätiger Ordnung erhalten wird.

Wir haben gesehen, dass alle Thätigkeit Verlust in sich
schliesst. Die Thätigkeit des Nervensystems und der Muskeln hat daher den Verbrauch ihrer eigenen oder irgend
eines anderen Stoffes zur Folge. Und da der Organismus
nichts hervorbringen kann, so muss er die Mittel besitzen,
von aussen das zu erlangen, was er braucht, und auszusondern
das, was er verbraucht hat; dass er das thut, haben wir schon
im Allgemeinen gesehen, der Körper nimmt Nahrung ein
und sondert Auswurfsstoffe ab. Aber wir müssen von der einfachen Thatsache zur Betrachtung des Mechanismus übergehen,
durch welchen die Thatsache zu Stande kommt. Die Organe,
welche die Speisen in Nahrung verwandeln, heissen Ernährungsorgane; diejenigen, welche die Nahrung durch den
ganzen Körper verbreiten, heissen Organe des Kreislaufs;
diejenigen, welche die verbrauchten Stoffe ausführen, heissen
Auswurfsorgane.

20. Die Ernährungsorgane sind der Mund, der Schlundkopf, die Schlundröhre, der Magen und die Därme mit ihren
Anhängen. Sie haben zuerst die Nahrung aufzunehmen und
zu zermalmen. Dann zersetzen sie sie mit chemischen Substanzen, deren sie einen Vorrath besitzen, und die sich ebenso
schnell erneuern, als sie verbraucht werden; auf diese Art
trennen sie eine Flüssigkeit, die nahrhafte Bestandtheile entweder aufgelöst oder schwebend enthält, von dem nicht nährenden Koth oder den Faeces.

21. Ein System von sehr kleinen Röhren mit sehr dünnen Wänden, Capillaren oder Haargefässe genannt,
ist durch den ganzen Organismus vertheilt mit Ausnahme
der Oberhaut und deren Abkömmlingen, des Epitheliums, der
Knorpel und der Zahnsubstanz. Nach beiden Seiten gehen
diese Röhren in andere über, welche Schlagadern oder
Arterien und Blutadern oder Venen genannt werden;
und diese werden immer breiter und gehen zuletzt in das
Herz über, ein Organ, welches sich, wie wir gesehen haben,
im Brustkasten befindet. Im Leben sind diese Röhren und
die Herzkammer, mit denen sie in Verbindung stehen, mit

einer Flüssigkeit angefüllt, die zum grössten Theil jene rothe
Flüssigkeit ist, die uns Allen unter dem Namen Blut bekannt ist.

Die Wände des Herzens bestehen aus Muskeln, die sich
rhythmisch oder in regelmässigen Zwischenräumen zusammenziehen. Mit Hilfe dieser Zusammenziehungen wird das
Blut, das sich in den Herzkammern befindet, stossweise in
die Schlagadern getrieben, aus diesen in die Haarröhrchen,
von wo es durch die Blutadern in das Herz zurückkehrt.
Dies ist der Kreislauf des Bluts.

22. Die Flüssigkeit nun, welche die nahrhaften Bestandtheile, welche aus dem Verdauungsprocess hervorgegangen
sind, aufgelöst oder schwebend enthält, geht durch die sehr
dünne Schicht von weichem durchdringbarem Gewebe, welches die Höhlungen des Verdauungskanals von den Höhlungen der in den Wänden dieses Kanals liegenden unzähligen
Haargefässe trennt, und tritt so in das Blut ein, mit welchem
diese Haargefässe angefüllt sind. Durch den Strom des Kreislaufs weiter getrieben, tritt das so mit nährenden Bestandtheilen beladene Blut in das Herz, von wo es weiter in die
Organe des Körpers getrieben wird. Diesen Organen führt
es die Nahrung zu, mit der es beladen ist; aus ihnen nimmt
es deren verbrauchte Stoffe auf und kehrt endlich, mit un-
nützen und schädlichen Auswurfsstoffen, die sich früher oder
später in Wasser, Kohlensäure und Harnstoff verwandeln,
durch die Blutadern zurück.

23. Diese Auswurfsstoffe werden vom Blut durch die Aus-
scheidungsorgane getrennt, deren es drei giebt. — Die
Haut, die Lungen und die Nieren. So verschieden
diese Organe auch erscheinen mögen, so sind sie doch nach
einem und demselben Plan angelegt. Jedes derselben besteht
im Grunde aus einer sehr dünnen Schicht Gewebe, ähnlich
sehr feinem Löschpapier, dessen eine Seite frei liegt oder an
eine Höhlung stösst, die mit der Aussenfläche des Körpers
in Verbindung steht, während die andere mit dem Blut, welches gereinigt werden soll, in Berührung ist.

Die Auswurfsstoffe werden durch diese feine Schicht sieb-

artigen Gewebes aus dem Blut herausgepresst und treten an
deren freie Oberfläche, von wo sie ihren Ausgang finden.

Jedes dieser Organe stösst dieselben Bestandtheile aus,
nämlich Wasser, Kohlensäure und Harnstoff oder sonstige
stickstoffhaltige Bestandtheile von gleichem Werth.

Aber sie stossen dieselben in verschiedenen Verhältnissen
aus — die Haut giebt viel Wasser, wenig Kohlensäure und noch
weniger Harnstoff ab. Die Lungen sondern viel Wasser, viel
Kohlensäure, und eine äusserst geringe Menge Harnstoff oder
Ammoniak (welches eines der Zersetzungsproducte des Harn-
stoffes ist) ab. Die Nieren scheiden viel Wasser, viel Harnstoff und sehr wenig Kohlensäure aus.

24. Die Lungen spielen aber eine doppelte Rolle, indem
sie nicht nur verbrauchte Auswurfsstoffe ausführen, sondern
auch in den Haushalt einen Stoff einführen, der weder Nahrung noch Getränk, aber ebenso wichtig wie diese ist, nämlich
Sauerstoff. Er ist der grosse Auskehrer des Haushalts.
Durch das Blut, in welches er aufgenommen ist, in alle Winkel des Organismus eingeführt, erfasst er alle organische
Theilchen, die frei sind, bemächtigt sich ihrer Bestandtheile
und setzt mit ihnen die einfacheren Formen: Wasser, Kohlensäure und Harnstoff zusammen.

Die Oxydation oder in andern Worten die Verbrennung dieser abgenutzten Stoffe verursacht eine Wärmeentwickelung, die ebenso wirksam wie Feuer ist und die Temperatur des Blutes bis zu ungefähr 38° C. erhöht; und diese
heisse, unaufhörlich in alle Theile des Haushalts durch den
Kreislauf von Neuem einströmende Flüssigkeit, heizt den
Körper, wie ein Haus durch einen Heisswasserapparat ge-
heizt wird.

25. Aber diese Ernährungs-, Vertheilungs-, Auswurfs-
und Verbrennungsprocesse würden schlimmer als unnütz sein,
wenn sie nicht in genauem Verhältniss zu einander erhalten
würden. Wenn der Stand des physiologischen Gleichgewichts
aufrecht erhalten werden soll, muss nicht nur die Menge der
eingenommenen Nahrung wenigstens der Menge der verbrauchten Stoffe entsprechen; sondern die Nahrung muss

auch mit gehöriger Geschwindigkeit zu dem Sitz jedes örtlichen Mangels geleitet werden.

Das Kreislaufssystem ist daher so zu sagen das Verpflegungsamt der physiologischen Armee. Da aber auch der Körper womöglich in ein und derselben Temperatur erhalten werden soll, während diejenige der Luft beständig wechselt, so muss die Beschaffung des Heisswasserapparats sehr sorgfältig geregelt sein.

In andern Worten: ein verbindendes Organ muss zu den schon erwähnten Organen hinzugefügt werden, und dieses ist das Nervensystem, welches nicht nur die schon beschriebene Function ausübt, uns fähig zu machen, unseren Körper zu bewegen und uns zu der uns umgebenden Welt in Beziehung zu setzen; sondern es theilt uns auch das Verlangen nach Nahrung mit, befähigt uns, nahrhafte von nicht nahrhaften Stoffen zu unterscheiden und die Muskelthätigkeit anzuwenden, die nothwendig ist, um zu erfassen, zu tödten und zu kochen; es führt die Hand zum Mund und regiert die Bewegungen der Kinnbacken und des Verdauungskanals. Durch dasselbe wird die Thätigkeit des Herzens richtig abgemessen und der Durchmesser der vertheilenden Röhren geregelt und dadurch mittelbar die Verbrauchs- und Auswurfsvorgänge geregelt. Doch werden diese noch unmittelbarer durch andere Thätigkeit des Nervensystems berührt.

26. Die verschiedenen Functionen, die bisher kurz angedeutet worden sind, machen den grössten Theil dessen aus, was die Lebensthätigkeit des menschlichen Körpers genannt wird, und so lange diese ausgeübt wird, sagt man der Körper lebt. Das Aufhören der Ausübung dieser Thätigkeiten ist das, was gewöhnlich Tod genannt wird. Aber in Wahrheit giebt es verschiedene Arten des Todes, welche wir vorerst als die beiden Hauptarten örtlichen und allgemeinen Todes unterscheiden wollen.

27. Der örtliche Tod erfolgt in jedem Moment und in den meisten wenn nicht allen Theilen des Körpers. Einzelne Zellen der Epidermis und des Epitheliums sterben fortwährend ab und werden ausgestossen, um durch andere ersetzt zu werden, die wiederum später abgestossen werden. Dasselbe

geschieht mit den Blutkörperchen und wahrscheinlich mit noch vielen andern Elementen der Gewebe.

Diese Form örtlichen Todes ist für uns selbst nicht fühlbar und ist zur angemessenen Erhaltung des Lebens nothwendig. Aber zeitweilig tritt örtlicher Tod auf einem grössern Umfang ein, als Folge einer Verletzung oder einer Krankheit. Ein Brand z. B. kann plötzlich einen grössern oder kleinern Theil der Haut tödten; oder Theile des Hautgewebes können absterben, wie dies beim Schorf in der Mitte eines Geschwüres der Fall ist; oder ein ganzes Glied kann sterben und die sonderbare Erscheinung von brandigem Absterben bieten.

Dem örtlichen Tode einiger Gewebe folgt deren Erneuerung. Nicht nur alle Formen der Epidermis und des Epitheliums, sondern Nerven, Bindegewebe, Knochen und einiger Maassen auch Muskeln, können so erneuert werden, selbst in grossem Umfang. Aber Knorpel, die zerstört sind, werden nicht wieder hergestellt. /

28. Der allgemeine Tod tritt in zweierlei Art auf, als Tod des ganzen Körpers und Tod der Gewebe. Unter ersteren versteht man das vollständige Aufhören der Thätigkeiten des Gehirns, der Kreislauf- und Athmungsorgane; unter letzterem das vollständige Verschwinden der Lebensthätigkeit der feinsten Bestandtheile des Körpers. Wenn Tod eintritt, stirbt der Körper als ein Ganzes zuerst, der Tod der Gewebe tritt oft erst nach einem längern Zeitabschnitt ein.

Daher kommt es, dass man die Muskeln eines hingerichteten Verbrechers kurz nachdem der sogenannte Tod eingetreten ist, durch Anwendung geeigneter Mittel sich zusammenziehen lassen kann. Die Muskeln sind nicht todt, trotzdem es der Mann ist.

29. Die Arten, in welchen der Tod eintritt, scheinen bei erster Betrachtung sehr verschieden zu sein. Wir sprechen von natürlichem Tod beim Alter oder bei einigen der zahlreichen Krankheitsformen; von gewaltsamem Tod beim Verhungern oder bei den unzähligen Arten von Verletzung oder Vergiftung. Aber in Wirklichkeit ist die unmittelbare

Todesursache immer das Aufhören der Thätigkeiten eines
von drei Organen: des Hirnrückenmarknervencentrums, der
Lungen oder des Herzens. So kann ein Mann augenblicklich
getödtet werden durch die Verletzung an einem Theil des
Gehirns welcher verlängertes Mark (*medulla oblongata*,
vergl. Vorl. XI) heisst, wie sie durch Hängen oder Genick-
brechen hervorgebracht werden kann.

Oder der Tod kann die unmittelbare Folge von Erstickung
durch Erwürgen, Erhängen oder Ertrinken sein, oder in andern Worten durch die Hemmung der Athmungswerkzeuge.

Oder endlich erfolgt der Tod sogleich, wenn das Herz aufhört, das Blut zu treiben. Diese drei Organe, das Gehirn, die
Lungen und das Herz werden etwas phantastisch der Le-
bensdreifuss genannt.

Im letzten Grunde jedoch hat das Leben nur zwei Füsse,
auf denen es ruht, die Lungen und das Herz; denn der Tod
durch das Gehirn ist immer erst die mittelbare Folge der Wirkung, welche die Verletzung dieses Organs auf die Lungen
oder das Herz ausübt. Die Thätigkeiten des Gehirns hören
auf, wenn entweder die Athmung oder der Kreislauf zu Ende
sind. Aber wenn der Blutumlauf und die Athmung künstlich
erhalten bleiben, so kann das Gehirn weggenommen werden,
ohne dadurch den Tod zu verursachen. Andererseits, wenn
das Blut nicht von seiner Kohlensäure befreit wird, kann
dessen Umlauf nicht das Leben erhalten; und wiederum,
wenn der Kreislauf aufhört, genügt die Berührung zwischen
der Luft und dem Blute in den Lungen nicht, um den Tod
zu verhindern.

30. Mit dem Aufhören des Lebens bleiben die stets wirksamen Kräfte der unorganischen Welt nicht mehr die Diener
des Körpergebäudes, wie sie es beim Leben waren, sondern
werden dessen Meister. Sauerstoff, der Auskehrer des lebendigen Organismus, wird der Meister des todten Körpers.
Atom nach Atom gehen die zusammengesetzten Theilchen
der Gewebe in Stücke und werden zu einfachern sauerstoff-
reicheren Substanzen umgeformt, bis die Weichtheile hauptsächlich in Form von Kohlensäure, Ammoniak, Wasser und
lösbaren Salzen aufgelöst sind, und nur die Knochen und

Zähne allein übrig bleiben. Aber selbst diese dichten, erdhalti-
gen Theile sind nicht im Stande, einen dauernden Widerstand
den Angriffen von Wasser und Luft zu bieten. Früher oder
später geht die thierische Grundlage, die die Salze zusammen-
hält, auseinander und löst sich auf — die festen Bestandtheile werden bröcklich und zerfallen zu Staub.

Endlich lösen auch sie sich auf und werden im Wasser
der Erdoberfläche vertheilt, gerade so wie die gasigen Producte der Auflösung in der Atmosphäre zerstreut werden.

Es ist unmöglich, mit irgend einem Grad von Gewissheit
diesen Wanderungen zu folgen, die wechselnder und ausgedehnter sind als diejenigen waren, die von den alten Weisen,
welche an die Doctrin der Seelenwanderung glaubten, ersonnen
wurden; aber die Wahrscheinlichkeit besteht, dass früher
oder später einige, wenn nicht alle der zerstreuten Atome,
zu neuen Lebensformen gesammelt werden.

Die Sonnenstrahlen, die die Pflanzenwelt durchdringen,
vereinigen einige der wandernden Atome von Kohlensäure,
Wasser, Ammoniak und Salzen zu der Herstellung von Pflanzen. Die Pflanzen werden von den Thieren verschlungen,
Thiere verschlingen einander, der Mensch verschlingt sowohl
Pflanze als Thier; und so ist es leicht möglich, dass Atome,
die einst einen wesentlichen Theil vom geschäftigen Gehirn
des Julius Caesar ausmachten, jetzt in die Zusammensetzung
von Caesar, dem Neger in Alabama, oder von Caesar, dem
Haushund irgend eines englischen Haushalts, eingehen. Und
so ist nüchterne Wahrheit in den Worten, die Shakespeare
dem Hamlet in den Mund legt:

„Der grosse Caesar, todt und Lehm geworden,
Verstopft ein Loch wohl vor dem rauhen Norden.
O dass die Erde, der die Welt gebebt,
Vor Wind und Wetter eine Wand verklebt."

ZWEITE VORLESUNG.

Das Gefässsystem und der Kreislauf.

1. Fast alle Theile des Körpers enthalten Gefässe in mehr oder minder reicher Zahl; d. h. sie werden von sehr kleinen, sehr eng aneinander liegenden Kanälen durchkreuzt, welche in einander münden, so dass sie ein schmalmaschiges Netzwerk bilden und diesen Theilen ein schwammiges Gefüge verleihen. Die Kanäle, oder besser Röhren sind mit deutlichen, aber sehr zarten Wänden versehen, die aus einer structurlosen Haut bestehen, in welche von Zeit zu Zeit kleine ovale Körper, Kerne genannt, eingelagert sind. Diese Röhren sind die Haargefässe. Im Durchmesser schwanken sie zwischen $1/_{1500}$ und $1/_{2000}$ Zoll; sie sind zuweilen in Schlingen angeordnet, zuweilen in langgestreckte, zuweilen in weite, zuweilen in sehr enge Maschen. Die Durchmesser dieser Maschen oder in andern Worten, die Zwischenräume zwischen den Haargefässen, sind manchmal kaum weiter als diejenigen eines Gefässes, zuweilen auch mehrere Male so weit (Fig. 3. A, B, C, D). Diese Zwischenräume werden von dem Gewebe ausgefüllt, in welchem die Haargefässe liegen, so dass die letzten anatomischen Bestandtheile jedes Theiles des Körpers, genau gesprochen, ausserhalb der Gefässe oder extravascular gelegen sind.

Aber es giebt gewisse Theile, die in einem andern und weitern Sinn auch extravascular oder gefässlos genannt werden. Diese sind die Epidermis, das Epithelium, die Nägel und Haare, die Zahnsubstanz und die Knorpel; die eine beträchtliche Dicke und Länge erreichen können und dennoch keine Gefässe enthalten. Aber da wir gesehen haben, dass alle Gewebe extravascular sind, unterscheiden diese sich nur gradweise von den übrigen. Der Umstand, dass alle Gewebe ausserhalb der Gefässe liegen, verhindert keineswegs, dass sie von der Flüssigkeit, welche innerhalb der Gefässe ist, bespült werden. In der That sind die Wände der Haargefässe so ausserordentlich dünn, dass ihr flüssiger Inhalt leicht durch die feine Haut dringt, aus welcher dieselben bestehen, und die Gewebe befeuchtet, in welchen sie liegen.

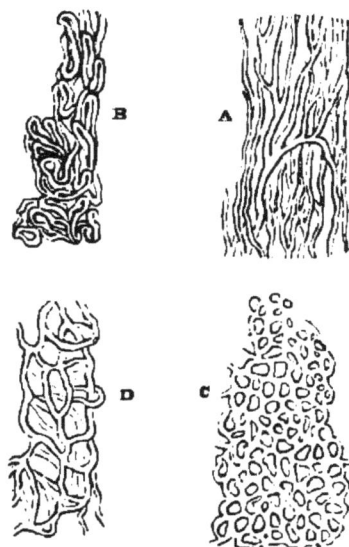

Fig 3.

A Capillaren eines Muskels; *B* schlingenförmige Capillaren des Fingers; *C* Capillaren der Lungen; *D* Capillaren des Fettgewebes. Vergrösserung etwa 100 mal im Durchmesser.

2. Ein Theil der beschriebenen Haargefässe enthält im Leben die rothe Flüssigkeit, Blut, während der andere mit einer blassen, wässrigen, milchigen Flüssigkeit, Lymphe oder Chylus genannt, angefüllt ist. Die Haargefässe, welche

Blut enthalten, setzen sich nach verschiedenen Seiten in
etwas breitere Röhren mit dickeren Wänden fort, welche
die kleinsten Schlag- und Blutadern sind.

Die einfache Thatsache, dass die Wände dieser Gefässe
dicker sind als jene der Haargefässe, bedingt einen erhebli-
chen Unterschied zwischen den Haargefässen und den kleinen
Schlag- und Blutadern; denn die Wände der letzteren sind
in Folge dessen viel weniger durchdringbar für Flüssigkeiten,
und das Durchfeuchten der Gewebe, das durch die Haarröhrchen geschieht, kann durch sie nicht ausgeführt werden.

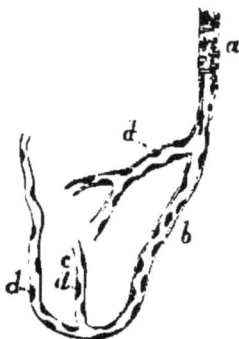

Fig. 4.

Eine kleinste Arterie (a) welche in weitere (b) und engere (c) Haargefässe
übergeht. d In die Wand der Haargefässe eingebettete Kerne. Vergrösserung
etwa 200.

Der wichtigste Unterschied zwischen diesen Gefässen beruht jedoch auf dem Umstand, dass ihre Wände nicht nur
dicker, sondern auch zusammengesetzter sind, indem sie aus
verschiedenen Schichten zusammengesetzt sind, von denen
eine aus Muskelfasern besteht (Fig. 5, B), welche quer liegen,
so dass sie ringförmig die Arterie oder Vene umgeben (wie
bei a, Fig. 4). Diese Schicht liegt in der Mitte der Dicke der
Gefässwand; innerhalb, die Höhlung des Gefässes beklei-
dend, ist eine Schicht sehr feiner, länglicher Epithelialzellen
(Fig. 5. A. Fig. 6. c). Nach aussen von der Muskelschicht

liegt eine Scheide faserigen Gewebes (a, Fig. 6). Die Muskelfasern selbst sind platte, spindelförmige Bänder, jede mit
einem länglichen, stäbchenförmigen Kern in der Mitte (Fig.
5. B). Wenn diese Fasern sich zusammenziehen, oder sich
der Länge nach verkürzen und nach der Breite erweitern
(was, wie wir in der vorstehenden Vorlesung gesehen haben,
die eigenthümliche Fähigkeit des Muskelgewebes ist), so ver-
engen sie natürlich dadurch den Durchmesser des Gefässes,

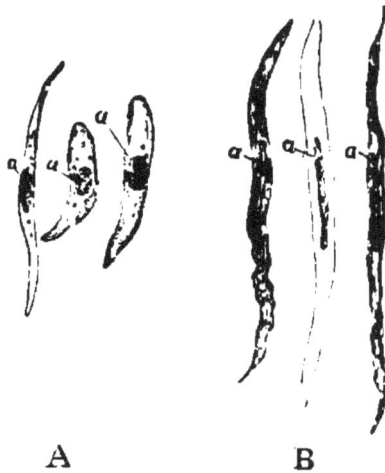

A   B

Fig. 5.

A **Epithelzellen der Arterien.** *a* Der Kern. *B* **Muskelfasern der
Arterien;** die mittlere ist mit Essigsäure behandelt und zeigt den Kern
deutlicher. Vergrösserung etwa 350.

gerade wie es auf anderem Wege durch Pressen geschehen
würde; und diese Zusammenziehung kann in manchen Fällen so weit gehen, dass die Höhlung des Gefässes fast auf
nichts reducirt wird und thatsächlich undurchdringbar wird.

Der Grad der Zusammenziehung dieser Muskeln der
kleinen Arterien und Venen wird wie derjenige anderer Muskeln durch deren Nerven geregelt; oder in andern Worten,
die Nerven, welche die Gefässe versorgen, bestimmen, ob

der Durchgang durch diese Röhren weit und frei, oder eng
und versperrt sein soll. Während also die kleinen Arterien und
Venen die Fähigkeit verlieren, wie die Haargefässe die Gewebe
unmittelbar zu befeuchten, erlangen sie dagegen diejenige,
den Zufluss der Flüssigkeit zu den Befeuchtern oder Haargefässen selbst zu regeln. Die Zusammenziehnng oder Ausdehnung der Arterien, welche eine Reihe Haargefässe versorgen, sind demnach dem Auf- und Niederlassen der Schleu-
sengitter bei Bewässerungskanälen zu vergleichen.

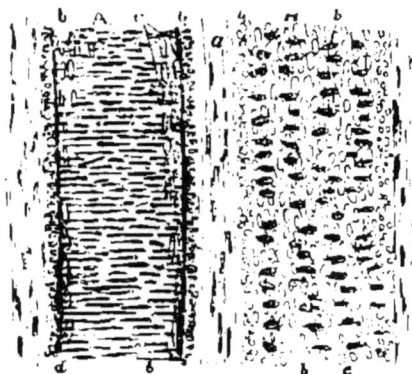

Fig. 6.

A eine **kleine Arterie,** *B* eine **kleine Vene,** beide mit Essigsäure behandelt; *a* die Faserscheide; *b* Kerne der Muskelschicht; *c* Kerne der Epithelial-
schicht. Vergrösserung etwa 300.

3. Die kleineren Arterien sind Zweige grösserer Stämme,
welche ihrerseits wieder von grössern entspringen, und ebenso
vereinigen sich mehrere kleine Venen zu grösseren Stämmen, so dass zuletzt nur wenige arterielle und venöse Hauptstämme mit dem Herzen zusammenhängen.

Wir haben gesehen, dass sich die kleinsten Arterien und
Venen im Bau gleichen, aber die grössern Arterien und Venen sind sehr verschieden von einander. Denn die grössern
Arterien haben so dicke und feste Wände, dass sie nicht zu-
sammenfallen, wenn sie leer sind; und diese Dicke und

Festigkeit rührt von dem Umstand her, dass nicht nur die Muskelschicht sehr dick ist, sondern dass auch noch ausserdem
eine starke Schicht sehr elastischer Fasersubstanz ausserhalb
der Muskelschicht ausgebildet ist. So dass, wenn eine grosse
Arterie auseinander gezerrt und wieder losgelassen wird, sie
zusammenschnurrt und wieder zu ihrer ursprünglichen Ausdehnung zurückkehrt wie ein Stück Gummi elasticum.

Die grössern Venen hingegen enthalten nur wenig elastisches und Muskelgewebe. Daher sind ihre Wände dünn
und fallen zusammen, wenn sie leer sind.

Dies ist der eine grosse Unterschied zwischen den grossen Arterien und Venen; der andere ist das Vorhandensein
von sogenannten Klappen in einem grossen Theil der Venen, besonders in denjenigen, welche in den musculösen Körpertheilen liegen.

4. Diese Klappen sind taschenförmige Falten der innern
Venenwand. Der Boden der Tasche ist nach den Haargefässen hin gerichtet, aus welchen die Vene gespeist wird.
Der offene Rand der Tasche ist nach der andern Seite oder
dem Herzen zugewendet. Die Thätigkeit dieser Säcke besteht darin, den Durchgang irgend einer Flüssigkeit vom
Herzen nach den Haargefässen zu verhindern, währenddem
sie den Durchgang von Flüssigkeit nach der entgegengesetzten Richtung gestatten (Fig. 7).

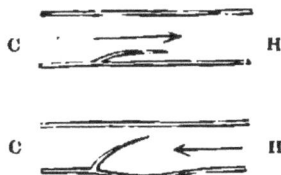

Fig. 7.

Schematische Durchschnitte durch Venen mit Klappen. In der
oberen fliesst das Blut in der Richtung des Pfeils nach dem Herzen zu, in der
unteren entgegengesetzt. *C* Die Capillarenseite, *H* die Herzseite.

Die Thätigkeit einiger dieser Klappen kann sehr leicht
am lebenden Körper nachgewiesen werden. Wenn der Arm

entblösst wird, kann man von der Hand an blaue Adern unter der Haut nach dem Oberarm laufen sehen. Der Durchmesser dieser Venen ist ziemlich gleichmässig und nimmt regelmässig nach der Hand zu ab, so lange als der Blutstrom, der in denselben von der Hand zum Oberarm läuft, ununterbrochen ist.

Aber wenn ein Finger auf dem obern Theil einer dieser Venen mit Druck aufgesetzt und dann an ihr entlang nach unten geführt wird, so dass er das in ihr enthaltene Blut zurücktreibt, so werden verschiedene Anschwellungen wie kleine Knoten an mehreren Punkten in der Länge der Vene erscheinen, wo vorher nichts derart sichtbar war. Diese Anschwellungen sind einfach Erweiterungen der Venenwand, verursacht durch den Druck des Blutes auf die Wand oberhalb einer Klappe, welche sich dem Rückfluss des Blutes widersetzt. Im Augenblick, wo der Druck nach rückwärts aufhört, fliesst das Blut wieder vorwärts, die Klappe legt sich wieder an die Venenwand an, bietet dem Strom ferner kein Hinderniss und die durch den Druck verursachte Ausdehnung verschwindet (Fig. 7).

Die einzigen Arterien, die mit Klappen versehen sind, sind die Hauptstämme — die grosse Herzarterie oder Aorta und die Lungenarterie — welche vom Herzen entspringen, und welche wir daher am besten zugleich mit diesem letzteren Organ betrachten werden.

5. Alle Theile des Körpers, welche Bluthaargefässe besitzen, mit Ausnahme des Gehirns, des Rückenmarks, des Augapfels, der Knorpel, der Sehnen, und vielleicht auch der Knochen,* enthalten ausser dem Haargefässnetzwerk und den damit verbundenen Stämmen, welche das Blutgefässsystem ausmachen, noch eine andere Gattung Haargefässe, nämlich die sogennannten lymphatischen, welche mit jenen des Blutgefässsystems vermischt vorkommen, aber nicht unmittelbar mit ihnen in Verbindung stehen und sich ausserdem

---

*Es ist wahrscheinlich, dass diese Ausnahmen mehr scheinbar als wirklich sind, aber die Frage ist noch nicht genügend entschieden. [An einzelnen dieser Theile sind neuerdings gleichfalls Lymphgefässe nachgewiesen.]

noch von den Blutgefässen dadurch unterscheiden, dass sie mit grössern Gefässen von nur einer Gattung zusammenhängen. Das heisst, sie gehen nur in Stämme über, welche Flüssigkeit von ihnen wegführen, während keine grossen Gefässe vorhanden sind, welche ihnen irgend etwas zuführen.

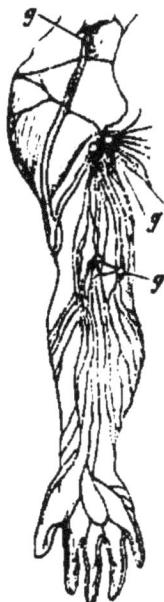

Fig. 8.

Lymphgefässe der Vorderseite des rechten Arms. *g*, Lymphdrüsen oder Ganglion, wie sie auch manchmal genannt worden, nicht zu verwechseln mit Nervenganglien.

Diese Stämme sind ferner den kleinen Venen ähnlich, indem sie reichlich mit Klappen versehen sind, die den Durchgang von Flüssigkeit in der Richtung von den Lymphcapillaren her gestatten, die entgegengesetzt gerichtete Strömung jedoch verhindern. Aber die lymphatischen Stämme unterscheiden sich dadurch von den Venen, dass sie sich

nicht wie diese zu immer grössern Stämmen vereinigen, welche dadurch einen immer wachsenden Durchmesser erhalten und so einen ununterbrochenen Strom bis zum Herzen
hin gestatten.

Im Gegentheil, sie behalten ziemlich immer denselben
Umfang und von Zeit zu Zeit gehen sie über und verzweigen
sich in rundliche Körper, Lymphdrüsen genannt, von
welchen wieder neue Lymphgefässe ausgehen (Fig. 8). In
diesen Drüsen sind die lymphatischen Haargefässe und Strom-
bahnen dicht verschlungen mit Bluthaargefässen.

Früher oder später jedoch ergiesst der grösste Theil der
kleinen Lymphstämme seinen Inhalt in eine Röhre, die ungefähr so dick ist wie eine Krähenfeder, an der Vorderseite
der Wirbelsäule liegt und Brustlymphstamm genannt wird.
Diese ergiesst sich an der Halswurzel in die vereinigten
Stämme der grossen Adern, welche das Blut von der linken
Seite des Kopfes und vom linken Arm zurückbringen (Fig.
9). Die übrigen Lymphgefässe sind durch einen gemeinschaftlichen Kanal mit der entsprechenden Ader der rechten
Seite verbunden.

Wo die Hauptströme des Lymphsystems in die Venen
übergehen, sind Klappen angebracht, die den Durchgang
der Flüssigkeit nur von den Lymphgefässen zu den Venen
gestatten. Daher sind die Lymphgefässe ein Theil des Ve-
nensystems; doch kann wegen dieser Klappen die in den
Venen enthaltene Flüssigkeit nicht in die Lymphgefässe gelangen, während andererseits der Uebertritt der Flüssigkeit
aus den Lymphgefässen in die Venen auf jede Weise erleichtert ist.   In der That muss in Folge der zahlreichen
Klappen in den Lymphgefässen jeder Druck auf deren
Wände, da er nicht im Stande ist, die Flüssigkeit rückwärts
zu treiben, mehr oder weniger dazu beitragen, sie vorwärts
den Adern zuzutreiben.

6. Der untere Theil des Brustlymphstammes erweitert
sich und heisst Sammelgefäss des Chylus oder Chy-
luscisterne (a. Fig. 9). In der That nimmt diese Erweiterung die Lymphgefässe der Eingeweide auf, welche, trotzdem sie sich nach keiner Seite sehr von den andern Lymph-

gefässen unterscheiden, Milchsaft- oder Chylusgefässe genannt werden, weil sie sich nach einer viel Fettstoffe enthaltenden Mahlzeit mit einer milchigen Flüssigkeit füllen, welche Chylus genannt wird. Die Milchsaftgefässe oder

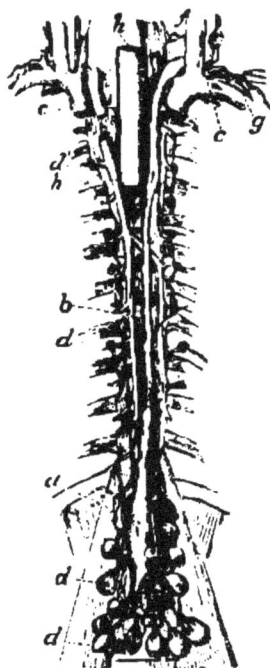

Fig. 9.

Der Brustlymphstamm (Ductus thoracicus). Der Brustlymphstamm nimmt die Mitte der Figur ein, er liegt auf der Wirbelsäule, zu deren Seiten Theile der Rippen sichtbar sind. Am Fusse der Figur erscheint der Musculus psoas; *a* das Sammelgefäss des Chylus; *b* der Brustlymphstamm; welcher sich bei *c* in die Vereinigungsstelle der linken Kopfvene (*f*) und der linken Armvene (*g*) zur sogenannten linken namenlosen Vene ergiesst; *e* die rechte namenlose Vene, gebildet durch den Zusammenfluss der rechten Kopf- und Armvene; *d* Lymphdrüsen, in der Lendengegend und zwischen den Rippen liegend; *h, h* die durchschnittene Schlundröhre. Zu beiden Seiten des unteren Theiles des Brustlymphstammes sieht man zwei Venen verlaufen, von denen die linke gerade in der Mitte unter dem Stamme durchgeht und sich mit der andern vereinigt. Es sind dies die „unpaare" und die „halbunpaare" Vene.

HUXLEY, physiol. Vorlesungen. 3

Lymphgefässe des Dünndarms bilden nicht nur Verästlungen
in dessen Wänden, sondern senden auch blindendigende
Fortsetzungen in die kleinen sammetartigen Auswüchse,
Zotten genannt, mit welchen die Schleimhaut dieses Darm-
theiles versehen ist. (Siehe Vorl. VI.) Die Stämme, welche
in das Netzwerk münden, liegen im Gekröse oder Mesen-
terium (die Haut, welche den Dünndarm an die Rückseite
des Bauches anheftet) und die Drüsen, durch welche diese
Stämme führen, werden deshalb Gekrösdrüsen oder Me-
senterialdrüsen genannt.

7. Es wird wünschenswerth sein, jetzt eine allgemeine
Uebersicht über die Anordnung aller dieser verschiedenen
Gefässe und deren Beziehung zum grossen Centralorgan des
Gefässsystems, dem Herzen zu halten (Vgl. Fig. 10 a. S. 36).

Alle Venen von jedem Theil des Körpers, die Lunge, das
Herz und gewisse Baucheingeweide ausgenommen, vereinigen
sich zu grössern Venen, welche früher oder später in einen
von zwei grossen Stämmen (Fig. 10, V. C. S,- V. C. I.) münden,
die untere und die obere Hohlvene, *vena cava superior* und
inferior genannt, welche in das obere oder breitere Ende
der rechten Herzhälfte einmünden.

Alle Arterien von jedem Theil des Körpers mit Ausnahme der Lungen, sind mehr oder weniger entfernte Zweige
eines grossen Stammes, Aorta genannt (Fig. 10. Ao.), welche
von der untern Abtheilung der linken Hälfte des Herzens
ausgeht.

Die Arterien der Lungen sind Zweige eines grossen Stammes (Fig. 10. P. A.), welcher vom untern Theil der rechten
Herzhälfte entspringt. Die Venen der Lungen hingegen
münden mit vier Stämmen in den obern Theil der linken
Seite des Herzens (Fig. 10. P. V.).

Also die Venenstämme münden in den obern Theil jeder
Hälfte des Herzens — diejenigen des Körpers im Allgemeinen in die rechte Seite, jene der Lungen in den obern Theil
der linken Seite; während die Arterienstämme von den untern
Hälften jeder Seite des Herzens entspringen — diejenigen
des Körpers im Allgemeinen aus der linken Seite und jene
für die Lungen aus der rechten Seite.

Daraus folgt, dass die grosse Schlagader oder Arterie des Körpers und die grossen Blutadern oder Venen des Körpers mit entgegengesetzten Seiten des Herzens verbunden sind; und die grosse Arterie der Lungen und die grossen Venen der Lungen auch mit entgegengesetzten Seiten dieses Organs. Andererseits münden die Venen des Körpers in dieselbe Seite des Herzens wie die Arterie der Lungen, und die Venen der Lungen münden in dieselbe Seite des Herzens wie die Arterien des Körpers.

Die Arterien, welche in die Haargefässe der Herzsubstanz münden, heissen Kranzarterien und entspringen wie die andern Arterien aus der Aorta, aber ganz dicht an deren Ursprung, dicht unter den halbmondförmigen Klappen.

Die Kranzvene hingegen, welche aus der Verbindung der kleinen aus den Haargefässen des Herzens entspringenden Venen gebildet wird, mündet in keine der beiden Hohlvenen, sondern ergiesst das in ihr enthaltene Blut unmittelbar in diejenige Abtheilung des Herzens, in welche die Hohlvenen münden — das heisst also in die rechte obere Abtheilung (s. Fig. 14 a. S. 43).

Die Baucheingeweide, deren Venen, wie oben bemerkt wurde, nicht den gewöhnlichen Lauf nehmen, sind der Magen, die Därme, die Milz und die Bauchspeicheldrüse. Alle diese Venen vereinigen sich zu einem einzigen Stamme, welcher die Pfortader (vena portae) genannt wird, welcher aber nicht unmittelbar in die untere Hohlvene mündet. Er verläuft vielmehr zur Leber, tritt in die Substanz dieses Organs ein und vertheilt sich innerhalb derselben in eine grosse Zahl von Haargefässen, die sich durch die Leber verzweigen und mit jenen zusammenhängen, in welche die Leberarterie (Fig. 10. H. A.) sich verzweigt. Von diesem gemeinschaftlichen Haargefässnetzwerk entspringen Venen und vereinigen sich zuletzt in einen einzigen Stamm, die Lebervene (Fig. 10. H. V.), welche die Leber verlässt, um in die untere Hohlvene zu münden. Die Pfortader ist die einzige grosse Vene des Körpers, welche sich verzweigt und mit den Haargefässen eines Organs in Verbindung steht wie eine Arterie.

3*

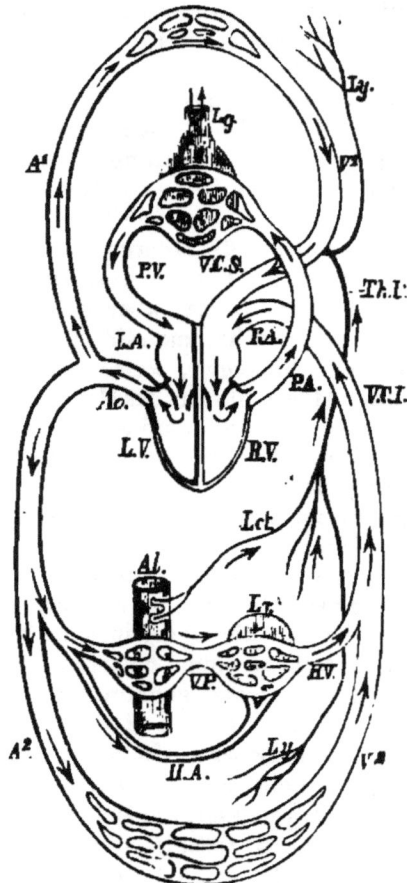

Fig. 10.

Schema des Herzens und der Gefässe, mit Angabe der Blutströmung, von hinten gesehen, so dass die linke Seite der Zeichnung
auch der linken Körperhälfte entspricht.

L.A. Linker Vorhof. *LV.* Linke Herzkammer. *Ao.* Aorta; *A¹* Arterien der
oberen Körperhälfte; *A²* Arterien der unteren Körperhälfte; *HA.* Leberarterie,
welche die Leber mit einem Theil ihres Blutes versorgt; *V¹* Venen des obern
Körperabschnitts; *V²* Venen des unteren Körperabschnitts. *V.P.* Pfortader, wel-

che die Leber vorzugsweise mit Blut versorgt; *H. V.* Lebervene, welche das Leber-
blut abführt; *V.C.I.* untere Hohlvene. *V.C.S.* obere Hohlvene; *R.A.* rechter Vorhof; *R.V.* rechte Herzkammer; *P.A.* Lungenarterie; *Lg.* Lunge; *P.V.* Lungenvenen. *Lct.* Milchsaftgefässe; *Ly.* Lymphgefässe; *Th.D.* Brustlymphstamm; *Al.*
Verdauungskanal; *Lr.* Leber; die Pfeile deuten die Richtung der Blut-, Lymph-
und Chylusströmung an. Die Gefässe, welche arterielles Blut enthalten, haben
dunkle Contouren, während die, welche venöses Blut führen, helle Contouren haben.

8. Das Herz, zu welchem hin wir nun alle Gefässe des
Körpers mittelbar oder unmittelbar verfolgt haben, ist ein
Organ, dessen Grösse gewöhnlich nach einer rohen Schätzung
der Faust derselben Person gleich ist, und welches ein breites, nach oben, hinten und etwas nach der rechten Seite ge-
kehrtes Ende hat, welches die Grundfläche oder Basis
genannt wird, und ein spitzes, nach unten und vorne und nach
der linken Seite gewandtes Ende, welches die Herzspitze
oder Apex heisst, und welches gerade hinter dem Zwischenraum zwischen der fünften und sechsten Rippe liegt. (Fig. 12.)

Das Herz liegt zwischen beiden Lungen, der Vorderseite
der Brust näher als der hintern, und es ist in einer Art dop-

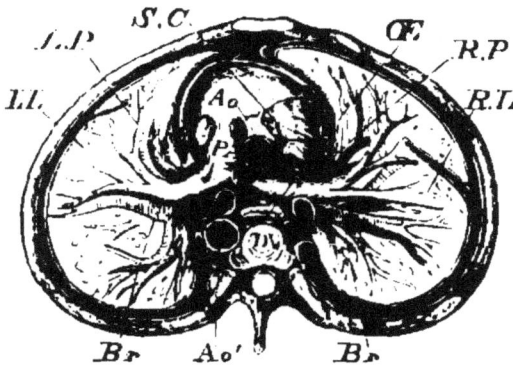

Fig. 11.

Querschnitt durch die Brust sammt Herz und Lungen. *D V.*
Rückenwirbel; *Ao, Ao'* Aorta, zweimal durchschnitten, indem gerade der Gipfel
ihres Bogens abgeschnitten ist; *SC.* obere Hohlvene; *P.A.* Lungenarterie, welche
sich in zwei Zweige, einen für jede Lunge spaltet; *L.P., R.P.* linke und rechte
Lungenvene; *Br.* Bronchen oder Luftröhren der Lunge; *L.L., R.L.* linke und rechte
Lunge; *OE.* Oesophagus oder Schlundröhre.

pelten Beutels eingeschlossen, Herzbeutel oder Pericardiam
genannt. Die eine Hälfte des doppelten Sackes klebt am
Herzen selbst und bildet dadurch eine dünne Schicht auf seiner äussern Oberfläche. An der Basis des Herzens geht diese
Hälfte des Sackes auf die grossen Gefässe über, welche aus
dem Herzen entspringen oder in dasselbe münden und setzt
sich dann in der andern Hälfte des Sackes fort, welcher das
Herz und die anklebende Hälfte locker umhüllt. Zwischen
den beiden Schichten des Herzbeutels ist daher eine vollständig geschlossene, enge Höhle, welche mit einem Epithelium
ausgekleidet ist und in ihrem Innern eine geringe Menge
einer klaren Flüssigkeit absondert.*

Die äussere Schicht des Herzbeutels ist unten fest mit der
obern Fläche des Zwerchfelles verwachsen.

Aber man kann nicht sagen, dass das Zwerchfell dem
Herzen als Stütze dient, umsomehr als die grossen Gefässe,
welche aus ihm entspringen oder in dasselbe eintreten, und
zum grössten Theil von der Basis nach oben gehen, es auf
seinem Platz schwebend erhalten.

Das Herz ist also nach aussen von einer Schicht des Herzbeutels bekleidet. Inwendig enthält es zwei grosse Höhlen
oder Abtheilungen, wie wir sie oben genannt haben, die vollständig durch eine feste Wand getrennt werden, die sich von
der Basis bis zur Herzspitze erstreckt; daher können die beiden Abtheilungen in keiner unmittelbaren Verbindung mit
einander stehen.

Jede dieser zwei grossen Abtheilungen ist ferner getheilt,
nicht der Länge sondern der Quere nach, durch eine bewegliche Scheidewand. Die Höhlen, die oberhalb der Querwand
auf jeder Seite liegen, heissen die Vorhöfe (Atrien oder
Aurikel), die unterhalb liegen: Herzkammern (Ventrikel)
und von jeder dieser Abtheilungen giebt es wieder eine rechte
und eine linke.

---

* Diese Flüssigkeit wird, gleich derjenigen, die im Bauchfell, Brustfell und andern, dem Herzbeutel ähnlichen, geschlossenen Säcken enthalten ist, Serum genannt; daher nennt man die die Wände dieser
Säcke bildenden Häute seröse Membranen oder Häute.

Jede der vier Abtheilungen hat denselben Rauminhalt und ist fähig, 4 — 6 Kubikzoll Wasser zu fassen. Die Wände der Vorhöfe sind viel dünner als jene der Herzkammern. Die Wand der linken Herzkammer ist dicker als die der rechten; aber zwischen den beiden Vorhöfen ist kein solcher Unterschied wahrzunehmen.

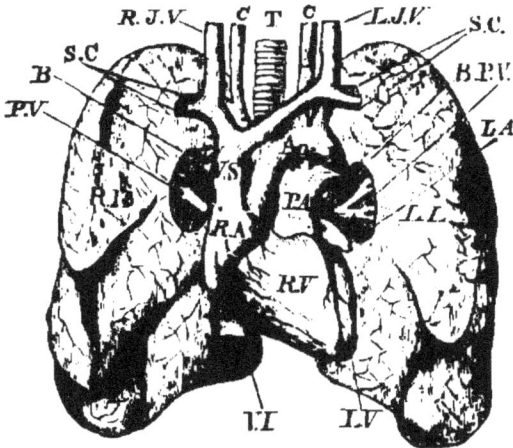

Fig. 12.

Das Herz, die grossen Gefässe und die Lungen, von vorn gesehen.

R.V. Rechte Herzkammer, *L.V.* Linke Herzkammer; *R.A.* Rechter Vorhof, *L.A.* Linker Vorhof; *Ao,* Aorta; *P,A.* Lungenarterie; *P.V.* Lungenvene; *R.L.* Rechte Lunge, *L.L.* Linke Lunge; *V.S.* obere Hohlvene; *S.C.* Armgefässe; *C.C.* Kopfarterien ; *R.* und L.*I.V.* rechte und linke Kopfvene; *V.I.* untere Hohlvene; *T.* Trachea oder Luftröhre; *B.* Bronchen.

Alle grossen Gefässe, mit Ausnahme derer der Lunge, sind abgeschnitten.

9. In der That werden wir sehen, dass die Herzkammern mehr Thätigkeit zu entwickeln haben, als die Vorhöfe und die linke mehr als die rechte. Daher haben die Herzkammern mehr Muskelsubstanz als die Vorhöfe und die linke mehr als die rechte, und dieser Ueberschuss von Muskelsubstanz ist die Ursache der grössern Dicke, die wir bei der linken Herzkammer gefunden haben.

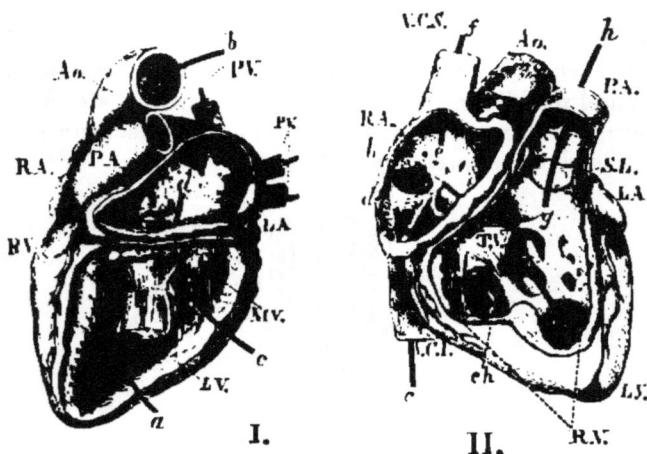

Fig. 13.

I. Die linke, und II. die rechte Herzkammer, geöffnet.

I. *LA.* Linker Vorhof; *P. V.* die vier Lungenvenen; *cd.* ein Stäbchen, welches
durch die Oeffnung zwischen Vorhof und Kammer geschoben ist; *M. V.* die Mitral-
oder zweizipfelige Klappe; *ab.* ein Stäbchen, welches durch die linke Kammer
in die Aorta geschoben ist. *RA., RV.* Theile der rechten Herzhälfte; *PA.* Lungenarterie.

II. *RA.* Rechter Vorhof; *V.C.S.* obere Hohlvene; *V.C.I.* untere Hohlvene; *cd.*
und *fe.* zwei durch diese in den Vorhof eingeführte Stäbchen; *ab.* ein durch die
Oeffnung zwischen Vorhof und Kammer durchgestecktes Stäbchen; *T. V.* Tricus-
pidal- oder dreizipfelige Klappe; *R.V.* die geöffnete rechte Herzkammer; *SL.*
die Semilunar- oder halbmondförmigen Klappen an der Wurzel der Lungenarterie *P.A.*, durch welche das Stäbchen *gh.* durchgeschoben ist; *LA.* und *LV.*
Vorhof und Kammer der linken Herzhälfte.

Die Muskelfasern des Herzens sind nicht glatte, kernhaltige Bänder wie diejenigen der Gefässe, sondern sind Bündel quergestreifter Fasern und gleichen jenen der Hauptmus-
keln des Körpers, nur dass sie keine Scheide (Sarko-
lemma) haben, wie wir von den letzteren später sehen werden. (Siehe Vorl. XII.) Fast die ganze Masse des Herzens
besteht aus diesen Muskelfasern, welche eine sehr merkwürdige und zusammengesetzte Anordnung haben. Ausserdem
ist noch eine häutige epitheliale Auskleidung vorhanden, das
Endokardium genannt; und an der Vereinigungsstelle

zwischen den Vorhöfen und Herzkammern sind die Oeffnungen zwischen ihren Höhlen, die sogenannten Vorhofs-
Herzkammeröffnungen oder Ostien durch die sogc-
nannten Faserringe verstärkt. An diesen Ringen sind die
beweglichen Scheidewände oder Klappen zwischen den Vorhöfen und Herzkammern befestigt, deren Anordnung wir
zunächst betrachten wollen.

10. An der rechten Seite der Herzkammer-Vorhofsöffnung
sind drei solcher Scheidewände befestigt, an der linken nur
zwei. Jede derselben ist eine breite, dünne, aber sehr zähe
und kräftige, dreieckige Falte des Endokardiums, mit ihrer
Basis, welche die der Nachbarin berührt, an dem Faserring
der Herzkammer-Vorhofsöffnung festgewachsen und mit ihrer
Spitze in die Herzkammerhöhle hineinhängend. An der rechten Seite sind also drei dieser breiten, spitzen Häute, woher die ganze Vorrichtung die dreizipfelige Klappe (valvula tricuspidalis) genannt wird. An der linken Seite sind
nur zwei solcher Häute, welche, wenn sie von allen ihren Anhängen, ausgenommen den Vorhof-Herzkammerring, befreit
würden, einer Bischofsmütze oder Mitra ähnlich sehen und
daher den Namen Mitralklappe oder zweizipfelige Klappe
(valvula mitralis) führen.

Die Spitzen und Ränder dieser Klappen sind nicht vollkommen frei und lose. Vielmehr sind sie durch eine Anzahl
feiner, starker, sehniger Fäden, Sehnenfäden (chordae
tendineae) genannt, mit einigen säulenartigen Erhöhungen
der fleischigen Substanz der Herzkammerwände verbunden,
welche Fleischsäulen (columnae carneae) [oder auch die
zapfenförmigen Muskeln (musculi papillares)] genannt
werden.

Es folgt aus dieser Anordnung, dass die Klappen dem
Durchgang von Flüssigkeit aus den Vorhöfen zu den Herzkammern kein Hinderniss entgegenstellen; aber wenn etwas
von der Flüssigkeit gezwungen würde, in entgegengesetzter
Richtung zu fliessen, würde sie plötzlich zwischen die Klappe
und die Herzwand gerathen und die Klappe rückwärts und
nach oben drängen. Theils nun weil sie sich bald in der
Mitte begegnen und sich gegen einander stemmen, und theils

weil die Sehneufäden ihre Ränder halten und sie an dem
zu weiten Zurückgehen verhindern, bilden die so zurückge-
drängten Klappen eine vollständige quere Scheidewand zwischen der Herzkammer und dem Vorhof, durch welche keine
Flüssigkeit dringen kann.

Wo die Aorta in die linke Herzkammer und die Lungenarterie in die rechte Herzkammer mündet, ist eine andere
Klappenvorrichtung angebracht, in beiden Fällen aus drei
wagentaschenförmigen Klappen bestehend, die halbmondförmigen Klappen (*valvulae semilunares*) genannt, welche
jenen der Venen ähnlich sind. Da sie alle drei in gleicher
Höhe angebracht sind und sich deshalb in der Mittellinie
begegnen und aneinander stossen, verstopfen sie vollständig
den Durchgang, wenn irgend eine Flüssigkeit gezwungen wird,
die Arterie entlang zum Herzen zu fliessen. Andererseits
schlagen diese Klappen zurück und erlauben mit der grössten
Leichtigkeit den Durchgang irgend einer Flüssigkeit, die
vom Herzen in die Arterie fliesst.

Die Thätigkeit der Vorhof-Herzkammerklappen kann
sehr leicht bei einem Schafsherzen nachgewiesen werden, an
welchem die Aorta und die Lungenarterie unterbunden worden sind und der grösste Theil der Vorhöfe fortgeschnitten
ist, indem man Wasser durch die Vorhof-Herzkammeröff-
nung in die Herzkammern giesst. Die dreizipfelige und die
Mitralklappe werden dann gewöhnlich geschlossen durch den
Aufwärtsdruck des Wassers, welches hinter sie tritt. Oder
wenn die Herzkammern fast gefüllt sind, kann man die
Klappen dadurch zum Schluss bringen, dass man die Herzkammern gelinde zusammenpresst.

In gleicher Weise wird, wenn die Basis der Aorta oder
der Lungenarterie vom Herzen abgeschnitten ist mitsammt
den unverletzten halbmondförmigen Klappen, Wasser, welches man in die obern Enden der Gefässe giesst, ihre Klappen zum dichten Schluss bringen, so dass ausser im ersten
Augenblick nichts abfliesst.

Demnach ist die Anordnung der Vorhof-Herzkammerklappen der Art, dass eine in den Herzhöhlen enthaltene
Flüssigkeit nur in einer Richtung durch die Vorhofsöffnun-

gen fliessen kann: d. h. von den Vorhöfen zu den Kammern.
Andererseits ist die Anordnung der halbmondförmigen Klappen eine solche, dass der flüssige Inhalt der Herzkammern
mit Leichtigkeit in die Aorta und Lungenarterie übertritt,
während keine Flüssigkeit in entgegengesetzter Richtung
von den Arterienstämmen nach den Kammern zu strömen
vermag.

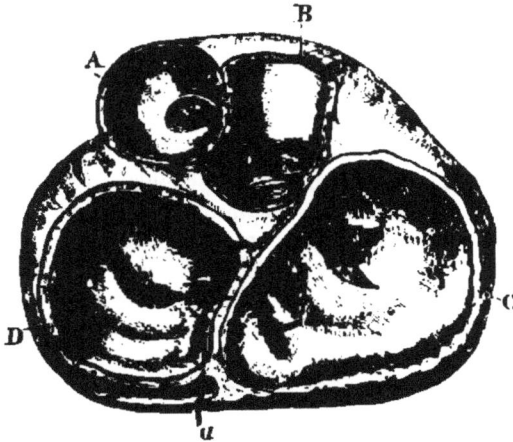

Fig. 14.

Die **Klappen des Herzens** blossgelegt durch Abtragung beider Vorhöfe
und der Lungenarterie (*A*) und der Aorta (*B*) bis an deren Basis. *C.* die drei-
zipflige; *D.* die zweizipflige Klappe; *ab* ein in die Kranzvene eingeführtes Stäbchen. Die halbmondförmigen Klappen der Aorta (*B*) sind deutlich zu sehen, die
der Lungenarterie (*A*) sind weniger vollkommen freigelegt.

11. Wie alle andern Muskelgewebe ist auch die Substanz
des Herzens zusammenziehbar; aber unähnlich den meisten
Muskeln, enthält das Herz in seinem Innern etwas, das seine
verschiedenen Theile veranlasst, sich in bestimmter Folge und
regelmässigen Zwischenräumen zusammenzuziehen. Wenn
das Herz eines lebenden Thieres aus dem Körper herausgenommen wird, so wird es noch für längere oder kürzere Zeit
weiter schlagen, gerade so wie es in dem Körper gethan hat.
Und sorgfältige Beobachtung dieser Schläge wird lehren,

dass sie bestehen in: 1) Einer gleichzeitigen Zusammenziehung der Wände der beiden Vorhöfe. 2) Unmittelbar darauf
folgend eine gleichzeitige Zusammenziehung der Wände der
beiden Herzkammern. 3) Folgt dann eine Pause oder ein
Zustand der Ruhe, nach welcher die Vorhöfe und Herzkammern sich wieder in derselben Reihenfolge wie vorher zusammenziehen, und ihren Zusammenziehungen folgt wieder dieselbe Pause. Wenn die Vorhofszusammenziehung durch A‿
bezeichnet wird, die der Herzkammer durch V‿ und die
Pause durch –, so wird die Reihe der Thätigkeiten folgende
sein: A‿ V‿ –; A‿ V‿ –; A‿ V‿ – u. s. w.

Also ist die Zusammenziehung des Herzens eine rhyth-
mische: zwei kurze Zusammenziehungen der obern und untern
Hälften, gefolgt von einer Pause, welche ungefähr dieselbe
Zeit währt wie die beiden Zusammenziehungen.

Der Zustand der Zusammenziehung der Herzkammern und
der Vorhöfe wird Systole genannt, der Zustand der Erschlaffung, während sich das Herz erweitert, Diastole.

12. Nachdem wir jetzt Kenntniss erlangt haben von den
verschiedenen Röhren und Behältern des Circulationssystems,
von der Lage der Klappen und den rhythmischen Bewegungen des Herzens, wird es leicht zu verstehen sein, was sich
ereignen muss, wenn der ganze Apparat voll mit Blut ist,
und der erste Herzschlag beginnt und die Vorhöfe sich zusammenziehen.

Durch diese Thätigkeit strebt jeder der Vorhöfe die in
ihm enthaltene Flüssigkeit nach zweierlei Richtungen zu
drängen — erstens nach den Venen, zweitens nach den
Herzkammern; und die Richtung, welche das ganze Blut
nehmen wird, hängt ab von dem Verhältniss der Widerstände,
welche ihm in diesen beiden Richtungen geboten werden.

Nach der Richtung der grossen Venen zu findet es Widerstand in den Blutmassen, die in den Venen enthalten
sind. Hingegen nach den Herzkammern zu ist kein nennens-
werther Widerstand, umsomehr da die Klappen offen, die
Wände der Herzkammern in ihrem unzusammengezogenen
Zustand schlaff und leicht ausdehnbar sind, und der ganze
Druck des arteriellen Blutes durch die halbmondförmigen

Klappen, die natürlich geschlossen sind, getragen wird. Wenn die Vorhöfe sich zusammenziehen, wird daher nur wenig von der in ihnen enthaltenen Flüssigkeit in die Venen zurückfliessen und der grössere Theil wird in die Herzkammern eindringen und sie erweitern. Wenn die Herzkammern sich füllen und anfangen, fernerer Ausdehnung zu widerstehen, so wird das Blut, indem es hinter die Vorhofs-Herzkammer-Klappen tritt, diese gegeneinander schieben und vollständig schliessen. Die Vorhöfe hören nun auf, sich zusammenzuziehen, und sowie ihre Wände schlaff werden, fliesst frisches Blut aus den grossen Venen zu und erweitert sie langsam von Neuem.

Aber sowie der Augenblick der Vorhofs-Systole vorüber, beginnt die Herzkammer-Systole. Die Wände der beiden Herzkammern ziehen sich kräftig zusammen und die erste Folge dieser Zusammenziehung ist, dass die Vorhof-Herzkammerklappen noch vollständiger geschlossen werden und jeder Ausgang nach dem Vorhof verstopft wird. Der Druck auf die Klappen ist sehr stark und sie würden sogar dadurch nach oben getrieben werden, wenn ihre Ränder nicht durch die Sehnenfäden nach unten gehalten würden.

Wenn im weiteren Verlauf der Zusammenziehung der Raum der Herzkammern enger wird, nähern sich die Punkte der Herzwand, an denen die Sehnenfäden befestigt sind, den Rändern der Klappen; dadurch entsteht ein Streben dieser Fäden zum Schlaffwerden, was, wenn es wirklich Statt fände, den Klappenrändern erlauben würde, zurückzuweichen, und somit ihren Nutzen aufheben müsste. Diesem Streben jedoch wird dadurch entgegengewirkt, dass die Sehnenfäden nicht unmittelbar an den Herzwänden befestigt sind, sondern an den Fleischsäulen oder zapfenförmigen Muskeln, die aus seiner Substanz heraus ragen. Diese Muskeln verkürzen sich in derselben Zeit als sich die Herzsubstanz zusammenzieht; und ziehen durch ihre eigene Zusammenziehung die Sehnenfäden um gerade so viel zurück, als die Zusammenziehung der Herzkammerwände die Fleischsäulen an die Klappen heran bringt, und dadurch werden die Sehnenfäden wieder so fest angespannt wie zuvor.

Durch die soeben beschriebenen Vorkehrungen ist der
Flüssigkeit in den Herzwänden der Weg nach den Vorhöfen
versperrt; die ganze Kraft der Zusammenziehung der Herzkammerwände wird daher verbraucht, um den Widerstand,
den die halbmondförmigen Klappen darbieten, zu überwinden. Dieser Widerstand hat verschiedene Ursachen, indem
er theils die Folge des Gewichts der senkrechten Blutsäule
ist, welches die Klappen tragen; theils durch den Widerstand der ausgedehnten elastischen Wände der grossen Arterien veranlasst wird und theils von der Reibung und Trägheit des in den Gefässen enthaltenen Blutes kommt.

Es ist jetzt einleuchtend, weshalb die Herzkammern so
viel mehr zu thun haben als die Vorhöfe, und weshalb Klappen zwischen den Vorhöfen und Herzkammern nöthig sind,
währenddem keine zwischen den Vorhöfen und Venen gebraucht werden.

Alles, was die Vorhöfe zu thun haben, besteht darin, die
Herzkammern zu füllen, welche diesem Vorgang keinen
thätigen Widerstand bieten. Daher kommt auch die Dünnheit der Wände der Vorhöfe und die Entbehrlichkeit irgend
einer Vorhofsklappe, denn der Widerstand von Seiten der
Herzkammer ist so. unbedeutend, dass er sogleich vor dem
Druck des Blutes in den Venen nachgiebt.

Andererseits müssen aber die Herzkammern einen grossen Widerstand überwinden, um Flüssigkeit in die elastischen
Röhren, welche schon voll sind, zu pressen; und wenn keine
Vorhofs-Herzkammerklappen da wären, würde die Flüssigkeit in den Herzkammern weniger Widerstand begegnen,
indem sie ihren Weg rückwärts in die Vorhöfe nähme und
von da in die Venen, als dass sie die halbmondförmigen
Klappen auseinander drängte. Daher also erstens die Nothwendigkeit der Vorhof-Herzkammerklappen; und zweitens
diejenige der Dicke und Stärke der Herzkammerwände. Und
da die Aorta, die Arterien, Haargefässe und die Venen des
Körpers ein weit grösseres Röhrensystem bilden, mehr Flüssigkeit enthalten und mehr Widerstand leisten als die Arterien, die Haargefässe und Venen der Lungen, so folgt daraus,

dass die linke Herzkammer eine dickere Muskelwand nöthig hat als die rechte.

13. Bei jeder Zusammenziehung der Vorhöfe werden die Herzkammern gefüllt und die Vorhöfe entleert. Durch den Druck der Flüssigkeit in den grossen Venen werden die Vorhöfe langsam wieder gefüllt, welcher Druck vollständig genügend ist, um den passiven Widerstand ihrer erschlafften Wände zu überwinden. Und bei jeder Zusammenziehung der Herzkammern erhalten die Arteriensysteme des Körpers und die Lungen den Inhalt dieser Herzkammern, und die fast leeren Herzkammern sind bereit, durch die Vorhöfe wieder gefüllt zu werden.

Wir müssen nun betrachten, was in den Arterien vorgeht. Wenn der Inhalt der Herzkammern plötzlich in diese Röhren gepresst wird, (welche, wie wir uns erinnern müssen, schon voll sind), so bekommt die ganze Masse der in ihnen enthaltenen Flüssigkeit einen Stoss. Dieser Stoss wird unmittelbar durch die ganze Flüssigkeit fortgepflanzt, er wird aber immer schwächer und schwächer im Verhältniss zu dem Wachsen der Blutmasse in den Haargefässen, bis er zuletzt aufhört, wahrnehmbar zu sein.

Wenn die Gefässe Röhren wären mit starren Wänden wie Gasröhren, so würde die Flüssigkeit, welche die Arterien enthalten, so weit vorwärts in der ganzen Länge der Röhren getrieben werden, als der Stoss in dem Augenblick, da er erfolgte, sie überhaupt hätte treiben können. Und da die Arterien in die Haargefässe münden, die Haargefässe in die Venen und diese in das Herz, so würde ganz dieselbe Menge von Flüssigkeit, die aus den Herzkammern herausgetrieben ist, zu den Vorhöfen zurückkehren und zwar fast in demselben Augenblick, als die Herzkammern sich zusammenziehen.

Die Gefässe sind jedoch nicht steife, sondern im Gegentheil sehr nachgiebige Röhren, und die grossen Arterien insbesondere besitzen, wie wir gesehen haben, ausserordentlich elastische Wände. Daher erfolgt, wenn die Herzkammerzusammenziehung eintritt, erstens die Erzeugung des allgemeinen plötzlichen und nur schwachen Stosses, der schon erwähnt wurde; zweitens eine Erweiterung der grossen Arterien durch den Druck der vermehrten Blutmasse, die in sie hineingepresst worden ist.

Aber wenn die Zusammenziehung vorüber ist, dann kommt die in den erweiterten Arterienwänden aufgespeicherte Kraft in Form elastischer Spannung in's Spiel und übt einen Druck auf die Flüssigkeit aus, dessen erste Wirkung der Schluss der halbmondförmigen Klappen ist, dessen zweite die ist, die Flüssigkeit der grösseren Arterien in die kleinern zu treiben. Diese dehnt er in derselben Weise aus. Indem nun die Flüssigkeit von diesen in die Haargefässe übergeht, und aus diesen eine entsprechende Menge in die Venen übertritt, erfolgt schliesslich als letzte Wirkung der Herzkammerzusammenziehung ein Erguss aus den Venen in den rechten Vorhof.

14. Mehrere praktisch wichtige Folgen der eben beschriebenen Thätigkeit des Herzens und der Arterien werden nun verständlich. Z. B. zwischen der fünften und sechsten Rippe an der linken Seite ist eine gewisse Bewegung mit dem Finger sowohl als mit dem Auge vernehmbar, welche als der Herzstoss oder Herzschlag bekannt ist. Er ist die Wirkung eines Druckes der Herzspitze gegen den Herzbentel an der innern Wand der Brust an dieser Stelle im Augenblick der Zusammenziehung der Herzkammern. Wenn die Zusammenziehung erfolgt, ereignen sich in der That zwei Dinge: erstens wird durch die Art und Weise, wie die Muskelfasern des Herzens angeordnet sind, seine Spitze plötzlich nach oben gedrängt; und zweitens wird seine Vorderseite ein wenig nach unten und vorn geschoben, in Folge der Ausdehnung und Verlängerung der Aorta durch das in sie eingedrungene Blut. Die Wirkung der einen oder andern oder beider Thätigkeiten zusammen ist das Auf- und Niedergehen der Herzspitze, die so gegen die vordere Brust einen wechselnden Druck ausübt, welchen wir fühlen.

15. Zweitens, wenn man das Ohr über dem Herzen anlegt, so hört man gewisse Töne, welche mit grosser Regelmässigkeit in Zwischenräumen wiederkehren, die jenen zwischen je zwei Herzschlägen entsprechen. Zuerst kommt ein langer dumpfer Laut; dann ein kurzer scharfer; dann

eine Pause; dann wieder der lange; dann der scharfe Laut,
dann wieder eine Pause und so fort. Es giebt verschiedene
Meinungen über die Ursachen des ersten Tons, und vielleicht
sind bis jetzt die Physiologen noch nicht ganz auf den Grund
der Sache gedrungen; aber der zweite Ton entsteht ohne
Zweifel durch das plötzliche Schliessen der halbmondförmigen Klappen, wenn die Herzkammerzusammenziehung
beendet ist. Dass dies der Fall ist, hat man durch einen
Versuch bewiesen, indem man mit einem Haken, die halbmondförmigen Klappen bei einem lebenden Thiere zurück-
hielt, worauf der zweite Ton sogleich aufhörte. *

16. Drittens, wenn der Finger auf eine Arterie gelegt
wird, wie z. B. am Handgelenk, so fühlt man den sogenannten Puls; d. h. die elastische Arterie wird ein wenig weiter
in regelmässigen Zwischenräumen, welche den Herzschlägen
entsprechen. Der Puls, welcher mit dem Finger gefühlt wird,
stimmt jedoch nicht genau mit dem Schlag des Herzens über-
ein, sondern erfolgt ein klein wenig später, und je grösser
die Entfernung der Arterie vom Herzen ist, desto grösser ist
der Unterschied. Der Schlag in der Arterie an der innern
Seite des Fussknöchels erfolgt ein wenig später als der Schlag
der Arterie in der Schläfe.

Der Grund hiervon ist der, dass das Tastgefühl im Finger nur fein genug ist, um die Schwingungen in der Arterien-
wand zu fühlen, welche durch die elastische Gegenwirkung der
Aorta entstehen, nachdem diese in ihrem Anfangstheile durch
das in sie eingepresste Blut ausgedehnt worden, aber nicht
fähig ist, den ersten Stoss, der durch die Zusammenziehung
des Herzens selbst erfolgt, zu empfinden.

[Wäre es möglich, diesen Stoss sichtbar zu machen, etwa
durch sehr feine Hebel, so würde er allerdings an allen Arterien nahezu gleichzeitig erscheinen. Dies ist jedoch nicht
der Fall. Vielmehr ist die elastische Ausdehnung der Arte-

---

* [Es ist jetzt nachgewiesen, dass der erste Herzton durch die Zusammenziehung des Herzmuskels erzeugt wird, doch entsteht gleichzeitig wahrscheinlich noch ein anderer Ton durch die Spannung der
Vorhofs- Herzkammerklappen, und beide Töne werden vom Ohre gemischt empfunden.]

rienwand, welche wir fühlen, zuerst nur am Anfange der
Aorta, dicht am Herzen, entstanden und hat sich auf alle
Zweige der Aorta fortgepflanzt mit einer Geschwindigkeit,
welche von der Spannung der Arterien und ihrer Elasticität
abhängt. Indem wir daher zwei Punkte mit einander vergleichen, welche ungleich weit vom Anfange der Aorta entfernt sind, finden wir, dass der Puls an dem entfernteren
später erfolgt, als an dem näheren. Das Blut selbst aber
schiebt sich, eben weil der ursprüngliche Stoss, welchen die
Zusammenziehung des Herzens auf die Blutsäule in der
Aorta ausübt, durch die elastische Ausdehnung der Aorta
sehr abgeschwächt wird, sehr langsam fort, und das durch
eine Herzzusammenziehung in die Aorta getriebene Blut
gelangt erst sehr viel später in die Capillaren.]

17. Viertens, wenn eine Arterie angeschnitten wird, so
wird der Ausfluss der in ihr enthaltenen Flüssigkeit stossweise verstärkt in Zwischenräumen, welche mit denen der
Herzschläge übereinstimmen. Die Ursache hiervon ist einfach dieselbe wie beim Puls; die Kraft, welche angewendet
werden würde, um die Wände der Arterien auszudehnen,
wäre dieselbe unzerschnitten, wird nun, da die Arterie zerschnitten ist, verwandt, der ausfliessenden Flüssigkeit eine
stossweise Beschleunigung zu ertheilen.

18. Fünftens, unter gewöhnlichen Verhältnissen kann
man den Puls nicht in den Haargefässen oder Venen entdecken. Das kommt von verschiedenen Umständen. Einer
davon ist, dass der Rauminhalt der Zweige einer Arterie
grösser ist, als derjenige ihres Stammes und der Rauminhalt
aller Haargefässe zusammen, grösser als derjenige aller kleinen Arterien zusammen. Setzen wir daher voraus, dass der
Rauminhalt eines Stammes 10 wäre, derjenige seiner Zweige
50, und derjenige der Haargefässe, in welche jene sich
ergiessen, 100, so ist es klar, dass eine Menge von Flüssigkeit, die in den Stamm gedrängt, genügt, um ihn um $1/10$
auszudehnen und einen bedeutenden, sichtbaren Erfolg zu
erzielen, jeden Zweig nicht um mehr als $1/50$ und jedes Haargefäss nicht um mehr als $1/100$ auszudehnen im Stande ist;
eine Wirkung, welche nicht mehr wahrnehmbar sein dürfte.

19. Ferner wird der Strom der Flüssigkeit verzögert durch die fortwährende Theilung der Röhren, welche ihn enthalten, und die Menge der kleinen Stösse, in welche der erste Stoss der Zusammenziehung für die kleinen Gefässe vertheilt wird, geht verloren unter diesem Hindernisse und verschmilzt zu einem allgemeinen, gleichförmigen Druck. Diesen Verlust der sichtbaren Wirkung der Herzthätigkeit kann man dem Ergebniss des Pumpens in einen Wassertrog vergleichen. Wo das Wasser in den Trog fliesst, sind die Spritzer und Wellen, die durch das unterbrochene Fallen des Wassers aus der Pumpe verursacht werden, sehr bemerkbar. Aber das Wasser wird gleichförmig und glatt aus einer Zapfenröhre fliessen, die an der andern Seite des Troges angebracht ist.

20. Endlich häuft sich die Flüssigkeit in Folge des Widerstandes, den sie durch den ausserordentlich kleinen Umfang und die fortwährenden Theilungen der Haargefässe auf ihrem Wege findet, in den Arterien bis zu einem gewissen Grade an und erhält deren Wände dauernd auf einem gewissen Grade von Ausdehnung, welcher durch jeden folgenden Herzschlag unterhalten wird. In andern Worten, ein Schlag folgt dem andern, bevor die Wirkung des ersten aufgehört hat.

Während die Wirkung jeder einzelnen Zusammenziehung durch die oben angeführten Ursachen in den kleinern Gefässen verringert wird, wird dagegen die Wirkung dieses beständigen Drucks desto klarer und erzeugt eine gleichmässige Strömung der Flüssigkeit aus den Arterien in die Venen. Auf diese Art üben die Arterien in der That dieselbe Wirkung aus wie der Windkessel bei einer Feuerspritze, welcher das stossweise Pumpen in einen gleichmässig aus dem Schlauche hervorspritzenden Strahl verwandelt.

Das also ist das allgemeine Ergebniss der mechanischen Bedingungen der Kreislaufsorgane in Verbindung mit der rhythmischen Thätigkeit des Herzens. Diese Thätigkeit treibt die in diesen Organen enthaltene Flüssigkeit aus dem Herzen in die Arterien, von da in die Haargefässe und von diesen durch die Venen zurück zum Herzen. Und im Laufe

4*

dieser Thätigkeit verursacht sie nebenbei den Herzschlag, die
Töne des Herzens und den Puls.

21. Es ist jetzt nöthig, den Weg des kreisenden Blutes
im Ganzen etwas genauer zu verfolgen. Und wir können
passend beginnen mit dem Theil Blut, der in irgend einem
Augenblick im rechten Herzvorhof enthalten ist. Die Zusammenziehung des rechten Vorhofs treibt die Flüssigkeit in die
rechte Herzkammer; dann zieht sich die rechte Herzkammer
zusammen und drängt das Blut in die Lungenarterie; von
hier geht es in die Haargefässe der Lungen; aus diesen kehrt
es durch die vier Lungenvenen in den linken Vorhof zurück
und die Zusammenziehung des linken Vorhofs treibt es in
die linke Herzkammer.

Die Zusammenziehung der linken Herzkammer presst
das Blut in die Aorta. Die Zweige der Aorta entsenden es
in alle Theile des Körpers mit Ausnahme der Lungen; und
aus den Haargefässen aller dieser Theile mit Ausnahme aus
denjenigen der Gedärme und gewisser anderer Eingeweide
des Bauches, wird es durch Gefässe, welche sich nach und
nach zu immer grössern Stämmen vereinigen, entweder in die
untere oder in die obere Hohlvene geführt, welche es wiederum in den rechten Vorhof bringen.

Aber das in die Haargefässe des Magens und der Gedärme, der Milz und Bauchspeicheldrüse gebrachte Blut wird
in Venen gesammelt, welche sich zu einem einzigen Stamm
vereinigen — zu der Pfortader. Die Pfortader vertheilt
ihr Blut in die Leber, indem es sich dort mit jenem vermischt,
welches zu den Haargefässen desselben Organs durch die
Leberarterie zugeführt worden ist. Aus diesen Haargefässen
wird es in kleinen Venen gesammelt, welche sich zu einem
grossen Stamm — der Lebervene, vereinigen, der sich in
die untere Hohlvene ergiesst. Der Blutstrom aus den Bauch-
eingeweiden durch die Leber zu der Lebervene wird das
Stromgebiet der Pfortader genannt (Vgl. Fig. 10).

Das Herz selbst wird mit Blut aus den beiden Kranzarterien versehen, welche aus der Wurzel der Aorta gerade
über zweien der halbmondförmigen Klappen entspringen.
Das Blut der Herzhaargefässe wird zurück geführt durch

die Kranzvene, nicht zu einer der beiden Hohlvenen, sondern zu dem rechten Vorhof. Die Oeffnung der Kranzvene wird durch eine Klappe geschützt, so dass der rechte Vorhof verhindert wird, das in ihm enthaltene venöse Blut rückwärts in die Gefässe des Herzens zu treiben.

22. Also, der möglichst kürzeste Weg, den irgend ein Bluttheilchen nehmen kann, um von der einen Seite des Herzens zur andern zu gelangen, ist der, die Aorta durch eine der Kranzarterien zu verlassen und durch eine der Kranzvenen in den rechten Vorhof zurückzukehren. Und um die grösstmögliche Zahl von Haargefässen zu passiren und danach erst zu dem Punkte, von dem es ausgegangen ist, zurückzukehren, muss ein Bluttheilchen das Herz durch die Aorta verlassen und durch diejenigen Arterien gehen, welche den Verdauungskanal, die Milz und die Bauchspeicheldrüse versehen. Dann geht es erstens in die Haargefässe dieser Organe, zweitens in die Haargefässe der Leber, und drittens, nachdem es durch die rechte Seite des Herzens gegangen ist, in die Haargefässe der Lungen, aus welchen es in die linke Seite und von da in die Aorta zurückkehrt.

Ferner folgt aus dem, was über das Lymphgefässsystem gesagt worden ist, dass irgend ein Stofftheilchen, welches in ein Milchgefäss der Gedärme eintritt, durch die obere Hohlvene den rechten Vorhof erreichen wird, nachdem es durch die Lymphhaargefässe und Kanäle verschiedener Lymphdrüsen gegangen ist; während ein anderes Theilchen, welches in die angrenzenden Bluthaargefässe in den Gedärmewänden eingedrungen ist, den rechten Vorhof durch die untere Hohlvene erreichen wird, nachdem es durch die Bluthaargefässe der Leber gegangen ist.

23. Wir haben oben gesehen (§ 2), dass auf die kleinen Arterien und Venen unmittelbar eingewirkt werden kann durch das Nervensystem, welches den Grad der Zusammenziehung ihrer Muskelwände bestimmt und dadurch ihren Umfang regelt. Die Wirkung dieser Kraft des Nervensystems ist die, ihm eine gewisse Oberaufsicht über den Kreisumlauf auf verschiedenen Punkten zu verleihen und einen solchen Stand

der Dinge herbeizuführen, dass wenngleich die Kraft des
Herzens und die allgemeine Beschaffenheit der Gefässe dieselbe bleiben, doch der Stand des Stromlaufs sehr verschieden an verschiedenen Oertlichkeiten sein kann.

Erröthen ist z B. eine solche rein örtliche Veränderung
der Blutströmung, und es ist lehrreich zu beobachten, wie
das Erröthen zu Stande kommt.

Irgend eine Gemüthsbewegung — gleichgiltig ob ange-
nehm oder peinlicher Art — befängt den Geist: Hierauf
wird eine heisse, plötzliche Röthe im Gesicht gefühlt, die
Haut wird roth, und je nach der Stärke der Empfindung
erstrecken sich diese Veränderungen über die Wangen oder
dehnen sich bis „in die Haarwurzeln" oder über den ganzen
Körper aus.

Was ist die Ursache dieser Veränderungen? das Blut ist
eine rothe und heisse Flüssigkeit; die Haut wird roth und
heiss, weil ihre Gefässe eine vermehrte Menge dieser rothen,
heissen Flüssigkeit erhalten; und ihre Gefässe erhalten
deshalb mehr, weil die kleinen Arterien sich plötzlich ausdehnen, indem die gewöhnlich mässige Zusammenziehung ihrer
Muskeln durch einen Zustand der Erschlaffung unterbrochen
wird. Mit andern Worten, die Thätigkeit der Nerven, welche die Muskelzusammenziehung verursachen, ist unterbrochen. Andererseits wirkt bei vielen Leuten ein grosser
Schreck derart, dass die Haut kalt und das Gesicht blass
wird und ängstlich erscheint. Unter diesen Umständen ist
in der That der Zufluss von Blut zur Haut sehr vermindert,
in Folge einer ausserordentlichen Reizung der Nerven der
kleinern Arterien, welche sie veranlasst, sich zusammenzuziehen und so den Zufluss von Blut mehr oder weniger
vollständig abzuschneiden.

24. Dass die Sache sich wirklich so verhält, kann experimentell an Kaninchen nachgewiesen werden. Diese Thiere
erröthen zwar nicht auf natürliche Art, aber man kann sie
künstlich erröthen machen. Wenn bei einem Kaninchen der
sympathische Nerv, welcher Verzweigungen zu den Gefässen
des Kopfes sendet, am Halse durchschnitten wird, so erröthet
das Ohr des Kaninchens, das mit einer so feinen Haut be-

deckt ist, dass man die Veränderungen in seinen Gefässen
leicht beobachten kann, plötzlich sehr stark. Das heisst, die
Gefässe dehnen sich aus, füllen sich mit Blut und das Ohr
wird roth und heiss. Der Grund davon ist der, dass wenn
der Sympathicus durchschnitten wird, der Nervenreiz, der
für gewöhnlich durch seine Fasern zu den Gefässen geleitet
wird, plötzlich unterbrochen ist, und die Muskeln der kleinen
Gefässe, die mässig zusammengezogen waren, vollständig
erschlaffen. Und nun wird es auch leicht sein, Blässe und
Kälte im Kaninchenohr zu erzeugen. Um dies zu erreichen,
ist es nur nöthig, das abgeschnittene Ende des Sympathicus,
welches mit den Gefässen verbunden bleibt, zu reizen. Der
Nerv wird dadurch erregt, so dass die Muskelfasern der Gefässe einen heftigen Grad der Zusammenziehung erleiden,
welcher ihren Rauminhalt so sehr verengert, dass das Blut
kaum durch sie hindurch kann. Folglich wird das Ohr blass
und kalt.

25. Die praktische Wichtigkeit dieser örtlichen Beauf-
sichtigung durch das Nervensystem ist ausserordentlich gross.
Wenn sich Jemand der Kälte aussetzt und sich dadurch einen Katarrh, oder eine Entzündung der Lungen oder Diar-
rhoe oder noch ernstere Affectionen der Baucheingeweide
zuzieht, so ist die Krankheit durch das Nervensystem vermittelt worden. Der Eindruck, den die Kälte auf die Haut
macht, wird dem Nervencentrum mitgetheilt und beeinflusst
so sehr die vasomotorischen oder Gefässnerven (wie
die Nerven, welche die Wände der Gefässe regieren, genannt
werden) des angegriffenen Organs, dass dadurch deren theilweise Lähmung entsteht und jener Zustand der Blutan-
häufung oder übermässige Ausdehnung der Gefässe erzeugt
wird, welcher so oft mit Entzündung endet. (Siehe Vorl.
XI. § 15.)

26. Steht das Herz in gleicher Weise unter der Controle
des Centralnervensystems? Wie wir Alle wissen, steht es
nicht unter dem unmittelbaren Einfluss des Willens, aber
eben so gut weiss ein Jeder, dass die Thätigkeit des Herzens
wunderbar durch alle Arten von Gemüthsbewegung beeinflusst wird.

Männer und Frauen sind oft ohnmächtig und zuweilen getödtet worden durch plötzliche Freude und heftigen Schmerz; und wenn sie auf diese Art ohnmächtig werden oder sterben, so kommt das daher, weil die Erschütterung des Gehirns etwas erzeugt, was das Herz still stehen macht, wie man eine Secundenuhr mit einer Hemmfeder still stehen lassen kann. Andererseits erzeugen andere Gemüthsbewegungen jene ausserordentliche Geschwindigkeit und Heftigkeit der Thätigkeit, welche wir Herzklopfen nennen.

Nun giebt es dreierlei Arten Nerven im Herzen: die eine Art ist mit Ganglien oder Anhäufungen von Nervenzellen versehen, welche im Herzen selbst zwischen seinen Muskelfasern liegen; eine andere Art kommt aus dem Sympathicus; eine dritte besteht aus Verzweigungen eines bemerkenswerthen Nerven, der unmittelbar vom Gehirn ausgeht und der pneumogastrische oder Lungenmagen-Nerv, oder auch Nervus vagus genannt wird. Man hat alle Ursache zu glauben, dass die regelmässige rhythmische Folge der gewöhnlichen Herzzusammenziehung von den Ganglien abhängt, die in ihm enthalten sind. Auf jeden Fall ist es sicher, dass diese Bewegungen weder vom Sympathicus, noch vom Vagus abhängen, da sie nicht aufhören, wenn das Herz aus dem Körper genommen wird.

Zunächst hat man viel Grund, anzunehmen, dass der Einfluss, welcher die Geschwindigkeit der Herzthätigkeit vermehrt, durch den Sympathicus ausgeübt wird. Und endlich ist es ganz sicher, dass der Einfluss, der die Herzthätigkeit [verlangsamt oder] still stehen lässt, vom Pneumogastricus kommt. Dies kann an Thieren, wie z. B. Fröschen sehr leicht bewiesen werden.

27. Wenn einem Frosch das Rückenmark zerquetscht oder das Gehirn zerstört wird, so dass alles Gefühl verschwunden ist, so wird das Thier fortfahren zu leben, und sein Kreisumlauf wird sehr gut für eine bestimmte Zeit andauern. Das Innere des Körpers kann blos gelegt werden, ohne Schmerz oder Unruhe zu verursachen, und man kann dann das Herz mit grosser Regelmässigkeit schlagen sehen. Es ist möglich durch das Herz einen langen Zeiger nach rückwärts und

vorwärts in Bewegung zu setzen wie das umgekehrte Pendel, welches die Musiker Metronom nennen; und wenn man Frosch und Zeiger mit einer Glasglocke bedeckt und die Luft unter

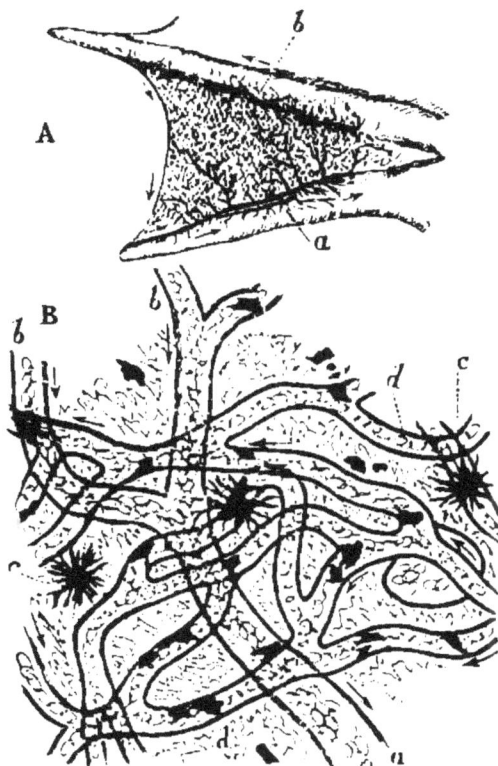

Fig. 15.

A. Zwei Zehen einer Froschpfote mit der Schwimmhaut da-zwischen, schwach vergrössert: *a* Venen; *b* Arterien, verbunden durch ein Netzwerk von Haargefässen.

B. Ein kleiner Theil dieses Netzwerks, etwa 100mal vergrössert *a b* kleine Venen; *d* Capillaren, alle voll mit grossen, ovalen Blutkörperchen, welche sich in der Richtung der Pfeile bewegen; *c* sternförmige, dunkle Flecke oder Pigmentzellen der Froschhaut.

derselben feucht erhält, so wird der Zeiger mit grosser Beständigkeit mehrere Tage schwingen. Es ist leicht, an dem auf diese Art hergerichteten Frosch einen Apparat anzubringen, durch welchen elektrische Schläge durch die pneumogastrischen Nerven geleitet werden können, so dass dieselben davon erregt werden. In dem Augenblick, wo dies geschieht, bleibt der Zeiger still stehen, und das Herz ist ruhig mit schlaffen, ausgedehnten Wänden. Nach kurzer Zeit hört der Einfluss des Pneumogastricus auf, das Herz beginnt seine Thätigkeit wie zuvor, und der Zeiger schwingt im selben Bogen wie vorher.

Bei sorgfältiger Schonung kann dieses Experiment mehrere Male wiederholt werden; und nach jedem Stillstand, der durch den Reiz des Pneumogastricus hervorgebracht wurde, nimmt das Herz seine Thätigkeit wieder von Neuem auf.

28. Der Beweis, dass das Blut im Menschen circulirt, obgleich vollkommen streng, kann doch nur mittelbar geführt werden. Aber gewisse niederere Thiere, deren Körper ganz oder theilweise durchsichtig ist, bieten leicht einen unmittelbaren Beweis des Kreisumlaufs dar, indem man bei ihnen deutlich das Blut aus den Arterien in die Haargefässe und aus den Haargefässen in die Venen fliessen sieht, so lang als das Thier lebt und dessen Herz in Thätigkeit ist. Das Thier, bei welchem der Kreisumlauf am besten beobachtet werden kann, ist der Frosch. Die Schwimmhaut zwischen seinen Zehen ist sehr durchsichtig, und die in seinem Blute schwimmenden Theilchen sind so gross, dass man sie leicht sehen kann, wie sie mit dem Blutstrom hindurch schlüpfen, wenn die Zehen auseinandergestreckt werden und die dazwischen liegende Schwimmhaut mit einer selbst nur schwachen Vergrösserung beobachtet wird (S. Fig. 15 a. S. 57).

DRITTE VORLESUNG.

Das Blut und die Lymphe.

1. Um einen richtigen Begriff von den Eigenschaften des Blutes zu erhalten, muss man es mit einem Mikroskop, welches mindestens 3 bis 400 mal vergrössert, untersuchen. Wenn der Leser sich mit diesem Instrument, einer Lupe und einigen Stücken dünnen und dicken Glases versehen hat, wird es ihm möglich sein, dieser Vorlesung zu folgen.

Die beste Art, kleine Mengen Blut zu erhalten, ist die, dass man ein Stück Schnur recht fest um das oberste Glied des Mittel- oder Ringfingers der linken Hand wickelt. Die Spitze des Fingers wird unmittelbar darauf etwas anschwellen und stärker gefärbt werden in Folge des Hindernisses, das sich durch die Unterbindung der Rückkehr des Blutes in den Venen entgegenstellt. Unter diesen Verhältnissen wird ein leichter Stich mit einer scharfen spitzen Nadel (eine Operation die kaum etwas Schmerz verursacht) augenblicklich einen grossen Tropfen Blut hervorquellen lassen.

Man lasse denselben auf ein Stück dicken Glases fallen und bedecke ihn vorsichtig mit einem Stück dünnen Glases, so dass er dadurch flach ausgebreitet wird. Dann lasse man einen andern Tropfen auf ein zweites Stück Glas fallen und bedecke ihn mit einem umgekehrten Bierglas, um ihn vor dem Eintrocknen zu bewahren. Dann verfahre man mit einem dritten Tropfen ebenso, setze ihm aber noch einige Körnchen gewöhnlichen Salzes zu.

2. Dem blossen Auge wird das Blut auf der ersten Scheibe von blass röthlicher Farbe und ganz klar und gleichmässig

erscheinen. Aber wenn man es selbst nur mit einer Taschen-
lupe ansieht, wird schon die scheinbare Gleichmässigkeit verschwinden und es wird wie eine Mischung von ausserordentlich feinen gelbröthlichen Theilchen wie Sand- oder Staub-
körnchen mit einer wässerigen fast farblosen Flüssigkeit
vermengt erscheinen. Kurz nachdem das Blut aus dem
Finger entzogen ist, wird man die Theilchen sehr gleichmässig in der Flüssigkeit vertheilt sehen, aber nach und nach
vereinigen sie sich zu kleinen Klümpchen und die Blutschicht
wird mehr oder weniger fleckig.

Die „Theilchen" werden Blutkörperchen genannt;
die fast farblose Flüssigkeit, in welcher dieselben schweben,
heisst Plasma oder Blutflüssigkeit.

Untersuchen wir jetzt die zweite Platte. Der Tropfen
Blut wird in seiner Form unverändert sein und sieht vielleicht
aus, als ob keine Veränderung mit ihm vorgegangen wäre.
Aber wenn man die Platte etwas neigt, wird man finden, dass
der Tropfen nicht mehr fliesst; und in der That kann man
die Platte umwenden, ohne dass man den Tropfen, der fest
geworden ist, dadurch verändert, und man kann ihn sogar
mit der Spitze eines Federmessers als eine halbkugelförmige
gallertartige Masse abheben. Die Masse ist ganz weich und
feucht, so dass dieses Festwerden oder die Gerinnung des
Bluttropfens etwas ganz anderes ist, als dessen Eintrocknen.

Auf der dritten Platte werden wir finden, dass dieser
Gerinnungsprozess nicht statt gefunden hat, sondern dass das
Blut flüssig geblieben ist, wie es beim Verlassen des Körpers
war. Das Salz hat also die Gerinnung des Blutes verhindert.
Diese sehr einfache Untersuchung lehrt uns, dass das Blut
aus einer fast farblosen Blutflüssigkeit besteht, in welcher
viele gefärbte Körperchen schweben; dass es eine bemerkenswerthe Neigung zur Gerinnung hat, und dass diese Gerinnung durch künstliche Mittel verhindert werden kann, wie
z. B. durch Hinzufügung von Salz.

3. Wenn man anstatt mit der Handlupe zu untersuchen,
den Blutstropfen der ersten Platte unter ein Mikroskop bringt,
so wird man finden, dass die Theilchen oder Blutkörperchen
Körper von sehr ausgeprägten Eigenthümlichkeiten und von

zweierlei Art sind, von welchen die einen die r ot h e n und die
anderen die farblosen Blutkörperchen genannt werden.
Die ersteren sind viel zahlreicher als die letzteren und haben
eine gelbröthliche Färbung; während die letzteren, etwas
grösser als die rothen und, wie ihr Name anzeigt, blass und
ohne Färbung sind.

4. Die Körperchen unterscheiden sich noch in anderer
und wichtigerer Hinsicht. Die rothen Blutkörperchen sind
flache, runde Scheiben, mit einem Durchmesser von $^1/_{3200}$
Zoll im Mittel und einer Dicke von $^1/_4$ hiervon. Es folgt daraus, dass fast mehr als 10,000,000 von ihnen auf einem
Quadratzoll grossen Raum liegen können und dass der Umfang eines jeden Körperchens nicht $^1/_{120,000,000,000}$ von einem
Kubikzoll übersteigt.

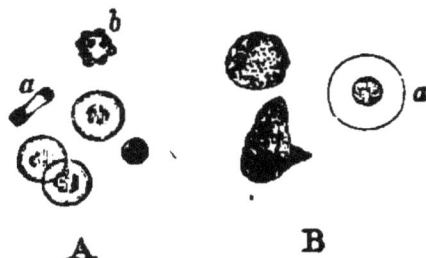

Fig. 16

Blutkörperchen aus menschlichem Blut. Etwa 600 mal vergrössert.
A. **Rothe Blutkörperchen.** *a* ein von der Seite gesehenes Körperchen;
b durch Druck verändertes Blutkörperchen. Neben den grösseren scheibenför-
migen Körperchen sieht man auch ein kleines, kugeliges rothes Blutkörperchen,
wie es öfter im Blute vorkommt. *B*. **Farblose Körperchen.** *a* Ein mit Essigsäure behandeltes Körperchen, an welchem der Kern sichtbar ist.

Die breiten Flächen der Scheiben sind nicht flach, sondern concav, als ob sie eins gegen das andere gepresst wären.
Daher ist das Körperchen in der Mitte dünner als an den
Rändern, und wenn man es unter dem Mikroskop in durchfallendem Licht betrachtet, so sieht es in der Mitte hell und
an den Rändern dunkler aus, oder in der Mitte dunkel und
an den Rändern hell, je nach den Umständen, unter denen

das Licht einfällt. Andererseits, wenn die Scheiben rollen
und so zu stehen kommen, dass sie dem Auge irhe Ränder
darbieten, sehen sie aus wie Stäbchen. Alle diese Verschiedenheiten des Aussehens, kann man sich dadurch verständlich
machen, dass man ein rundes Plätzchen oder einen Zwie-
back, Körper die in der Form den rothen Körperchen gleich
sind, auf verschiedene Art vor dem Auge hin und herbewegt.

Die rothen Körperchen sind sehr weiche, biegsame und
elastische Körper, so dass sie leicht durch Oeffnungen und
Gänge, die enger sind als ihre eigenen Durchmesser, schlüpfen können nachher aber gleich wieder ihre gewöhnliche
Form annehmen. Sie enthalten eine rothe gefärbte Masse,
Haemoglobin oder Blutfarbstoff genannt. Durch ein
geeignetes Verfahren kann man diese zerlegen in eine eiweissartige Masse, welche Globulin, und einen eigenthümlichen
Farbstoff, welcher Haematin genannt wird.

Die Form der Blutkörperchen ist veränderlich, je nachdem
man die Dichtigkeit der Blutflüssigkeit verändert. So z. B.
wenn dieselbe durch Auflösung von Salzen oder Zucker
dichter gemacht wird, so wird Wasser aus den Bestandtheilen des Körperchens zu der dichteren Blutflüssigkeit über-
geleitet, und das Körperchen wird noch flacher als es schon
ist. Anderseits wenn die Blutflüssigkeit mit Wasser verdünnt
wird, so dringt letzteres auch in die Bestandtheile des Körperchens und verdünnt diese, so dass die Körperchen auf-
schwellen und sogar kugelförmig werden; und wenn man
abwechselnd schwache und starke Lösungen der Blutflüssigkeit hinzufügt, so werden die Körperchen dadurch abwechselnd kugelförmig und scheibenförmig. Wenn man die
Körperchen der Einwirkung von Kohlensäuregas aussetzt,
scheinen sie anzuschwellen; Sauerstoffgas im Gegentheil
scheint sie zusammenschrumpfen zu lassen.

[Aus diesen Thatsachen hat man schliesen wollen, dass
die Blutkörperchen aus einer festen Hülle und einem flüssigen
Inhalt bestehen. Doch ist es viel wahrscheinlicher, dass sie
aus einer weichen, sehr elastischen Masse bestehen, welche
mit dem Farbstoff verbunden, gleichsam echt gefärbt ist.]

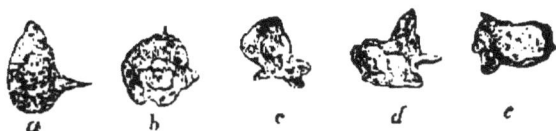

Fig. 17.

Verschiedene Formen eines und desselben farblosen Blutkörperchens aus Menschenblut. Vergrösserung etwa 600.
Der Zeitabstand zwischen den Formen *a*, *b*, *c*, *d* war 1 Minute, zwischen *d* und *e* 2 Minuten, so dass die ganze Reihe von Veränderungen von *a* bis *e* in 5 Minuten durchlaufen wurde.

5. Die farblosen Körperchen sind grösser als die rothen Körperchen, ihr Durchmesser beträgt im Mittel, $1/2500$ Zoll. Ausserdem kann man sie mit einem Blick von den rothen durch die ausserordentliche Unregelmässigkeit ihrer Form unterscheiden und durch ihr Streben, an der Glasplatte festzuhaften, während die rothen Körperchen umherschwimmen und frei eins über das andere rollen.

Eine noch bemerkenswerthere Eigenschaft der farblosen Körperchen als die Unregelmässigkeit ihrer Gestalt ist die fortwährende Veränderung ihrer Form, welche sie darbieten. Die Form eines rothen Körperchens wird nur durch Einflüsse von Aussen verändert wie z. B. durch Druck oder dergleichen; diejenige des farblosen Körperchens unterliegt einer fortwährenden Veränderung als Folge von Vorgängen, die sich in seiner eigenen Masse begeben. Um diese Veränderungen genau zu sehen, gebraucht man ein Mikroskop, das 5 bis 600 Mal vergrössert; und selbst dann ist bei der Langsamkeit, mit der die Veränderungen erfolgen, die beste Art, sie festzustellen, die, dass man eine Zeichnung von einem gegebenen farblosen Körperchen in Zwischenräumen von einer bis 2 Minuten macht. So ist verfahren worden mit dem Körperchen, welches in Fig. 17 dargestellt ist; *a* zeigt die Form des Körperchens, als es zuerst betrachtet wurde; *b* ist eine Minute später; *c* diejenige am Ende der zweiten Minute, *d* diejenige am Ende der dritten und *e* diejenige am Ende der fünften Minute.

Sorgfältige Beobachtungen eines farblosen Körperchens zeigt in der That, dass jeder Theil seiner Oberfläche fortwährend sich verändert — entweder durch eigenthätige Zusammenziehung oder durch die Zusammenziehung anderer Theile ausgedehnt. Ein solches Körperchen zeigt die Fähigkeit der Zusammenziehbarkeit in ihrer niedrigsten und ursprünglichsten Form.

6. So lang als sie so thätig und lebendig sind, kann man keine genaue Kenntniss über den Bau der farblosen Körperchen erhalten. Wenn man das Blut mit Wasser oder noch besser mit Wasser, das schwach mit Essigsäure angesäuert ist, verdünnt, so werden die Körperchen getödtet und dehnen sich aus, so dass sie ihre wahre Natur zeigen. Man sieht dann, dass sie aus einer elastischen, festweichen Masse bestehen, die entweder klar oder körnig ist, und ausserdem einen kugeligen, blasenähnlichen Körper enthalten, welcher Nucleus oder Kern genannt wird (Fig 16 *B, a*). Es kommt zuweilen, aber sehr selten vor, dass der Kern eine rothe Färbung hat.

Das farblose Körperchen mit seinem Kern gehört in die Klasse der sogenannten kernhaltigen Zellen. Man wird bemerken, dass es frei in der Blutflüssigkeit lebt und eine selbständige Fähigkeit, sich zusammenzuziehen besitzt. In der That, mit Ausnahme seiner Abhängigkeit von der Blutflüssigkeit in Bezug auf seine Lebensbedingungen, kann man es jenen einfachen Organismen vergleichen, welche man in stehendem Wasser findet, und welche Amoeben genannt werden.

7. Dass die rothen Körperchen auf die eine oder andere Art von den farblosen Körperchen herstammen, kann man als gewiss ansehen; aber den Vorgang dieser Umwandlung hat man noch nicht mit voller Gewissheit nachweisen können. Man hat jedoch viele Gründe anzunehmen, dass das rothe Körperchen einfach der etwas vergrösserte Kern des farblosen Körperchens ist, welcher seitlich etwas flachgedrückt, durch die in seinem Innern entwickelte röthliche Flüssigkeit verändert und freigeworden dadurch, dass er den Sack

oder die Wand des farblosen Körperchens gesprengt hat. Das rothe Körperchen ist, mit andern Worten, ein freier Kern.

Der Ursprung der farblosen Körperchen selbst ist nicht mit Gewissheit bestimmt; aber es ist höchst wahrscheinlich, dass sie wesentliche Bestandtheile gewisser Theile der festen Masse des Körpers sind, welche losgelöst und in das Blut übergeführt wurden, und dass dieser Vorgang sich hauptsächlich in den sogenannten Drüsen ohne Ausführungsgang (Vorl. V. § 27.) vollzieht, von welchen diese abgelösten Zellen als Lymphkörperchen mittelbar oder unmittelbar in das Blut übergehen.

Die folgenden Thatsachen sind wichtig in Bezug auf das Verhältniss der verschiedenen Arten von Körperchen zu einander.

a) Die wirbellosen Thiere,* welche überhaupt wirkliche Blutkörperchen haben, besitzen nur solche, welche den farblosen Körperchen des Menschen gleichen.

b) Das niedrigste Wirbelthier, das Lancettfischchen (*Amphioxus*) hat nur farblose Blutkörperchen, und die ganz jungen Embryonen** aller Wirbelthiere haben nur farblose, kernhaltige Körperchen.

c) Alle Wirbelthiere, deren Junge aus Eiern ausschlüpfen*** haben zweierlei Arten von Körperchen — farblose wie jene des Menschen, und grosse rothe Körperchen, welche gewöhnlich oval sind und ausserdem sich von jenen des Menschen dadurch unterscheiden, dass sie einen Kern haben. In der That sind es nur vergrösserte und gefärbte farblose Körperchen.

d) Alle Thiere, die ihre Jungen säugen (also die Säugethiere) haben, wie der Mensch, zwei Arten von Körperchen: farblose und kleine gefärbte Körperchen — die letzten sind

---

*Wirbellose Thiere sind Thiere, die keine Wirbelsäule haben: wie Insecten, Schnecken, Seeanemonen etc. Wirbelthiere sind die Fische, Amphibien, Reptilien, Vögel und Säugethiere.
** Ein Embryo ist das im Anfange der Entwickelung befindliche ungeborene Junge irgend eines Geschöpfes.
*** Dieses sind die Fische, Amphibien, Reptilien und Vögel.

immer abgeflacht und enthalten keinen Kern. Sie sind
gewöhnlich kreisrund und nur in der Familie der Kameele
sind sie elliptisch. Und es ist bemerkenswerth, dass bei diesen
Thieren die Kerne der farblosen Körperchen elliptisch sind.

c) Die farblosen Körperchen unterscheiden sich bei den
Wirbelthieren weit weniger in Form und Grösse von einander als die gefärbten. Die letzteren sind am kleinsten bei
dem kleinen Moschus- oder Bisamthier, in welchem sie ungefähr nur $^1/_4$ so gross sind als beim Menschen. Andererseits
sind die rothen Körperchen am grössten bei den Amphibien (Fröschen und Salamändern), wo sie bei manchen
Thieren zehnmal grösser sind als beim Menschen.

8. Wenn das Blut abstirbt, unterliegen seine verschiedenen Bestandtheile, die wir bis jetzt beschrieben haben,
bemerkenswerthen Veränderungen.

Die farblosen Körperchen verlieren ihre Zusammenziehbarkeit, erleiden aber im Uebrigen nur eine geringe Veränderung. Sie neigen weder dazu, untereinander noch mit
den rothen Körperchen zusammen zu kleben, sondern hängen
sich an das Glasplättchen, auf welches sie gelegt sind.

Ganz anders ist es mit den rothen Blutkörperchen,
die zuerst, wie schon gesagt, umherschwimmen und rollen
und sich ganz frei eins über das andere schieben. Nach
kurzer Zeit (deren Länge bei verschiedenen Personen wechselt, aber gewöhnlich zwei bis drei Minuten währt) sieht man
sie klebrig werden und eine Neigung zusammenzukleben,
erhalten; und diese Neigung wird immer stärker, bis zuletzt
die allermeisten von ihnen mit ihren breiten Flächen
zusammenkleben, so dass sie lange Reihen bilden, welche
Geldrollen ähnlich sehen. Dadurch, dass das Ende einer
Rolle an die Seitenfläche einer andern anklebt, entsteht ein
Netzwerk mit mehr oder weniger grossen Maschen.

Die Körperchen bleiben so für eine gewisse Zeitdauer
aneinanderhängend, trennen sich aber gelegentlich und
schwimmen wieder frei umher. Wenn man etwas Wasser
oder verdünnte Säuren oder eine Salzlösung hinzufügt, dann
brechen die Rollen sogleich auseinander. Von diesem Zusammenkleben der Körperchen zu netzartigen Formen kommt

der Wechsel in dem Aussehen einer mit der Lupe beob-
achteten dünnen Blutschicht, von welchem oben die Rede
war. So lange die Körperchen gesondert sind, erscheint die
Masse wie feiner Sand; aber wenn sie zusammenkleben,
sieht die Schicht ungleichmässig und gefleckt aus.

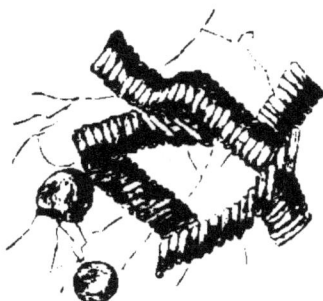

Fig. 18.

**Rothe Blutkörperchen des Menschen, geldrollenartig ange-
ordnet.** Vergrösserung 600 mal. Man sieht neben den Geldrollen ein freies
rothes und ein farbloses Körperchen und das Plasma im Gesichtsfeld ist von
feinen Fäden von Fibrin durchzogen.

Die rothen Körperchen laufen selten oder nie alle in
Rollen zusammen, einige bleiben immer frei zwischen den
Maschen des Netzes.

Wenn sie mit der Luft in Berührung kommen, oder
einem Druck ausgesetzt sind, bedecken sich viele der rothen
Körperchen mit kleinen Knötchen, so dass sie wie winzig
kleine Maulbeeren aussehen — eine Erscheinung, die
fälschlicherweise für ein Zerfallen oder eine freiwillige
Theilung der Körperchen gehalten worden ist. (Fig. 16. *A. b.*)

9. Aber die rothen Körperchen erleiden gelegentlich
eine noch wichtigere Veränderung. Die eigenthümlich rothe
Substanz, die die Hauptmasse ihrer Bestandtheile ausmacht
und welche Blutfarbstoff genannt wird oder Haemoglobin (wegen seiner leichten Zerlegbarkeit in den eiweissartigen
Körper Globulin und den Farbstoff Haematin s. § 6) sondert sich unter gewissen Umständen in krystallinischer Form

ab. Beim Menschen haben diese Krystalle die Form von Prismen; in andern Thieren nehmen sie andere Formen an. Man
kann die Krystallabscheidung beschleunigen, wenn man
das Blut der Einwirkung von Sauerstoff, Kohlensäure und
Sonnenlicht aussetzt, so dass die einfachste Art, diese Blut-
krystalle zu sehen, die ist, dass man einen Tropfen Blut der
Luft aussetzt, ihn dann mit Wasser befeuchtet und einige
Mal über ihn hinbläst, um ihn dadurch mit Kohlensäure zu
versehen. Die Farbe des Tropfens wird heller, wenn sich
die Krystalle in ihm bilden.

10. Zehn oder funfzehn Minuten, nachdem das Blut aus
den Gefässen entzogen ist, sieht die Blutflüssigkeit nicht mehr
klar aus. Sie zeigt dann eine grosse Menge ausserordentlich
feiner Fasern einer Substanz, welche Faserstoff oder Fibrin genannt wird, welche von der Blutflüssigkeit abgeschieden
wurden und dieselbe in allen Richtungen durchschneiden,
indem sie sich untereinander und mit den Körperchen verbinden und das Ganze zu einer halbfesten Masse vereinigen.
Dieses Absetzen von Fibrin ist die Ursache des scheinbaren
Festwerdens oder Gerinnens des Bluttropfens auf dem
zweiten unserer oben erwähnten Glasplättchen, aber die Gerinnung, welche von sehr grosser Wichtigkeit ist, kann nicht
richtig begriffen werden, wenn wir nicht zuvor das Verhalten
des Blutes in grösserer Menge, als ein Tropfen aufweist, beobachtet haben.

11. Wenn bei dem gewöhnlichen Vorgang einer Ader-
öffnung mit einer Lancette, eine Menge Blut in eine Schüssel
gesammelt wird, so ist dasselbe zuerst vollkommen flüssig;
aber nach einer Viertelstunde und manchmal schon nach der
Hälfte dieser Zeit, trennt es sich in zwei sehr verschiedene
Bestandtheile, — der eine ist eine klare gelbliche Flüssigkeit,
der andere eine rothe, halbfeste Masse, welche in der Flüssigkeit liegt und deren Oberfläche blasser in der Farbe und
fester ist als ihre unteren Theile.

Die Flüssigkeit wird das Serum genannt die halbfeste
Masse Blutkuchen oder Crassamentum. Nun sieht man
deutlich, dass der Blutkuchen die Blutkörperchen enthält,
die durch irgend eine andere Substanz zusammengehalten

werden; und man wird finden, dass diese letzteren, wenn man einen kleinen Theil des Blutkuchens mikroskopisch untersucht, jene faserig erscheinende Masse, das Fibrin ist, welches man sich hat bilden sehen in der dünnen Blutschicht. Also ist der Blutkuchen gleich den Körperchen sammt dem Fibrin der Blutflüssigkeit; während das Serum die Blutflüssigkeit nach Abzug der in ihr enthaltenen fibrinösen Bestandtheile ist.

12. Die Blutkörperchen sind etwas schwerer als die Blutflüssigkeit und sinken daher, nachdem das Blut entzogen ist, sehr langsam auf den Grund. Daher enthält der obere Theil des Blutkuchens weniger Körperchen und ist heller gefärbt als der untere Theil, weil in der obern Schicht der Blutflüssigkeit weniger Körperchen zurückgeblieben sind, welche das Fibrin hätte einschliessen können, als es sich absetzte. Es giebt einige Zustände des Blutes, in welchen die Körperchen weit schneller und zu dichteren Massen zusammenkleben als gewöhnlich. Dadurch bewältigen sie schneller den Widerstand, den die Blutflüssigkeit ihrem Fallen entgegensetzt, gerade so wie Federn, die aneinander stecken, schneller durch die Luft fallen, als wenn eine jede einzeln wäre. Wenn dies der Fall ist, so ist die obere Lage der Blutflüssigkeit schon ganz frei von Blutkörperchen, noch ehe sich das Fibrin gebildet hat; und in Folge davon ist die oberste Lage des Blutkuchens fast weiss, und erhält dann den Namen Speckhaut.

Nachdem sich der Blutkuchen gebildet hat, schrumpft das Fibrin ein und presst viel von dem Serum, das in seinen Maschen enthalten ist, aus, und unter sonst gleichen Umständen zieht es sich um so mehr zusammen, je weniger Körperchen sich in ihm finden. Wenn sich eine Speckhaut gebildet hat, zieht sich diese daher gewöhnlich so stark zusammen, dass der Blutkuchen in Folge dessen an seiner oberen Fläche die Form einer Untertasse annimmt.

Die Speckhaut ist also Fibrin, welches auf natürliche Art von den rothen Körperchen getrennt ist; dieselbe Trennung kann man künstlich herbeiführen, wenn man das Blut, gleich nachdem es aus der Ader entzogen ist, mit Ruthen peitscht,

bis seine Gerinnung vollendet ist. Unter diesen Umständen
setzt sich das Fibrin an den Ruthen an und es bleibt eine
rothe Flüssigkeit zurück, die aus dem Serum sammt den
rothen Körperchen besteht und auch noch viele farblose
Körperchen enthält.

13. Die Gerinnung des Blutes wird beschleunigt, verzögert oder zeitweise verhindert durch verschiedene Umstände.

a) Temperatur. — Eine hohe Temperatur beschleunigt
die Gerinnung des Blutes, eine niedrige Temperatur verzögert sie sehr; und einige Beobachter haben festgestellt, dass,
wenn das Blut in einer genügend niedrigen Temperatur gehalten wird, es gar nicht gerinnt.

b) Der Zusatz eines löslichen Stoffes zum
Blut. — Viele Salze und besonders Lösungen von Soda und
gewöhnlichem Kochsalz verhindern, in gehöriger Menge im
Blut aufgelöst, seine Gerinnung; aber die Gerinnung erfolgt,
wenn man wieder Wasser hinzufügt, so dass dadurch die
Salzlösung verdünnt wird.

c) Berührung mit lebendem oder nicht lebendem Stoff. — Berührung mit nicht lebendem Stoff beschleunigt die Gerinnung. Daher gerinnt das Blut, welches in eine
Schüssel gelassen wird, zuerst da, wo es mit den Wänden der
Schüssel in Berührung kommt; und ein Draht, in eine lebende
Vene gesteckt, bedeckt sich mit Fibrin, trotzdem vollkommen
flüssiges Blut ihn umgiebt.

Andererseits verzögert oder verhindert unmittelbare Berührung mit lebendigem Stoff die Gerinnung des Blutes. So
bleibt Blut sehr lange Zeit flüssig in einem Stück Vene, welches an beiden Enden zugebunden ist.

Das Herz einer Schildkröte bleibt für längere Zeit
(mehrere Stunden und selbst Tage) lebendig, nachdem es
aus dem Körper herausgenommen worden ist; und so lange
es lebendig bleibt, wird auch das in ihm enthaltene Blut
nicht gerinnen, trotzdem ein Theil desselben Blutes, wenn es
aus dem Herzen herausgenommen ist, nach wenigen Minuten
gerinnen würde.

Blut, das aus dem Körper einer Schildkröte entnommen
ist und für einige Zeit durch Kälte am Gerinnen verhindert

wurde, kann man in das herausgenommene aber noch lebende Herz giessen, und es wird dann nicht gerinnen.

Frisch abgesetztes Fibrin wirkt ähnlich wie lebender Stoff, indem gerinnbares Blut für längere Zeit in Röhren, die mit solchem Fibrin ausgekleidet sind, flüssig bleibt.

14. Die Gerinnung des Blutes ist durchaus nur ein physikalisch-chemischer Vorgang, der abhängig ist von den Eigenschaften gewisser Bestandtheile der Blutflüssigkeit, ganz abgesehen von den Lebenseigenschaften dieser Flüssigkeit. Dies wird durch die Thatsache bewiesen, dass wenn Blutflüssigkeit durch Kälte am Gerinnen verhindert und sehr verdünnt wird, und man dann einen Strom Kohlensäure hindurchgehen lässt, sich eine weisse pulverartige Substanz niederschlägt. Wenn diese weisse Substanz in einer schwachen Lösung von gewöhnlichem Kochsalz oder in einer sehr schwachen Pottasche- oder Sodalösung aufgelöst wird, so gerinnt sie nach einer Weile und setzt einen Blutkuchen von wahrem reinem Fibrin ab. Es würde unsinnig sein, wenn man annähme, dass eine Substanz, die aus ihrer Lösung niedergeschlagen und von Neuem aufgelöst wurde, noch lebendig geblieben wäre.

Man hat Gründe anzunehmen, dass diese weisse Substanz aus zwei Bestandtheilen von sehr ähnlicher Zusammensetzung besteht, die in lebendem Blute getrennt vorhanden sind, und deren Vereinigung die Ursache des Gerinnungsvorganges ist. Diese Gründe mögen kurz folgendermassen festgestellt werden: der Herzbeutel und andere seröse Höhlungen des Körpers enthalten eine klare Flüssigkeit, welche aus den Blutgefässen ausgeschwitzt worden ist und welche dieselben Elemente wie das Blut enthält, ohne die Blutkörperchen. Diese Flüssigkeit gerinnt manchmal freiwillig wie die Blutflüssigkeit, aber sehr oft zeigt sie keine Neigung zum freiwilligen Gerinnen. Wenn dies der Fall ist, so kann man sie dennoch gerinnen und einen wahren fibrinhaltigen Kuchen absetzen machen, wenn man ihr ein wenig Blutserum hinzufügt.

Wenn ferner Blutserum mit Wasser sehr verdünnt worden ist und man lässt einen Strom Kohlensäuregas hindurch-

streichen, so wird eine weisse, pulverartige Substanz niedergeschlagen. Löst man diese in verdünnten Salz- oder sehr
verdünnten Alkalilösungen von Neuem auf und setzt sie zu
dem Herzbeutelwasser hinzu, so wird sie einen ebensolchen
Blutkuchen erzeugen, wie er mit dem ursprünglichen Serum
gewonnen wird.

Diese weisse Substanz wird Globulin genannt. Es ist
nicht nur im Serum vorhanden, sondern auch, obgleich in
kleinern Mengen, im Bindegewebe, in der Hornhaut, in den
Flüssigkeiten des Auges und in andern Flüssigkeiten des
Körpers.

Es besitzt dieselben allgemeinen chemischen Eigenschaften wie der Eiweissstoff, der in so grosser Menge in die Zusammensetzung der rothen Körperchen eingeht und deshalb
auch denselben Namen, Globulin, führt (§ 4). Aber wenn
es mit chemischen Reagentien behandelt wird, selbst mit solchen, die keinen merklichen Einfluss auf seine chemische
Zusammensetzung ausüben, verliert es sehr schnell seine
eigenthümliche Kraft, seröse Flüssigkeiten gerinnen zu
machen. So z. B. wird diese Kraft durch einen Ueberschuss
eines Alkalis oder durch die Gegenwart von Säuren zerstört.

Trotzdem man ferner alle Ursache hat, anzunehmen, dass
das fibrino-plastische oder fibrinbildende Globulin (wie
es genannt worden ist), welches im Serum vorhanden ist,
wirklich von den rothen Körperchen stammt, so kann dennoch das Globulin, welches mittelst starker Reagentien in
grossen Mengen aus diesen Körpern gewonnen worden ist,
das Gerinnen in dem Herzbeutelwasser oder andern serösen
Flüssigkeiten nicht bewirken.

Trotzdem das Globulin so veränderlich ist, wenn es aufgelöst ist, so kann man es bei niedriger Temperatur trocknen
und in Form von Pulver mehrere Monate aufbewahren,
ohne dass es seine Kraft, Gerinnung zu bewirken, verliert.

Also Globulin, unter geeigneten Umständen zu serö-
ser Flüssigkeit hinzugefügt, macht die Flüssigkeit gerinnen,
indem es die Entwicklung von Fibrin in derselben verursacht.

Dies geschieht durch seine Wechselwirkung mit einer
Substanz, welche in der serösen Flüssigkeit enthalten ist,

welche aus derselben dargestellt werden kann und welche
dieselbe Rolle der Globulinlösung gegenüber spielt wie das
Globulin dieser Substanz gegenüber. Diese Substanz ist
fibrinogene oder fibrinwerdende Substanz genannt
worden. Sie sieht dem Globulin sehr ähnlich und kann
durch Kohlensäure aus serösen Flüssigkeiten niedergeschlagen werden, gerade so wie Globulin aus dem Blutserum
niedergeschlagen wird. Wenn sie wieder in einer alkalischen
Lösung aufgelöst und irgend einer Flüssigkeit, welche Globulin enthält, hinzugefügt wird, so bewirkt sie Gerinnung
dieser Flüssigkeit und verursacht die Entwickelung eines
Fibrinkuchens in ihr. In Uebereinstimmung mit dem, was
eben behauptet worden ist, kann man erum von vollständig
geronnenem Blute in einem Gefäss und Herzbeutelflüssigkeit
in einem anderen Gefäss unbestimmte Zeit halten, ohne dass
Gerinnung einer der beiden Flüssigkeiten erfolgt. Aber
wenn man nur dafür sorgt, dass keine Zersetzung eintritt,
so wird Gerinnung erfolgen, sobald man die beiden Flüssigkeiten zusammenmischt.

So scheint es also klar zu sein, dass die eigentliche
Ursache der Gerinnung des Blutes und die Fibrinbildung
auf der Wechselwirkung zweier Substanzen (oder zweierlei
Arten derselben Substanz) beruht, des Globulins und der
fibrinogenen Substanz; das erstere kommt im Blutserum
und in einigen Geweben des Körpers vor; während man das
letztere bis jetzt nur in der Flüssigkeit des Blutes, der Lymphe und des Milchsaftes und in Flüssigkeiten kennt, welche
von diesen herstammen.

15. Der Spruch „Blut ist dicker als Wasser" ist wört-
lich wahr, denn das Blut ist nicht nur „verdickt" durch die
Blutkörperchen, von denen man ausgerechnet hat, dass nicht
weniger als 70,000,000,000 (achtzig Mal mehr als die
menschliche Bevölkerung des Erdballs zählt) in einem
Kubikzoll enthalten sind, sondern es wird auch noch zähe
durch die festen Substanzen, die in der Blutflüssigkeit aufgelöst sind. Das Blut wird dadurch schwerer als das Wasser,
sein specifisches Gewicht beträgt ungefähr 1,055. In anderen

Worten, zwanzig Kubikzoll Blut haben ungefähr das gleiche Gewicht wie einundzwanzig Kubikzoll Wasser.

Die Körperchen sind schwerer als die Blutflüssigkeit, und ihr Rauminhalt ist gewöhnlich etwas geringer als derjenige der Blutflüssigkeit. Von farblosen Körperchen kommen gewöhnlich nicht mehr als drei oder vier auf je Tausend der rothen Körperchen; aber die Zahl wechselt sehr, indem sie sich, kurz nachdem Nahrung eingenommen ist, vergrössert und in den Zwischenzeiten zwischen den Mahlzeiten wieder kleiner wird.

Das Blut ist warm, seine Temperatur beträgt ungefähr 38° bis 40° C.

16. Chemisch betrachtet ist das Blut eine alkalische Flüssigkeit, die aus Wasser, aus festen und gasigen Stoffen besteht. Die Verhältnisse dieser verschiedenen Bestandtheile wechseln nach Alter, Geschlecht und zufälligen Umständen, aber die folgende Aufstellung giebt die Durchschnittszahlen ziemlich genau an:

In je 100 Theilen Blut, sind 79 Theile Wasser und 21 Theile feste Bestandtheile; in andern Worten, das Wasser und die festen Bestandtheile des Blutes stehen zu einander ungefähr in gleichem Verhältniss, wie der Stickstoff und der Sauerstoff der Luft. Oberflächlich ausgedrückt kann man sagen, ein Viertel des Blutes ist feste, trockene Masse und drei Viertel Wasser. Von den 21 Theilen trockener Bestandtheile gehören 12 ($4,7$) den Körperchen an. Von den übrigen 9 sind ungefähr zwei Drittel (6,7 Thl. $= ^2/_7$) Albumin (eine Substanz, welche dem Eiweiss der Eier sehr ähnlich ist und wie dieses in der Hitze gerinnt) und ein Drittel ($= ^1/_7$ der ganzen festen Masse) besteht aus einer Mischung von Salzen, Fetten und zuckerartigen Stoffen, verschiedenen Produkten der Zersetzung des Körpers und aus Fibrin. Die Menge des letzten Bestandtheils ist sehr klein im Verhältniss zu der wichtigen Rolle, die er beim Gerinnungsprocess spielt. Gesundes Blut setzt in der That bei der Gerinnung nicht mehr als 2—4 Theile Fibrin auf tausend Gewichtstheile ab.

Die Gesammtmenge der gasigen Bestandtheile des Blutes beträgt etwas weniger als die Hälfte des Rauminhalts des

Blutes; d. h. 100 Kubikzoll Blut enthalten etwas weniger als 50 Kubikzoll Gase. Diese gasigen Bestandtheile sind Kohlensäure, Sauerstoff und Stickstoff; oder in andern Worten, dieselben Gase wie jene, welche in der Atmosphäre sind, aber in ganz verschiedenen Verhältnissen; denn während die Luft fast drei Viertel Stickstoff, ein Viertel Sauerstoff und nur eine Spur Kohlensäure enthält, ist die mittlere Zusammensetzung der Blutgase fast zwei Drittel Kohlensäure, etwas weniger als ein Drittel Sauerstoff und nicht ganz ein Zehntel Stickstoff.

Es ist wichtig zu bemerken, dass das Blut weit mehr Sauerstoffgas enthält, als reines Wasser bei derselben Temperatur und unter demselben Druck gelöst enthalten könnte.

[Alle Flüssigkeiten haben die Fähigkeit, Gase aufzulösen oder zu absorbiren. Die Menge der so aufgenommenen Gase hängt ab von der Natur der Flüssigkeiten und der Gase, von der Temperatur und dem Druck, unter welchem die Gase stehen. Mit zunehmender Temperatur wird nämlich die Fähigkeit der Flüssigkeiten, Gase zu absorbiren, sehr verringert. Deswegen sieht man z. B. beim Erwärmen von Brunnenwasser die in ihm absorbirten Gase entweichen. Mit steigendem Druck nimmt die Menge der absorbirten Gase zu, und zwar nach dem sogenannten Henry-Dalton'schen Gesetz in geradem Verhältniss zum Druck. Da nun beim Blute dieses Gesetz nicht gilt, sondern die aufgenommene Sauerstoffmenge sehr gross und von Temperatur und Druck fast vollkommen unabhängig ist, so erscheint der Schluss gerechtfertigt, dass der Blutsauerstoff nicht einfach absorbirt ist, sondern durch eine Art chemischer Anziehung festgehalten wird.]

Diese Kraft, den Sauerstoff festzuhalten, scheint fast nur von den Blutkörperchen abzuhängen, erstens weil Serum allein keine grössere Kraft hat, Sauerstoff zu binden, als reines Wasser; und zweitens weil der Blutfarbstoff Sauerstoff sehr schnell aufnimmt. Es ist ferner zu bemerken, dass einige Substanzen, welche fähig sind, sich schnell mit Sauerstoff zu verbinden — wie z. B. Pyrogallussäure — nicht angegriffen werden, wenn sie durch das Blut gehen. Nach alledem

scheint es, dass der Sauerstoff nicht vollkommen frei ist,
sondern in einer Art lockerer Verbindung mit einem
Bestandtheil des Blutes, welcher in den Blutkörperchen enthalten ist.

Die Blutkörperchen unterscheiden sich chemisch vom
Plasma, indem sie einen grossen Theil des Fettes und der
Phosphate, alles Eisen und fast alles Kali des Blutes enthalten, während andererseits das Plasma zum bei weitem
grössten Theile die Chlorverbindungen und das Natron
enthält.

17. Das Blut Erwachsener enthält mehr feste Bestandtheile, als dasjenige von Kindern und das Blut der Männer
mehr als das der Frauen, aber der Unterschied zwischen den
beiden Geschlechtern ist kaum angedeutet bei Personen von
schlaffer oder, wie man es nennt, lymphatischer Constitution.

Fleischnahrung hat zur Folge, die Zahl der rothen Körperchen zu vermehren; pflanzliche Nahrung und Fasten, sie
zu vermindern. Blutverluste haben dieselbe Wirkung in
einem noch grösserem Grade, indem die Menge der rothen
Körperchen verhältnissmässig dadurch viel mehr abnimmt, als
diejenige der andern festen Bestandtheile des Blutes.

18. Die Gesammtmenge des Blutes, welche im Körper
enthalten ist, wechselt zu verschiedenen Zeiten und die
genaue Bestimmung ihrer Grösse ist sehr schwierig. Man
kann es wahrscheinlich im Durchschnitt auf nicht weniger
als ein Zehntel des Körpergewichts schätzen.

19. Die Verrichtung des Bluts besteht darin, allen
Theilen des Körpers Nahrung zuzuführen und die verbrauchten Stoffe aus denselben wegzuführen. Es ist durchaus für die Erhaltung jedes Theiles des Körpers nothwendig,
dass er immer in solcher Beziehung zu einem Blutstrom steht,
dass Stoffe frei aus dem Blute zu ihm und von ihm zum
Blute gelangen können, indem sie durch die Wände der
Gefässe, in welchen das Blut enthalten ist, durchsickern.
Und dieser belebende Einfluss hängt von den Blutkörperchen
ab. Der Beweis für diese Behauptungen liegt in folgenden
Versuchen: — Wenn die Gefässe eines Gliedes von einem
lebenden Thiere in solcher Weise unterbunden werden, dass

dadurch der Blutzufluss zu dem Glied abgeschnitten wird, ohne dass es auf irgend eine andere Art beschädigt wird, so werden sich alle Zeichen des Todes einstellen. Das Glied wird blass und kalt werden, es wird seine Empfindlichkeit verlieren, und die Willensthätigkeit wird nicht länger Macht über dasselbe haben; es wird starr werden und am Ende absterben und zerfallen. Aber selbst wenn die Todtenstarre schon begonnen hat, so kann, wenn das Unterband gelöst und das Blut ungehindert wieder zu dem Glied strömen kann, die Starre wieder schwinden, die Temperatur des Theils steigt, die Empfindlichkeit der Haut kehrt zurück, der Wille gewinnt seine. Kraft über die Muskeln wieder, kurz der Theil kehrt zu seiner normalen Beschaffenheit zurück.

Wenn man, statt das Blut des operirten Thieres einfach wieder fliessen zu lassen, Blut durch Peitschen von seinem Fibringehalt befreit, so dass es aber noch seine Körperchen behält, und man dann solches Blut künstlich durch die Gefässe des unterbundenen Gliedes strömen lässt, so wird es gerade so belebend wirken, wie vollständiges Blut; während andererseits Serum (welches gleich ist gepeitschtem Blut ohne seine Körperchen) diese Wirkung nicht hat.

Es ist nicht nothwendig, dass das Blut, welches auf diese Art künstlich eingeflösst wird, dasjenige des dem Versuche unterworfenen Thieres sei. Menschen und Hunde, die sich bis zum Scheintode verblutet haben, können sogleich und vollständig wiederbelebt werden, indem man ihre Venen mit Blut von andern Menschen oder Hunden füllt, eine Operation, die unter dem Namen Transfusion bekannt ist.

Es ist auch nicht unbedingt für den Erfolg dieser Operation nöthig, dass das zur Transfusion verwendete Blut einem Thiere derselben Gattung angehöre. Das Blut eines Pferdes wird immer einen Esel wieder beleben können, und im Allgemeinen kann man sagen, dass das Blut eines Thieres ohne schädliche Folge durch dasjenige eines andern einer eng verwandten Art ersetzt werden kann; während das Blut eines sehr verschiedenen Thieres mehr oder weniger schädlich sein kann.

20. Die Lymphe, welche in den Lymphgefässen enthalten ist, ist wie das Blut eine alkalische Flüssigkeit, welche
aus Flüssigkeit und Körperchen besteht und welche durch
Ausscheidung von Fibrin aus der Flüssigkeit gerinnt. Die
Lymphe unterscheidet sich vom Blut dadurch, dass sie nur
farblose Körperchen und nur sehr wenig feste Bestandtheile
enthält, welche nur ungefähr 5 Procent ihres Gewichtes betragen. Lymphe kann man in der That ansehen als Blut
ohne dessen rothe Körperchen, welches mit Wasser verdünnt ist und daher weniger dicht als das Blutserum, welches
ungefähr 8 Procent feste Stoffe enthält.

Eine Menge Flüssigkeit ähnlich jener des Blutes, wird
wahrscheinlich täglich aus dem Lymphsystem in das Blut
entleert. Diese Flüssigkeit ist zum grossen Theil reiner
Ueberschuss des Blutes selbst, Blutflüssigkeit, welche aus
den Haargefässen in die Gewebe ausgeschwitzt wurde und
welche nicht wieder aufgenommen worden ist von dem
Venenstrom. Der Rest stammt her von der Aufsaugung von
Milchsaft aus dem Ernährungskanal.

VIERTE VORLESUNG.

Die Athmung.

1. Das Blut, dessen allgemeine Natur und Eigenschaften in der vorhergehenden Vorlesung beschrieben worden sind, ist ein höchst verwickeltes Erzeugniss nicht eines einzigen Organs oder Bestandtheils des Körpers, sondern aller zusammen. Viele seiner Eigenthümlichkeiten sind ohne Zweifel durch seine besonderen und wesentlichen Bestandtheile, die Blutkörperchen, bedingt; aber die allgemeine Beschaffenheit des Blutes wird ausserordentlich durch den Umstand beeinflusst, dass jeder andere Theil des Körpers etwas aus dem Blut weg- und mancherlei ihm zuführt. Man kann das Blut einem Fluss vergleichen, in welchem die Beschaffenheit seiner Bestandtheile in hohem Grade bestimmt wird durch seine Quellen und durch die Thiere, welche in ihm schwimmen; welcher aber ausserdem beeinflusst wird durch das Erdreich, über welches er fliesst, die Wasserpflanzen, die seine Ufer bedecken und durch Zuflüsse aus entfernteren Gegenden, durch Bewässerungswerke, die aus ihm gespeist werden und Abwässerungsröhren, die in ihn münden.

2. Eine der bemerkenswerthesten und wichtigsten Veränderungen im Blut entsteht dadurch, dass es in den meisten Theilen des Körpers durch Haargefässe fliesst, oder in andern Worten, durch Gefässe, deren Wände dünn genug sind, um einen freien Austausch zwischen dem Blut und den Flüssigkeiten, welche die angrenzenden Gewebe durchdringen, zu gestatten. (Vorl. II. § 1.)

So wird man finden, dass das Blut einer Arterie, welche irgend ein Glied versorgt, eine helle, rothe Farbe hat; während Blut, das zu gleicher Zeit aus einer Vene desselben Glieds entzogen wird, eine purpurrothe Färbung hat, die so dunkel ist, dass man es gewöhnlich „schwarzes Blut" nennt. Und da man diesen Gegensatz im Allgemeinen in allen Arterien und Venen findet, (ausgenommen die Lungenarterie und Venen) so nennt man das helle, rothe Blut gewöhnlich „arterielles" und das schwarze Blut „venöses".

Diese Umwandlung des arteriellen Blutes in venöses findet in den meisten Theilen des Körpers, so lange Leben darin besteht, statt. Wenn ein Glied abgeschnitten worden ist und man leitet vermittelst einer Spritze rothes Blut in seine Arterie, so wird aus den Venen schwarzes Blut kommen, so lange das Glied noch Zeichen von bestehendem Leben aufweist, wenn aber diese verschwinden, wird das Blut nicht mehr verändert.

3. Wenn man Proben von arteriellem und venösem Blut einer chemischen Prüfung unterwirft, so findet man die Unterschiede im Gehalt an festen und flüssigen Bestandtheilen sehr gering und schwankend. Als eine Regel kann gelten, dass im arteriellen Blut etwas mehr Wasser und etwas mehr Fette enthalten sind. Aber die gasigen Bestandtheile der beiden Blutarten unterscheiden sich sehr in dem Verhältniss zwischen ihrem Kohlensäuregas und Sauerstoffgas; im venösen Blut ist weniger Sauerstoffgas und mehr Kohlensäuregas enthalten als im arteriellen.

Auch kann man es experimentell beweisen, dass dieser Unterschied in ihren gasigen Bestandtheilen der einzige wichtige Unterschied zwischen venösem und arteriellem Blut ist. Denn wenn arterielles Blut mit Kohlensäure geschüttelt wird, so dass es vollständig mit diesem Gas gesättigt ist, dann verliert es Sauerstoff, wird reicher an Kohlensäure und nimmt die Farbe und Eigenschaften des venösen Blutes an; während venöses Blut, wenn es auf gleiche Weise mit Sauerstoff behandelt wird, reicher an Sauerstoff wird, Kohlensäure verliert, und die Farbe und Eigenschaften des arteriellen Blutes annimmt.

Dasselbe Ergebniss, nur langsamer, wird erlangt, wenn man das Blut, in dem einen oder anderen Falle in einer Blase auffängt und diese dann in Kohlensäure oder Sauerstoffgas legt; die dünne feuchte thierische Membran erlaubt der Veränderung langsam Platz zu greifen und stellt dem Durchtritt des Gases kein unüberwindliches Hinderniss entgegen.

4. Die physikalisch-chemischen Vorgänge, welche der Ersatz der Kohlensäure durch Sauerstoff in sich schliesst, wenn venöses in arterielles Blut verwandelt wird, oder umgekehrt der Ersatz von Sauerstoff durch Kohlensäure in den vorher erwähnten Fällen, sind noch nicht vollständig erkannt und sind sicherlich sehr verwickelt.

Es ist bekannt: a) dass Gase, welche in einem gegebenen Verhältniss mechanisch von einer Flüssigkeit festgehalten werden, dahin neigen, sich irgend einer Atmosphäre, der sie ausgesetzt sind, beizumischen, bis sie in dieser Atmosphäre in entsprechendem Verhältniss enthalten sind; und b) dass Gase, welche durch eine trockene poröse Scheidewand von einander getrennt oder auch einfach in Berührung mit einander sind, sich mit einer Schnelligkeit vermischen, die im umgekehrten Verhältniss zu den Quadratwurzeln ihrer Dichtigkeiten steht. Die Kenntniss dieser physikalischen Grundsätze giebt uns eine ungefähre Vorstellung, wie zwischen den im Blut enthaltenen Gasen und denen der Luft ein Austausch stattfindet, mag nun das Blut denselben offen ausgesetzt oder in einer Haut eingeschlossen sein.

Aber die Anwendung dieser Grundsätze ergiebt nicht mehr als diese oberflächliche Einsicht. Denn erstens werden die Gase des Blutes nicht in einer nur mechanischen Weise von demselben festgehalten; der Sauerstoff scheint vielmehr chemisch verbunden zu sein mit den rothen Körperchen (Vorl. III. § 16); und man hat Ursache anzunehmen, dass ein grosser Theil wenigstens der Kohlensäure, in einer ähnlichen festeren chemischen Verbindung sich befindet mit gewissen salzigen Bestandtheilen des Serums. Und zweitens,

' HUXLEY, Physiol. Vorlesungen.   6

wenn Arterialisirung durch die Wände einer Blase oder
irgend einer andern dünnen thierischen Haut hindurch stattfindet, so wird die Sache noch verwickelter durch den Umstand, dass die Flüssigkeiten Kohlensäure in viel höherem
Grade aufnehmen als Sauerstoff; daher hat die feuchte Blase
einen ganz anderen Einfluss auf die Aufnahme der Kohlensäure, als auf die des Sauerstoffs. Wenn man eine feuchte
Blase, die zum Theil mit Sauerstoff gefüllt ist, in Kohlensäure hängt, so wird sie schnell ausgedehnt in Folge davon,
dass Kohlensäuregas schneller in die Blase eindringt, als der
Sauerstoff herausgeht.

5. Auch die Ursache des Farbenwechsels im Blut, —
seines Dunkelwerdens, wenn es Kohlensäure ausgesetzt wird,
und seines Hellerwerdens unter dem Einfluss von Sauerstoff — kann nicht vollständig erklärt werden. Man hat
jedoch Ursache anzunehmen, dass die rothen Körperchen
durch den Sauerstoff etwas flacher werden, während sie sich
unter dem Einfluss von Kohlensäure ausdehnen (Vorl. III. § 4).
Unter den ersten Umständen werfen sie wahrscheinlich das
Licht besser zurück, so dass sie dadurch dem Blut eine hel-
lere Färbung verleihen; während sie unter letzteren Umständen weniger Licht reflectiren und dadurch das Blut
dunkler und trüber erscheinen lassen.

Das ist jedoch nicht alles; denn Lösungen von Blutfarbstoff oder Butkrystallen (Vorl. III. § 9), selbst wenn sie ganz
frei von Blutkörperchen sind, wechseln die Farbe aus Hellroth in Purpur, je nachdem sie an Sauerstoff reicher oder ärmer
werden. Wir haben schon einmal darauf hingewiesen (Vorl.
III. § 16.), dass der Sauerstoff im Blut sich sehr wahrscheinlich in einer lockern chemischen Verbindung mit dem Blutfarbstoff befindet. Und ferner ist es ganz deutlich zu zeigen,
dass eine Lösung von Blutfarbstoff in dieser lockern Verbindung mit Sauerstoff eine hellrothe Farbe hat, während eine
Lösung Blutfarbstoff ohne Sauerstoff eine dunkelrothe Färbung
hat. Daher wird arterielles Blut, in welchem der Blutfarbstoff
reichlich mit Sauerstoff versehen ist, natürlich hellroth sein,
während venöses Blut, welches nicht nur einen Ueberschuss
an Kohlensäure hat, sondern dessen Blutfarbstoff auch einen

grossen Theil seines Sauerstoffs verloren hat, dunkelpurpur-
farben aussehen muss.

6. Wie aber auch immer wir es erklären mögen, die
Thatsachen sind sicher, dass 1. arterielles Blut, das nur
durch eine dünne Haut von Kohlensäure oder von einer
Flüssigkeit, die mehr Kohlensäure als es selbst enthält, getrennt ist, venöses Blut wird; und dass 2. venöses Blut, welches nur durch eine dünne Haut von Sauerstoff oder einer
Flüssigkeit, welche mehr freien Sauerstoff als es selbst enthält, getrennt ist, arterielles wird.

In diesen Thatsachen liegt die Erklärung für die Umwandlung von hellrothem Blut in dunkles Blut, wenn es
durch die Haargefässe des Körpers geht, denn diese letzteren sind durch die Säfte der Gewebe durchtränkt, welche
Kohlensäure im Ueberfluss enthalten als Ergebniss ihres
Verbrauchs und ihrer Verbrennung.

Andererseits, wenn wir nach der Erklärung für die Umwandlung des dunklen Venenblutes in rothes Blut der Arterien
suchen, finden wir 1. dass das Blut in dem rechten Vorhof
der rechten Herzkammer und in der Lungenarterie dunkel
bleibt; 2. dass es hellroth ist nicht nur in der Aorta, sondern
auch in der linken Herzkammer, dem linken Vorhof und in
den Lungenvenen.

Es ist also ersichtlich, dass die Umwandlung aus venösem
in arterielles Blut in den Haargefässen der Lunge stattfindet;
denn diese sind die einzigen Verbindungskanäle zwischen
den Lungenarterien und den Lungenvenen.

7. Aber welches sind die physikalischen Bedingungen,
denen das Blut in den Lungenhaargefässen ausgesetzt ist?

Diese Gefässe sind sehr weit, haben dünne Wände und
sitzen dicht beieinander, so dass sie ein Netzwerk mit sehr
kleinen Maschen bilden, welches in der Masse einer ausserordentlich dünnen Haut enthalten ist. Diese Haut ist mit
der Luft in Berührung, so dass das Blut eines jeden Haargefässes der Lunge von der Luft nur durch ein sehr dünnes
Häutchen, welches aus seiner eigenen Wand und der Lungen-
membran gebildet wird, getrennt ist. Daher findet ein sehr
bequemer Austausch zwischen dem Blut und der Luft statt;

6*

die letztere nimmt Feuchtigkeit und Kohlensäure, auf und
verliert Sauerstoff (Vorl. I. § 23, 24.)*

Dies ist der wichtigste Vorgang der Athmung; dass er
wirklich stattfindet, kann sehr leicht durch das in der ersten
Vorlesung (§ 3) beschriebene Experiment bewiesen werden,
wo wir gefunden haben, dass die ausgeathmete Luft sich von
der eingeathmeten dadurch unterscheidet, dass erstere mehr
Wärme, mehr Wasser, mehr Kohlensäure und weniger
Sauerstoff enthält; wenn wir aber ein Band um die Luftröhre
eines lebenden Thieres legen, so dass wir dadurch die Luft
verhindern, sowohl in die Lungen hinein als aus denselben
herauszugehen, und dann den Inhalt des Herzens und der
grossen Gefässe prüfen, so wird das Blut in den beiden Seiten
• des Herzens und in den Lungenvenen und der Aorta gerade
so venös sein wie in der Hohlvene und der Lungenarterie.

Aber trotzdem der Uebergang von Kohlensäuregas und
warmem Wasserdampf aus dem Blut und von Sauerstoff in
dasselbe, das Wesen des Athmungsprocesses ausmacht —
und also nur eine Haut mit Blut einerseits und Luft andererseits unbedingt nothwendig sind, um die Reinigung des·
Blutes auszuführen, so geschieht doch die Anhäufung von
Kohlensäure so schnell und das Bedürfniss für Sauerstoff
wird so dringend in allen Theilen des menschlichen Körpers,
dass die Kohlensäure nicht mit angemessener Geschwindigkeit weggeschafft, noch der Sauerstoff genügend ersetzt werden könnte ohne die Mitwirkung ausgedehnter und verwickelter Hilfsmittel, deren Anordnung und Thätigkeit wir zunächst
sorgfältig prüfen wollen.

8. Die hintere Seite des Mundes oder der Schlundkopf
steht durch zwei Röhren mit der äussern Luft in Verbindung.

---

* Der Leser muss sich hüten zu glauben, dass arterielles Blut keine
Kohlensäure enthält und venöses keinen Sauerstoff. Indem es durch
die Lungen geht, verliert das venöse Blut nur einen Theil seiner
Kohlensäure; und arterielles Blut, bei seinem Durchgang durch die
Gewebe, verliert nur einen Theil seines Sauerstoffs. Bei gesunden
Menschen ist selbst im dunkelsten Venenblut noch immer etwas Sauer-
stoff; und selbst im hellsten arteriellen Blut ist immer noch mehr
Kohlensäure als Sauerstoff enthalten.

(Fig. 34). Eine derselben wird von den Nasenhöhlen gebildet, welche nicht durch einen eigenen Muskelapparat geschlossen werden können; die andere ist der Mund, der nach Belieben geschlossen und geöffnet werden kann.

Dicht hinter der Zunge an der untern vordern Seite des Schlundkopfes, ist eine Oeffnung, die Stimmritze oder Glottis, die geschlossen werden kann durch eine Art Deckel, Kehldeckel oder Epiglottis genannt, oder durch das Zusammenklappen seiner Seitentheile, die von den sogenannten Stimmbändern gebildet werden (Siehe Fig. 34, 49, 50). Die Stimmritze öffnet sich in einen Raum mit knorpeligen Wänden, den Larynx oder Kehlkopf, und vom Kehlkopf geht an der Vorderseite des Halses entlang, wo man sie sehr leicht fühlen kann, die Trachea oder Luftröhre (Fig. 19. Tr.) nach abwärts.

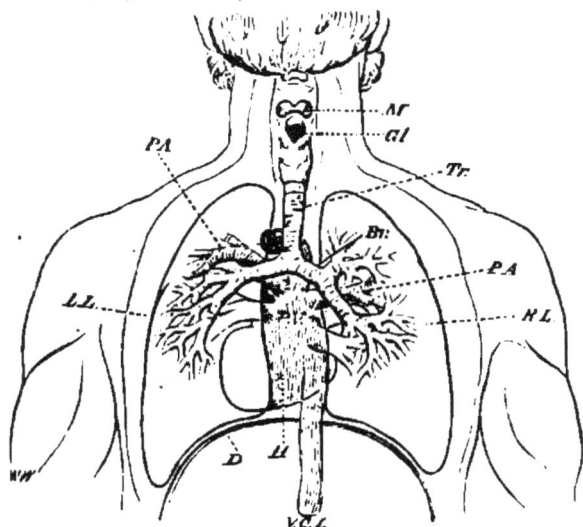

Fig. 19.

Ansicht der Hals- und Brustgegend eines Menschen von hinten nach Wegnahme der Wirbelsäule und der ganzen hinteren Brustwand. *M.* Mund; *Gl.* Stimmritze; *Tr.* Luftröhre; *L.L.* Linke Lunge; *R.L.* Rechte Lunge; *Br.* Bronchus; *P.A.* Lungenarterie; *P.V.* Lungenvene; *Ao.* Aorta; *D.* Zwergfell; *H.* Herz; *V.C.I.* Untere Hohlvene.

Wenn man die Luftröhre durch die Haut hindurch betastet,
so findet man, dass sie fest ist und Widerstand leistet. Ihre
Wände sind in der That durch eine Reihe knorpeliger Reifen
verstärkt, welche nach hinten nicht fest aneinander schliessen,
indem ihre Enden da, wo die Luftröhre mit der Schlundröhre oder dem Oesophagus in Berührung kommt, nur

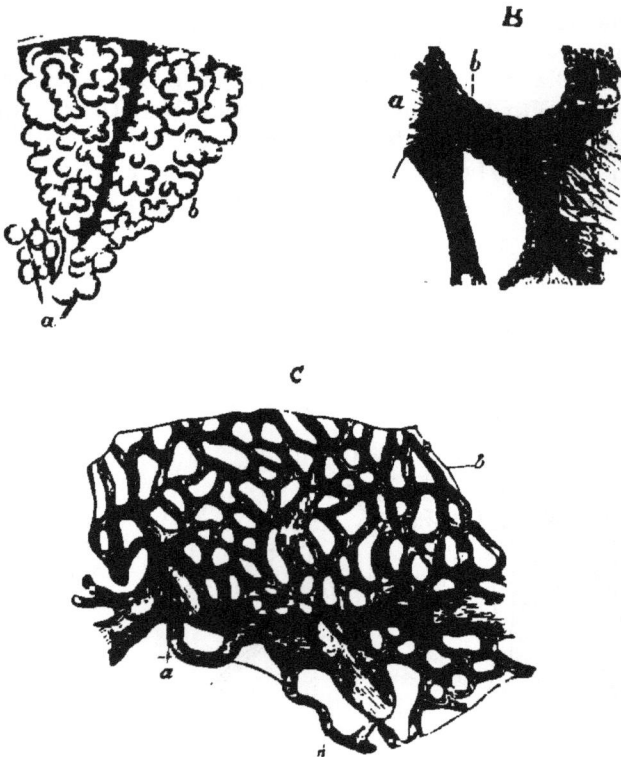

Fig. 20

A. Zwei **Luftzellen**, *b*, mit den Endverzweigungen der Bronchialröhren *a*,
welche in sie münden: 20mal vergrössert.
B. Ein Schnitt durch die Wandung, *a*. einiger Luftzellen mit ihrem Epithelium *b*.
C. **Haargefässe** eines Theiles der Wand einer Luftzelle, 300mal vergrössert; a,
durchschnittene Enden der kleinen Arterien und Venen; b, Wand der Luftzelle.

durch Muskel und Haut mit einander verbunden sind. Die
Luftröhre dringt in den Brustkasten ein und theilt sich da
in zwei Stämme, welche Bronchien genannt werden
(Fig. 19. Br.). Jeder Bronchus geht von einer Seite in die
Lungen und zertheilt sich dann in eine grosse Zahl kleinerer
Zweige, welche Bronchialröhren heissen. In dem Maasse,
als diese an Grösse abnehmen, werden auch die Knorpel, die
sich durch die Bronchien und ihre grösseren Verzweigungen
fortgesetzt haben, immer kleiner und verschwinden zuletzt
ganz, so dass die Wände der kleinsten Bronchialröhren vollständig musculös und häutig sind. Während daher die Luftröhre und die Bronchien beständig durch ihre Knorpel offen
und der Luft zugänglich bleiben, können die kleinen Bronchialröhren durch die Zusammenziehung ihrer Muskelwände fast
ganz geschlossen werden.

Die dünnen Bronchialröhren endigen zuletzt in längliche Erweiterungen, deren Durchmesser im Mittel ungefähr
$^1/_{40}$ Zoll beträgt, welche Luftzellen oder Alveolen heissen,
und welche ausgebuchtete Wände haben. (Fig. 20. A.) Die
sehr dünnen Wände (Fig. 20. B.), welche diese Luftzellen
von einander scheiden, werden gestützt von zartem und sehr
elastischem Gewebe und tragen die weiten, dicht aneinander
sitzenden Haargefässe, in welche die letzten Verzweigungen
der Lungenarterien ihr Blut ergiessen (Fig. 20. C.). Das
in diesen Haargefässen enthaltene Blut ist an beiden Seiten
der Luft ausgesetzt — indem es von den Luftzellen jederseits nur durch das sehr dünne Häutchen getrennt wird,
welches aus der Wand des Haargefässes und der des Luft-
säckchens gebildet ist.

9. Wir sehen, dass es keine günstigeren Bedingungen
für einen bequemen Austausch zwischen den gasigen Bestandtheilen des Blutes und jenem der Luft in den Luftzellen
geben kann, als die Vorkehrungen, welche in den Lungenhaargefässen getroffen sind; und so weit ist uns der Bau der
Lunge vollständig klar, um zu verstehen, wie es geschieht,
dass die grosse Menge Blut, welche sich in den Lungenkreislauf ergiesst, in sehr dünnen Strömen über eine weite
Oberfläche der Luft ausgesetzt wird. Aber die einzige Folge

dieser Vorrichtung würde die sein, dass die Luft der Lunge
sehr schnell allen ihren Sauerstoff verlieren, und vollständig
mit Kohlensäure gesättigt würde, wenn nicht eine besondere
Vorkehrung getroffen wäre, um sie fortwährend zu erneuern.

10. Wenn man einen erwachsenen Mann beobachtet,
der in sitzender Stellung ruhig athmet, so wird man bemerken,
dass sich der Athmungsact dreizehn bis fünfzehn Mal in der
Minute wiederholt. Jeder Act besteht aus gewissen Theilen,
welche einander in regelmässiger, rhythmischer Ordnung folgen. Zuerst wird die Luft eingesogen oder eingeathmet;
unmittelbar darauf wird die Luft ausgetrieben oder ausgeathmet; und diesen hintereinander stattfindenden Thätigkeiten der Einathmung und Ausathmung folgt eine kurze
Pause. Gerade also wie im Herzschlag die Vorhofszusammenziehung, die Herzkammerzusammenziehung und dann eine
Pause einander in regelmässiger Ordnung folgen, so folgen
auch an der Brust die Einathmung, die Ausathmung und
eine Pause aufeinander.

Bei jeder Einathmung eines erwachsenen gut gebauten
Mannes werden ungefähr dreissig Kubikzoll [500 Ccmt.]
Luft eingeathmet; und bei jeder Ausathmung wird dasselbe
oder ein etwas geringeres Maass (wobei man in Rechnung
ziehen muss die Erhöhung der Temperatur [und die Feuch-
tigkeit] bei der ausgeathmeten Luft) aus dem Körper ausgegeben.

11. Die ausgeathmete Luft unterscheidet sich von der
eingeathmeten in folgenden Einzelheiten: —

a) Wie viel auch immer die Temperatur der äussern
Luft betragen mag, die ausgeathmete ist fast so heiss wie das
Blut, zwischen 36° und 38° C.

b) Wie trocken auch die äussere Luft sein mag, die ausgeathmete ist vollständig oder fast vollständig mit Wasserdampf gesättigt.

c) Obgleich gewöhnliche Luft fast 2100 Theile Sauerstoff und 7900 Stickstoff auf nicht mehr als 3 Theile Kohlensäure in 10000 Theilen enthält, so enthält die ausgeathmete
Luft ungefähr 470 Theile Kohlensäure und nur zwischen
1500 und 1600 Theile Sauerstoff in 10000 Theilen, während

die Menge des Stickstoffs keine oder nur geringe Veränderung erleidet.

In runden Zahlen ausgedrückt hat also einmal geathmete Luft 5 pro Cent Kohlensäure gewonnen und 5 pro Cent Sauerstoff verloren. Die ausgeathmete Luft enthält ausserdem noch eine grössere oder geringere Menge thierischer Substanz von sehr leicht zersetzbarer Beschaffenheit.

d) Sehr genaue Untersuchung der ausgeathmeten Luft zeigt erstens, dass die Menge Sauerstoff, welche verschwindet, immer etwas grösser ist, als die Menge Kohlensäure, welche hinzugekommen ist; und zweitens, dass die Menge Stickstoff nicht immer gleich ist — der ausgeathmete Stickstoff beträgt manchmal etwas mehr, manchmal weniger und manchmal ebensoviel wie der eingeathmete.

12. Zwischen dreihundert und fünfzig und vierhundert Kubikfuss Luft gehen auf diese Weise im Lauf von 24 Stunden durch die Lungen eines erwachsenen Mannes, der sich nur wenig oder keine Bewegung macht; und dieser wird Kohlensäure zugefügt und Sauerstoff entnommen im Betrage von fast fünf pro Cent.

Die Gesammtmenge des so eingenommenen Sauerstoffs oder der ausgeathmeten Kohlensäure beläuft sich auf ungefähr achtzehn Kubikfuss (600 Liter). Wenn daher ein Mann in einen geschlossenen Raum eingesperrt wird, der die Form eines Würfels von sieben Fuss Seite hätte, so würde binnen vierundzwanzig Stunden jedes Theilchen der Luft durch seine Lungen gegangen und ein Viertel des in dem Raume enthaltenen Sauerstoffs durch Kohlensäure ersetzt sein.

Die Menge von Kohle, die in vierundzwanzig Stunden ausgeschieden wird, kann man sehr anschaulich darstellen durch ein Stück reiner Holzkohle von 8 Unzen Gewicht (280 Grm.).

Die Menge von Wasser, die binnen vierundzwanzig Stunden von den Lungen abgegeben wird, wechselt sehr, aber man kann sie im Mittel auf $1/_3$ Liter oder 300 Grammen angeben. Sie fällt manchmal unter diesen Betrag, in anderen Fällen verdoppelt und verdreifacht sich die Menge.

13. Die mechanischen Vorrichtungen, durch welche die

Athembewegungen bewerkstelligt werden, die so wichtig
sind für die Fortschaffung der grossen Masse abgenutzter
Stoffe und die Einführung einer grossen Menge Sauerstoff,
sind folgende: a) die Ausdehnbarkeit der Lungen, b) die Beweglichkeit der Seiten und des Bodens der Brusthöhle, in welcher die Lungen liegen.

Die Brust kann man als eine vollständig geschlossene
kegelförmige Büchse ansehen, deren schmales Ende nach
oben gekehrt ist, deren hintere Seite von der Wirbelsäule,
deren Seiten von den Rippen, deren Vorderseite vom Brustbein, deren Boden vom Zwerchfell, und deren Spitze von
der Nackenwurzel gebildet werden. (Fig. 19).

Die beiden Lungen nehmen fast die ganze Höhlung
dieser Büchse ein, soweit sie nicht durch das Herz eingenommen wird. Jede ist in ihrer serösen Haut eingeschlossen,
das Brustfell oder die Pleura genannt. So lange die
Wände des Brustkastens geschlossen sind, ist die Höhlung
eines jeden Brustfells vollständig ausgefüllt, indem die
Schicht des Brustfells, welche die Lunge bedeckt in enger
Berührung mit jener steht, welche die innere Fläche der
Brustwand bekleidet; aber wenn eine kleine Oeffnung in
das Brustfell gemacht wird, schrumpft die Lunge plötzlich
zu einem verhältnissmässig kleinen Umfang zusammen, und
dadurch entsteht dann ein grosser Hohlraum zwischen den
beiden Schichten des Brustfells. Wenn dann ein Rohr in
den betreffenden Bronchus gesteckt und Luft eingeblasen
wird, so dehnt sich die Lunge leicht wieder zu ihrer vollen
Grösse aus; aber wenn man sie sich selbst überlässt, fällt sie
wieder zusammen, indem die Luft wieder mit einer gewissen
Kraft aus ihr herausgetrieben wird. Die ausserordentlich
elastischen Gewebe der Wände der Luftzellen sind nämlich
so angeordnet, dass sie sehr über ihre natürliche Grösse ausgedehnt sind, wenn die Lungen mit Luft gefüllt sind; und
wenn die Ursache der Ausdehnung beseitigt ist, kommt diese
Dehnbarkeit ins Spiel und treibt den grössten Theil der
Luft wieder heraus.

Die Lungen werden in der Leiche, so lange die Brust-
wände unversehrt sind, ausgedehnt gehalten durch den Druck

der Luft. Denn obgleich das elastische Gewebe fortwährend an dem Blatte des Brustfells, welches die Lungen bekleidet, zieht und es von dem andern Blatte, welches die Brustwand auskleidet, abzuziehen strebt, so könnte es doch eine solche Trennung nicht bewirken, ohne zwischen beiden Blättern einen luftleeren Raum zu erzeugen. Um dies zu thun, müsste das elastische Gewebe mit einer Kraft ziehen, welche grösser wäre als die der äusseren Luft (oder 15 Pfund auf den Quadratzoll), ein Zug, welcher seine Kraft bei Weitem übertrifft, indem diese nicht grösser ist als $1/_4$ Pfund auf den Quadratzoll. Aber in dem Augenblick, wo ein Loch in das Brustfell gemacht wird, erlangt der Luftdruck auf der äusseren Fläche der Lunge das Gleichgewicht mit dem auf der inneren Fläche, und das elastische Gewebe, von seiner Gegenwirkung befreit, übt seine volle Zugkraft auf die Lungen aus.

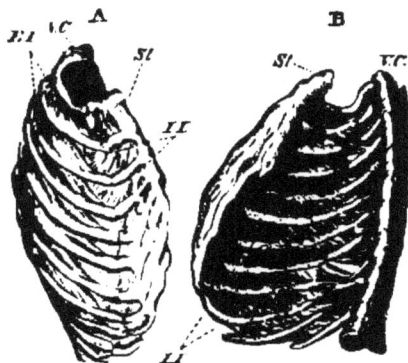

Fig. 21.

A. die äusseren (E. I,) B. die innern (I. I.) Zwischenrippenmuskeln. In B ist die Brust der Länge nach getheilt durch einen lothrechten Schnitt, welcher durch die Mitte des Brustbeins (St) und der Wirbelsäule (V. C.) geht.

14. Die Lungen sind elastisch, ob lebend oder todt. Während des Lebens kann die Luft, welche sie enthalten, noch ausserdem durch die Fähigkeit der Muskelwände der Bronchialröhren, sich zusammenzuziehen, beeinflusst werden.

Wenn Wasser in die Lungen eines eben getödteten
Thieres gegossen wird, und man leitet dann eine Reihe elektrischer Schläge durch die Bronchialröhren, so ziehen sich
die letzteren zusammen, und das Wasser wird herausgedrängt.
Ferner ist während des Lebens eine weitere Quelle der Bewegung in den Bronchialröhren durch die Wimpern gegeben, kleinen Fäden, die an dem Epithelium der Röhren
befestigt sind, und ununterbrochen vorwärts und rückwärts
schwingen und durch die Art ihrer Thätigkeit Flüssigkeiten
oder feste Massen nach aussen oder gegen die Luftröhre hin
fegen.

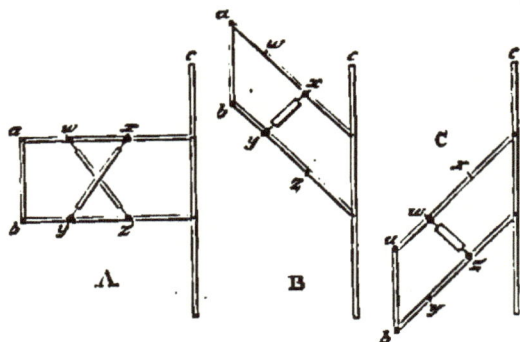

Fig. 22.

**Schematische Darstellung der Wirkung der äusseren und
inneren Zwischenrippenmuskeln.** *B.* Einathmungserhebung; *C.* Ausath-
mungssenkung.

15. Die Rippen sind derart am Rückgrat befestigt, dass
sie sich frei an demselben bewegen können; aber wenn sie
sich selbst überlassen sind, nehmen sie eine Lage ein, die
schräg nach unten und vorne geneigt ist.* Zwei Schichten
Muskeln, die Zwischenrippenmuskeln oder Interco-
stalmuskeln genannt, liegen zwischen je zwei Rippen-
paaren auf jeder Seite. Die äussere Schicht, die äusseren
Zwischenrippenmuskeln genannt, laufen von einer

---

*Ich vernachlässige absichtlich die Betrachtung der Rippenknorpel,
um die Frage nicht unnütz zu verwickeln.

oberen Rippe schräg nach unten und vorne zu der nächst
unteren Rippe. Die andere Schicht, innnere Zwischenrippenmuskeln genannt, kreuzt jene in der Richtung,
indem sie von einer oberen Rippe nach unten und rückwärts
zu der nächst unteren verlaufen.

Die Thätigkeit dieser Muskeln erscheint zuerst etwas
verwickelt, aber sie wird leicht verständlich werden, wenn
man sich die Thatsache vorstellt, dass wenn sich ein Muskel
zusammenzieht, er darnach strebt, den Abstand zwischen
seinen beiden Endpunkten so kurz als möglich zu machen.
Man stelle sich unter a und b in Fig. 22. A zwei parallele
Stäbe vor, die an ihren Enden auf dem aufrecht stehenden
Stab c, welchen man sich als die Rückenseite des Apparats
denken muss, beweglich sind, dann wird eine Linie zwischen
x und y nach unten und vorwärts geneigt sein, und eine
Linie zwischen w und z wird nach unten und rückwärts
gerichtet sein.

Nun ist es klar, dass es nur eine Lage der Stäbe giebt,
in welcher die Punkte x und y in ihrer möglichst kürzesten
Entfernung von einander liegen und nur eine Lage, in
welcher die Punkte w und z in ihrer kürzesten Entfernung
von einander sind; und diese ist für x und y die Lage B.
und für w und z die Lage C. Diese Stellungen sind beziehh-
lich so, dass die Punkte x, y, und w, z, sich an den Enden
grader Linien befinden, die senkrecht zu der Richtung der
beiden Stäbe sind.

Also, um x und y in diese Lage zu bringen, müssen sich
die parallelen Stäbe in A. nach oben bewegen; und um w und
z in diese Lage zu versetzen, müssen sie sich nach der entgegengesetzten Seite bewegen.

Wenn dieser einfache, soeben beschriebene Apparat aus
Holz verfertigt wird, und an den Punkten x, y, und w, z
Haken angebracht werden; wenn ferner ein elastisches
Band, das im nicht ausgezogenen Zustand die kürzeste Entfernung zwischen diesen Punkten angiebt, mit Oesen versehen
wird, welche leicht in diese Haken eingehängt werden
können, dann wird man finden, dass wenn die Stäbe in der
waagerechten Lage, A, sind, dann die Elasticität des Bandes,

wenn es an x und y eingehängt wird, die Stäbe in die Lage
B, Fig. 22, versetzt, während es sie in die Stellung C. über-
führt, sobald es an die Haken w und z eingehängt wird.

Setzt man statt der Elasticität des Bandes, die Fähigkeit
der äusseren und innern Zwischenmuskeln, sich zusammenzuziehen, so wird durch jenen Apparat die Art ihrer Thätigkeit genau dargestellt sein; und es ist auf diese Art bewiesen,
dass die äusseren Zwischenrippenmuskeln, die knöchernen
Theile der Rippen heben, und die inneren Zwischenrippenmuskeln dieselben senken müssen.

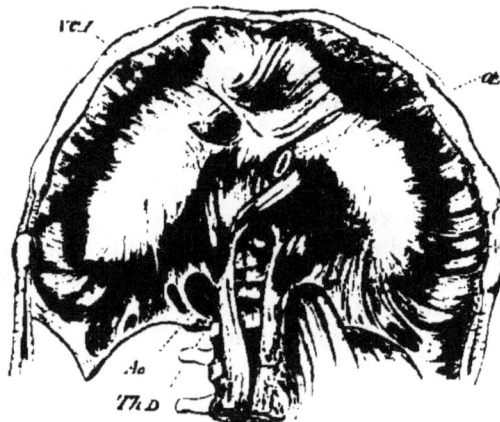

Fig. 23.

Das Zwerchfell von der unteren oder Bauchseite her gesehen.
V. C. I. Untere Hohlvene; *OE*, Schlundröhre; *Ao.* Aorta; *Th. D*, der grosse
Brustlymphstamm; alle durchgeschnitten, da wo sie durch das Zwerchfell durch-
treten. Die grosse, weisse, sehnige Ausbreitung in der Mitte dieses Organs hebt
sich deutlich ab von den strahlenförmig angeordneten Muskelfasern, welche zu
den Rippen und als „Pfeiler" zu der vorderen Seite der Wirbelsäule hinunter-
ziehen.

16. Das Zwerchfell bildet eine grosse Scheidewand
zwischen dem Brustkasten und der Bauchhöhle; es ist nach
der Seite der letzteren immer vertieft und nach der des ersteren
erhaben gewölbt. (Vergl. Fig. 1.)

Von seiner Mitte, die şehnig ist, erstrecken sich Muskel-

fasern nach unten und aussen zu den Rippen, und zwei
besonders starke Massen, welche die Pfeiler des Zwerchfells genannt werden, gehen zur Wirbelsäule. (Fig. 23.)
Wenn sich diese Muskelfasern zusammenziehen, so machen
sie daher das Zwerchfell platter und vergrössern dadurch
den Rauminhalt des Brustkastens, auf Kosten des Bauches,
indem sie den Boden des Brustkastens nach unten drängen.
(Siehe Fig. 24. A.)

17. Wir wollen jetzt sehen, was die Folge der Thätigkeit der eben beschriebenen Theile des Respirationsapparats
sein würde, wenn das Zwerchfell allein anfinge, sich in
regelmässigen Zwischenräumen zusammenzuziehen.

Wenn es sich zusammenzieht, vergrössert es die lothrechten Ausdehnungen der Brusthöhle, und strebt den
Brustfellüberzug des Bodens des Brustkastens von jener,
welche die untere Fläche der Lungen bekleidet, wegzuziehen;
aber die Luft, die sogleich durch die Luftröhre hereindringt,
vergrössert in demselben Maasse die Ausdehnung der Lunge,
und verhindert die Bildung irgend eines leeren Raumes
zwischen den beiden Brustfellen an dieser Stelle. Wenn
das Zwerchfell aufhört, sich zusammenzuziehen, so kommt
der Antheil der Lungenelasticität, welchem die Zusammenziehung des Zwerchfells das Gleichgewicht hielt, wieder ins
Spiel, und der Ueberschuss an Luft, welcher vorher eingeführt
war, wird wieder herausgetrieben. Wir haben so, kurz gesagt,
eine Einathmung und eine Ausathmung.

Nehmen wir andererseits an, dass das Zwerchfell sich
ruhig verhielte, und die äusseren Zwischenrippenmuskeln
sich zusammenzögen. Die Rippen werden aus ihrer schrägen
Lage hinaufgehoben, die Ausdehnungen der Brusthöhle von
vorne nach hinten werden erweitert, und die Lungen werden
wie vorher ausgedehnt, um der Erweiterung das Gleichgewicht zu halten. Wenn nun die äussern Zwischenrippenmuskeln nachgeben, so wird die Wirkung der Schwere auf
die Rippen und die Elasticität der Lungen allein genügen,
um die Rippen in ihre ursprüngliche Lage zurückzubringen,
und den Ueberschuss der eingenommenen Luft heraus-

zutreiben; aber diese Ausathmungsthätigkeit wird wahrscheinlich sehr unterstützt durch die Zusammenziehung der inneren Zwischenrippenmuskeln.

18. Daraus erhellt, dass wir entweder eine Zwerchfell-
athmung oder eine Rippenathmung haben können.
Nach einer allgemeinen Regel jedoch fallen nicht nur die
beiden Arten der Athmung zeitlich zusammen und unterstützen einander — indem die Zusammenziehung des
Zwerchfells in derselben Zeit stattfindet, wie jene der
äusseren Zwischenrippenmuskeln, und seine Erschlaffung
in derselben Zeit wie die Zusammenziehung der inneren
Zwischenrippenmuskeln — sondern auch noch verschiedene
andere Hilfsthätigkeiten kommen ins Spiel. So können die
Muskeln, welche die Rippen mit oberhalb gelegenen Theilen
der Wirbelsäule, und mit der Schulter verbinden, mehr oder
weniger die Einathmung unterstützen; während jene, welche
die Rippen und das Brustbein mit dem Becken verbinden
und die Vorder- und Seitenwände des Bauches bilden, sehr
wichtige Hilfsmittel der Ausathmung sind. In der That
unterstützen sie die Ausathmung auf zweierlei Weise: erstens
unmittelbar dadurch, dass sie die Rippen niederziehen; und
zweitens mittelbar, indem sie die Eingeweide des Bauches
nach oben gegen die untere Fläche des Zwerchfells drängen
und so den Boden des Brustkastens in die Höhe treiben.

Daher kommt es, dass wenn irgend eine heftige Ausathmungsanstrengung gemacht wird, die Wände des Bauches
sichtlich abgeflacht und gegen die Wirbelsäule gedrängt werden, während der Körper zu gleicher Zeit nach vorne gebeugt wird.

Wenn man andererseits eine tiefe Einathmung macht,
werden die Wände des Bauches schlaff und convex, indem
die Eingeweide durch das Niedersteigen des Zwerchfells
gegen sie gedrängt werden, zugleich wird die Wirbelsäule
gestreckt, der Kopf wird nach hinten gebogen und die
Schultern werden nach aussen gestreckt, um den grössten
mechanischen Vortheil für alle Muskeln, welche die Rippen
heben können, zu erlangen.

19. Es ist ein bemerkenswerther Umstand, dass der

Mechanismus der Athmung in den beiden Geschlechtern
etwas verschieden ist. Bei den Männern hat das Zwerchfell
einen grössern Antheil an dem Vorgang, indem die oberen
Rippen sich verhältnissmässig wenig bewegen; bei Frauen
ist das Gegentheil der Fall, der Athmungsact ist hier mehr
die Folge der Rippenbewegung.

Seufzen ist eine tiefe und verlängerte Einathmung.
Schnüffeln ist ein beschleunigter Einathmungsact, bei
welchem der Mund geschlossen bleibt, und die Luft gezwungen wird, durch die Nase zu gehen.

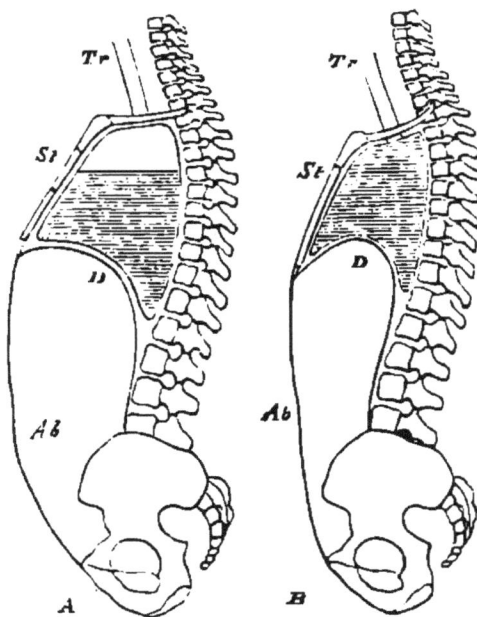

Fig. 24.

Schematische Durchschnitte durch den Körper.
A. In Einathmungsstellung.
B. In Ausathmungsstellung.
Tr., Luftröhre; St., Brustbein; D, Zwerchfell; Ab., Bauchwände; Die Schat-
tirung deutet die „rückständige Luft" an.

HUXLEY, Physiol. Vorlesungen. 7

Husten ist ein heftiger Ausathmungsact. Nachdem zuerst eine tiefe Einathmung gemacht worden ist, wird die Stimmritze geschlossen und sodann gewaltsam geöffnet durch die starke Zusammenpressung der in den Lungen enthaltenen Luft mittelst der Zusammenziehung der Ausathmungsmuskeln, während das Zwerchfell erschlafft ist; und so wird die Luft durch den Mund ausgetrieben. Beim Niesen hingegen ist die Mundhöhle abgeschlossen von dem Schlunde durch Aneinanderlagerung des Gaumensegels und des Zungengrundes, und so wird die Luft gezwungen, durch die Nasengänge zu entweichen.

20. Aus dem oben Gesagten erhellt, dass der Brustkasten, die Lungen und die Luftröhre eine Art Blasebalg ohne Klappe darstellen, in welchem Brustkasten und Lungen der Rumpf des Blasebalgs sind, während die Luftröhre das Windrohr vorstellt; und die Wirkung der Athmungsbewegungen ist ganz dieselbe wie jene der Annäherung und Entfernung der Handhaben des Blasebalgs, welche die Luft durch das Windrohr einziehen und austreiben.

Es ist jedoch ein Unterschied zwischen dem Blasebalg und dem Athmungsapparat von grosser Wichtigkeit für die Theorie der Athmung, obgleich er oft übersehen wird; und dieser Unterschied besteht darin, dass die Seiten des Blasebalgs dicht zusammen gebracht werden können, so dass sie alle oder fast alle Luft, welche in ihm enthalten ist, herauspressen; während die Wände der Brust, wenn sie so weit wie irgend möglich einander genähert werden, immer noch einen beträchtlichen Hohlraum einschliessen; (Fig. 24. B.) so dass selbst, nach der heftigsten Ausathmungsanstrengung noch eine grosse Menge Luft in den Lungen zurückbleibt.

Die Menge dieser Luft, welche nicht ausgeathmet werden kann und welche „rückständige Luft“ genannt wird, beträgt ungefähr 75 bis 100 Kubikzoll (1230—1640 Kubikcentimeter).

Ungefähr ebensoviel bleibt noch ausser dieser in der Brust nach einer gewöhnlichen Ausathmung zurück, und diese Luftmenge wird „Ergänzungsluft“ genannt.

Beim gewöhnlichen Athmen gehen 20—30 Kubikzoll

Luft (500—600 Ccmt.) ein und aus, welche man schlechtweg „Athmungsluft" zu nennen pflegt. Es folgt daraus, dass nach einer gewöhnlichen Einathmung $100+100+30=230$ Kubikzoll Luft (etwa 3000 Ccmt.) in den Lungen enthalten sind. Indem man die möglichst tiefste Einathmung macht, kommen noch weitere 100 Kubikzoll (1250 Ccmt.) hinzu, welche „Hilfsluft" genannt werden.

21. Es folgt aus diesen Angaben, dass die Lungen nach einer gewöhnlichen Einathmung ungefähr 230 Kubikzoll Luft enthalten, und dass nur ungefähr ein Siebentel bis ein Achtel dieses Betrages ausgeathmet und bei der nächsten Einathmung wieder eingeathmet wird. Ausser dem Umstand also, dass die frisch eingeathmete Luft die Höhlungen des hintern Theils des Mundes, die Luftröhre und die Bronchien füllen muss, so würde, wenn die Lungen nur Säcke wären, die an den Enden der Bronchien angebracht sind, die eingeathmete Luft nur so weit hinabgehen, um ein vierzehntel bis ein sechszehntel Theil jedes Sackes, der den Bronchien am nächsten ist, zu füllen, von wo sie bei der nächsten Ausathmung wieder ausgetrieben würde. Aber da sich die Bronchien in eine grosse Anzahl Bronchialröhren verzweigen, kann die eingeathmete Luft nur bis zu einer gewissen Entfernung in dieselben eindringen und kann nie die Luftzellen selbst erreichen.

Also bleiben die rückständige und Ergänzungs-Luft zusammen unter gewöhnlichen Umständen ruhig in den Lungen und bilden daher die sogenannte „ständige Luft" — das heisst, die Luft, die unter diesem Namen verstanden wird, verschiebt nur ihre äussere Grenze in den Bronchialröhren, wenn sich die Brust ausdehnt und zusammenzieht, ohne die Lungen zu verlassen; ein anderer Theil von Luft aber, die „Athmungsluft", verlässt allein die Lungen und wird bei der gewöhnlichen Athmung fortwährend erneuert.

Es ist daher ersichtlich, dass die Thätigkeit der Athmung hauptsächlich von der „ständigen Luft" ausgeführt wird, welche die Rolle eines Vermittlers zwischen den beiden Parteien — dem Blut und der frischen Athmungsluft — spielt, da beide danach streben, ihren Ueberschuss mit einander aus-

7*

zutauschen, Kohlensäure gegen Sauerstoff, und Sauerstoff
gegen Kohlensäure.

Zwischen der frischen Athmungsluft und der ständigen
Luft liegt nichts weiter; es sind beide luftförmige Flüssig-
keiten in vollkommener Berührung und ununterbrochenem
Zusammenhang, und daher muss der Austausch zwischen
ihnen nach den allgemeinen Gesetzen der Gasmischung oder
Gasdiffusion stattfinden.

22. Es ist also die ständige Luft, welche in den Luftzellen an das Blut Sauerstoff abgiebt und Kohlensäure von
ihm aufnimmt, aber die genaue Art, wie dieser Wechsel zu
Stande kommt, ist nicht ganz klar. Durch diesen Vorgang
wird die ständige Luft mit Kohlensäure beladen und erleidet
einen Verlust an Sauerstoff, doch weiss man nicht genau, bis
zu welchem Betrag. Aber es muss eine sehr viel grössere
Zunahme des einen Stoffs und Abnahme des andern stattfinden, als die eingeathmete Luft erfährt, da man sieht, dass
die letztere ihre Zusammensetzung durch Austausch mit der
ständigen Luft in dem kurzen Zeitraum von vier bis fünf
Sekunden erlangt, während welcher sie in Berührung mit
der ständigen Luft ist.

In Uebereinstimmung mit diesen Thatsachen hat man
gefunden, dass die ausgeathmete Luft in der ersten Hälfte
einer Ausathmung weniger Kohlensäure enthält, als die ausgeathmete Luft der zweiten Hälfte. Ferner, wenn die Zahl
der Athmungen vergrössert wird, ohne dass man dadurch den
Umfang einer jeden Einathmung verändert, so wird trotzdem
der Procentsatz der Kohlensäure bei jeder Ausathmung vermindert, allerdings nicht in demselben Verhältniss vermindert, als die Zahl der Einathmungen zunimmt: und folglich
wird dabei mehr Kohlensäure in einer gegebenen Zeit vom
Körper abgegeben.

Also, wenn die Zahl der Einathmungen per Minute von
fünfzehn auf dreissig erhöht wird, so bleibt der Procentsatz,
der im zweiten Fall ausgeathmeten Kohlensäure grösser als
die Hälfte von dem im ersten Fall, und folglich ist die gesammte Kohlensäureabgabe grösser.

23. Von den verschiedenen mechanischen Hilfsmitteln

des Athmungsprocesses, dessen Natur und Thätigkeit wir
jetzt beschrieben haben, ist eines, die Elasticität der Lungen,
von Natur eine todte, unveränderliche Kraft. Die Thätigkeit des übrigen Apparats ist unter die Oberaufsicht des
Nervensystems gestellt und bleibt nicht fortwährend gleich.
Da die Nasengänge nicht durch ihre eigene Thätigkeit
geschlossen werden können, so hat die Luft immer freien
Zutritt zum Schlundkopf; aber die Stimmritze oder der Ein-
gang zur Luftröhre steht vollkommen unter der Herrschaft
des Nervensystems — der geringste Reiz auf der Schleimhaut in ihrer Nachbarschaft wird durch ihre Nerven jenem
Theil der Hirnrückenmarksaxe mitgetheilt, welcher „verlängertes Mark" genannt wird. (Siehe Vorl. XI. § 16.)
Das verlängerte Mark, derartig gereizt, verursacht durch
einen Vorgang, der später erklärt werden soll, Reflexthätigkeit genannt, eine Zusammenziehung der Muskeln, welche die Stimmritze schliessen, und gewöhnlich zu gleicher
Zeit eine heftige Zusammenziehung der Ausathmungsmuskeln und erzeugt so einen Hustenstoss. (Siehe § 19.)
    Die Muskelfasern der kleineren Bronchialröhren sind nicht
weniger als die Athmungspumpe selbst, welche aus den
Wänden und dem Boden des Brustkastens gebildet wird,
unter der vollkommenen Herrschaft der Nerven, welche die
Muskeln versehen und welche in Thätigkeit versetzt werden
in Folge von Eindrücken, welche jenem Theil des Gehirns,
welcher verlängertes Mark genannt wird, durch Lungen-
magennerven und andere Nerven mitgetheilt werden.
    24. Aus dem, was bisher gesagt wurde, ist ersichtlich,
dass viele Aehnlichkeiten zwischen dem Kreislauf und Athmungsapparat stattfinden. Jeder besteht hauptsächlich aus
einer Art Pumpe, welche eine Flüssigkeit, (luftförmig im
einen und tropfbarflüssig im andern Fall) durch eine Menge
verzweigter Vertheilungsröhren entsendet zu einem System
von Höhlungen (Haargefässe und Luftzellen) deren Rauminhalt grösser ist als jener der Röhren.
    In beiden ist die Pumpe die Ursache der Bewegung der
Flüssigkeit, obgleich diese Bewegung örtlich geregelt wird,
durch die Zusammenziehung oder Erschlaffung der Muskel-

fasern, welche in den Wänden der Vertheilungsröhren enthalten sind. Aber während die rhythmische Bewegung des
Herzens hauptsächlich von einem Nervenapparat, welcher
innerhalb desselben angebracht ist, abhängt, erfolgt die Bewegung des Athmungsapparats allein durch die Thätigkeit
eines Nervencentrums, welches im verlängerten Mark liegt.

25. So wie es gewisse untergeordnete Erscheinungen
giebt, welche die Herzthätigkeit begleiten und durch sie
erklärt werden, so giebt es auch untergeordnete Erscheinungen, welche sich ähnlich auf die Thätigkeit des Athmungsvorganges beziehen. Diese sind — *a)* die Athmungsgeräusche und *b)* die Wirkung der Einathmungs- und
Ausathmungsbewegungen auf den Kreisumlauf.

26. Die Athmungsgeräusche sind hörbar, wenn das
Ohr auf irgend einen Theil der Brust, der die eine oder
andere Lunge bedeckt, gelegt wird. Sie begleiten die Einathmung und Ausathmung und sind den Tönen sehr ähnlich,
welche erzeugt werden, wenn man durch den Mund athmet
und die Lippen so aneinander gelegt sind, dass sie nur einen
kleinen Zwischenraum lassen. Ueber den Bronchien sind
die Töne lauter, als über der übrigen Oberfläche. Es scheint,
dass diese Töne erzeugt werden durch die Bewegung der
Luft in den Luftgängen.

27. In Folge der Elasticität der Lungen muss eine gewisse Kraft aufgewandt werden, um sie auszudehnen, und
man hat auf experimentellem Wege gefunden, dass diese
Kraft immer grösser wird, je mehr die Lungen schon ausgedehnt sind; gerade so wie, wenn man ein Stück Gummi
elasticum auseinanderzieht, mehr Kraft erfordert wird, es
sehr weit auseinanderzuziehen als nur ein wenig. Daher
kommt es, dass, wenn die Einathmung stattgefunden hat, und
die Lungen von der Luft ausgedehnt sind, das Herz und die
grösseren Gefässe der Brust einem geringeren Druck unterworfen sind, als die Blutgefässe der übrigen Theile des
Körpers.

Denn der Druck der in den Lungen enthaltenen Luft
ist genau derselbe wie jener, welcher von der Atmosphäre
auf die Oberfläche des Körpers ausgeübt wird; das heisst

fünfzehn Pfund auf den Quadratzoll. Aber ein gewisser Betrag dieses von der Luft in den Lungen ausgeübten Druckes wird durch die Elasticität der ausgedehnten Lungen im Gleichgewicht gehalten. Sagen wir, dass unter einer gegebenen Bedingung der Einathmung ein Pfund Druck auf den Quadratzoll erforderlich ist, um die Elasticität zu überwinden, so bleiben nur vierzehn Pfund Druck der Luft auf jeden Quadratzoll des Herzens und der grossen Gefässe. Und daher wird der Druck auf das Blut dieser Gefässe ein Pfund per Quadratzoll geringer sein, als jener auf die Venen und Arterien des übrigen Körpers. Wenn die Aorten- und Lungenarterienklappen nicht wären, und wenn die Zusammensetzung der Gefässe und der Druck des Blutes in denselben überall gleich wäre, so würde die Folge dieses Drucküberschusses auf die Oberfläche des Körpers die sein, alles Blut aus den Arterien und Venen des übrigen Körpers in das Herz und in die grossen Gefässe, die in dem Brustkasten enthalten sind, zu treiben. Und so würde die durch die Einathmung erzeugte Verminderung des Druckes auf die Brustbluthöblungen wirklich das Blut aus allen Theilen des Körpers zum Brustkasten saugen. Aber dies so ausgeübte Einsaugen würde, ebensowohl wie es den Strom des Blutes aus den Venen zum Herzen beschleunigt, auch den Strom vom Herzen zu den Arterien hemmen, und die beiden Wirkungen würden einander aufheben.

Aber wir wissen aus unseren früheren Auseinandersetzungen:

1) dass das Blut in den grossen Arterien beständig unter einem sehr bedeutenden Druck steht, welcher durch deren elastische Wände ausgeübt wird; während jenes der Venen unter einem geringen oder gar keinem Druck steht, da die Wände der Venen wenig Elasticität haben.

2) Dass die Wände der Arterien stark und widerstandsfähig sind, während jene der Venen schwach und schlaff sind.

3) Dass die Venen Klappen haben, die sich nach dem Herzen zu öffnen und dass während der Diastole des Herzens kein Widerstand von irgend welcher Bedeutung für den

freien Lauf des Blutes in das Herz vorhanden ist; während
andererseits der Binnenraum der Arterien während der
Herzpause von der Herzkammer abgeschlossen ist durch den
Schluss der halbmondförmigen Klappen.

Daraus folgt, dass ein gleicher Druck, der auf die Oberfläche der Venen und auf jene der Arterien ausgeübt wird,
sehr verschiedene Wirkungen hervorbringen muss. In den
Venen ist der Druck etwas, was vorher nicht vorhanden
war; und sowohl das Vorhandensein von Klappen als auch
die Abwesenheit jedes Widerstandes im Herzen, endlich
auch der Widerstand in den Haargefässen wirken so zusammen, dass der Lauf des Blutes zum Herzen durch den Druck
auf die Venenoberfläche beschleunigt wird. In den Arterien
andererseits ist der Druck nur eine theilweise Vermehrung
dessen, was schon vorhanden war; so dass während der
Herzzusammenziehung er verhältnissmässig nur eine geringe
Vermehrung des Widerstandes ist, welcher durch die Herzkammer überwunden werden muss; und während der Herzpause gesellt sich der Druck zu der Elasticität der arteriellen
Wände, indem er das Blut weiter gegen die Haargefässe
treibt, umsomehr als aller Rückfluss nach der entgegengesetzten Seite durch die halbmondförmigen Klappen gehemmt ist.

Es ist daher klar, dass die Einathmungsbewegung im
Ganzen die Arbeit des Herzens unterstützt, insofern als ihre
allgemeine Wirkung die ist, das Blut in derselben Richtung
zu treiben, als es vom Herzen getrieben wird.

28. Bei der Ausathmung wird der Unterschied zwischen
dem Druck der Atmosphäre auf die Körperoberfläche und
jenem, welcher auf den Inhalt des Brustkastens durch die
Lungen hindurch ausgeübt wird, immer geringer, je mehr
sich die Lungen der Ausathmungsstellung nähern. Jedesmal
wenn durch das Aufwärtssteigen des Zwerchfells und das Sinken der Rippen die Brusthöhle um so viel verengert wird, dass
dadurch der Druck auf die grossen Gefässe vermehrt wird,
sind dadurch die Venen, vermöge der Dünnheit ihrer Wände,
besonders betheiligt und dem in ihnen enthaltenen Blute
wird dadurch ein Stoss gegeben, welcher als venöser Puls

in den grossen Gefässen des Halses sichtbar wird. In der
Wirkung auf die arteriellen Stämme ist sowohl die Ausathmung wie die Einathmung im Ganzen dem Umlauf günstig;
der vermehrte Widerstand, der sich dem Oeffnen der Klappen
während der Herzkammerzusammenziehung entgegenstellt,
wird durch den Vortheil, der durch Hinzufügung des Aus-
athmungsdruckes zur elastischen Gegenwirkung der arteriellen
Wände während der Herzpause gewonnen worden ist, mehr
als aufgehoben.

Wenn der Schädel eines lebenden Thieres geöffnet und
das Gehirn blosgelegt wird, so sieht man die Gehirnmasse
mit den Athembewegungen gleichzeitig steigen und fallen;
das Steigen fällt mit der Ausathmung zusammen. [Dieses
Steigen ist die Folge des verminderten Abflusses des Venenblutes aus dem Gehirne während der Ausathmung, wodurch
der Umfang des sehr blutreichen Organes etwas zunehmen
muss. Bei uneröffnetem Schädel aber können diese Athembewegungen des Gehirns nicht stattfinden, weil dasselbe
in seiner ringsum geschlossenen festen Kapsel keine Grössen-
veränderungen erfahren kann. Der Einfluss der Athembewegungen äussert sich dann aber in einer verminderten
Geschwindigkeit der Blutströmung im Gehirn während der
Ausathmung, welche auf die Thätigkeit des Gehirns nicht
ohne Einfluss ist. (Vgl. Vorl. XI.)]

29. Bis hierher habe ich vorausgesetzt, dass die Luftgänge frei offen sind während der Einathmungs- und Ausathmungsbewegungen. Aber wenn Mund und Nase geschlossen werden, während die Lungen ausgedehnt sind und
dann eine starke Ausathmungsanstrengung gemacht wird,
so kann die Herzthätigkeit dadurch zum Stillstand gebracht
werden.* Und dieselbe Wirkung erfolgt, wenn die Lungen
theilweise entleert sind, Nase und Mund geschlossen und
dann eine starke Einathmungsanstrengung gemacht wird.
Im letzteren Fall kann die ausserordentliche Ausdehnung
der rechten Seite des Herzens in Folge des starken Blutzu-
flusses zu demselben die Ursache vom Stillstand der Herz-

* Die Ausführung dieses Experiments ist nicht ohne Gefahr.

thätigkeit sein; aber in dem ersteren Fall ist die Ursache des
Stillstandes nicht ganz klar.

30. Die Thätigkeit des Athmungsvorganges wird sehr
verändert, je nach den Umständen, in denen der Körper
sich befindet. So vermehrt Kälte die Menge von Luft, welche
eingeathmet wird, die Menge von Sauerstoff, welche aufgenommen, und von Kohlensäure, welche ausgegeben wird;
Bewegung und Aufnahme von Lebensmitteln haben dieselbe
Wirkung.

Im Verhältniss zum Körpergewicht ist die Thätigkeit
des Athmungsvorganges bei Weitem am grössten bei Kindern
und nimmt mit dem Alter ab.

Die Absonderung von Kohlensäure ist am grössten bei
Tage, nimmt zur Nacht hin allmählich ab und ist um Mitternacht oder etwas nach Mitternacht am geringsten.

Neuere Beobachtungen beweisen, dass die Regel, dass
die Menge Sauerstoff, die durch Einathmung aufgenommen
wird, nahezu gleich sei jener, welche [in Gestalt von Kohlen-
säure] bei der Ausathmung abgegeben wird, nur auf das
Gesammtergebniss der Athmung innerhalb vier und zwanzig
Stunden richtig ist. Es wird nämlich viel mehr Sauerstoff
während des Tages ausgegeben (in Verbindung mit Kohle
als Kohlensäure) als absorbirt wird; während des Nachts
viel mehr Sauerstoff absorbirt wird, als in Form von Kohlensäure während derselben Zeit ausgegeben wird. Es ist möglich, dass der Mangel an Sauerstoff gegen das Ende der
wachenden Stunden, welcher auf die eben geschilderte Weise
auftritt, eine Ursache des Gefühls von Müdigkeit ist, welche
um diese Zeit eintritt.

[Doch haben neueste Untersuchungen gelehrt, dass jene
Unterschiede in der Aufnahme und Abgabe nur von der
Nahrungsaufnahme herrühren und sich umkehren, wenn die
Nahrung während der Nacht aufgenommen wird.]

Die Menge Sauerstoff, welche im Verhältniss zu der
ausgegebenen Kohlensäure verschwindet, ist am grössten bei
fleischfressenden und am geringsten bei pflanzenfressenden
Thieren, grösser bei einem Mann, welcher von Fleischkost
lebt, als wenn derselbe Mann Pflanzenkost geniesst.

31. Wenn ein Mann gehängt, ertränkt oder erwürgt oder auf irgend eine andere Art verhindert wird, genügend reine atmosphärische Luft ein- oder auszuathmen, dann tritt dasjenige ein, was man Asphyxie oder Erstickung nennt. Er wird „schwarz im Gesicht" und seine Venen schwellen an; Gefühllosigkeit, nicht selten von krampfhaften Bewegungen begleitet, tritt ein, und er ist in wenigen Minuten todt.

Aber bei diesem Erstickungsvorgange wirken zwei tödtliche Einflüsse verschiedener Natur mit. Die eine ist die Entziehung des Sauerstoffs, die andere die ausserordentliche Anhäufung von Kohlensäure im Blut. Sauerstoffentziehung und Kohlensäurevergiftung, jedes für sich schon gefährlich, sind hier zusammen thätig.

Die Wirkungen der Sauerstoffentziehung können für sich beobachtet werden, wenn man ein kleines Thier unter die Glocke einer Luftpumpe bringt und die Luft auspumpt; oder indem man die Luft durch reines Wasserstoff- oder Stickstoffgas ersetzt. In diesen Fällen ist keine Anhäufung von Kohlensäure möglich, aber andererseits wird die Zufuhr von Sauerstoff bald ungenügend und das Thier stirbt schnell. Auch wenn der Versuch auf andere Weise gemacht wird, indem man ein kleines Säugethier oder einen Vogel in einen abgesperrten Luftraum bringt, aus welchem die Kohlensäure sofort nach ihrer Bildung entfernt wird, so wird das Thier dennoch sterben, sobald als der Sauerstoffgehalt der Luft auf 10 Procent ungefähr vermindert worden ist.

Die unmittelbare vergiftende Wirkung von Kohlensäure andererseits ist sehr übertrieben worden. Eine sehr grosse Menge reiner Kohlensäure (10 bis 15 oder 20 Procent) kann in der Luft enthalten sein, ohne irgend eine ernste unmittelbare Wirkung auszuüben, wenn die Menge Sauerstoff gleichzeitig vermehrt wird. Und es ist möglich, dass, was uns bei der gewöhnlichen Erstickung als unmittelbare vergiftende Wirkung der Kohlensäure erscheint, nur dadurch entsteht, dass die Kohlensäure den Raum einnimmt, der von Sauerstoff eingenommen werden sollte. Wenn dies der Fall ist, dann würde die Kohlensäure dabei mehr die Rolle eines negativen als die eines positiven Giftes spielen.

Was aber auch die grössere Wirkung haben mag, die
Wirkung beider zusammen, wie sie bei der Erstickung
verbunden sind, ist die, eine Stockung zu erzeugen erstens
in dem Lungenkreislauf und zweitens in den Venen des
Körpers im Allgemeinen. Die Lungen und die rechte Seite
des Herzens werden in Folge dessen mit Blut überfüllt,
während die Arterien und die linke Seite des Herzens sich
nach und nach von dem spärlich ihnen zufliessenden, sehr
dunkelen und nicht lufthaltigen Blute entleeren, welches sie
enthalten.

[Durch den mangelnden Zufluss genügend sauerstoff-
haltigen Blutes wird das Herz gelähmt und dadurch hört
die Kraft zu wirken auf, welche während seiner Thätigkeit
das Blut fortwährend von der rechten in die linke Herzhälfte,
aus den Venen in die Arterien treibt. Das in den Arterien
enthaltene Blut aber wird durch die Spannung der Arterien-
wände noch lange, nachdem das Herz aufgehört hat zu
schlagen, aus den Arterien durch die Haargefässe in die
Venen getrieben und häuft sich in diesen und im rechten
Herzen an. Die so erfolgende allmähliche Stockung des
Kreislaufs und die mangelhafte Versorgung mit Sauerstoff
hat den Tod aller Organe zur Folge.]

32. Schwefelwasserstoffgas, so gut durch seinen schlechten
Geruch bekannt [ein Gas, welches sich u. A. aus faulenden
organischen Stoffen, besonders auf laufenden Kothmassen
entwickelt], hatte lange Zeit den Namen eines positiven
Giftes. Aber seine schlechten Wirkungen scheinen hauptsächlich, wenn auch nicht vollständig, aus dem Umstand zu
entstehen, dass sich der in ihm enthaltene Wasserstoff mit
dem in den Blutkörperchen enthaltenen Sauerstoff verbindet,
und so indirect eine Art Sauerstoffentziehung verursacht.

Kohlenoxydgas, [welches bei unvollkommener Verbrennung in Oefen und Kaminen entsteht], hat eine weit ernstere
Wirkung, indem es den Sauerstoff aus den Blutkörperchen
austreibt und eine Verbindung zwischen sich und dem Blutfarbstoff herstellt. Diese so gebildete Verbindung kann
allmählich durch frischen Sauerstoff zersetzt werden; aber,
wenn irgend ein erheblicher Theil der Blutkörperchen auf

diese Art unbrauchbar gemacht worden ist, dann stirbt das Thier, bevor die Wiederherstellung erfolgen kann.

Schlecht bereitetes gewöhnliches Leuchtgas enthält manchmal 20 bis 30 Procent Kohlenoxyd; und unter diesen Umständen kann ein Undichtwerden der Röhren in einem Hause sehr lebensgefährlich werden.

33. Es ist indessen nicht unbedingt nöthig, einen Mann zu erwürgen oder zu ertränken, um ihn zu ersticken. Da unter sonst gleichen Umständen die Geschwindigkeit der Diffusion zwischen zwei Gasgemengen abhängt von dem Unterschiede der Verhältnisse, in welchen ihre Bestandtheile gemischt sind, so folgt, dass, jemehr die Zusammensetzung der Athmungsluft sich derjenigen der ständigen Luft nähert, um so langsamer die Diffusion der Kohlensäure nach aussen und des Sauerstoffs nach innen sein wird, und um so mehr die Luft in den Luftzellen beladen mit Kohlensäure und ärmer an Sauerstoff werden wird. Und indem man das Verhältniss der Kohlensäure in der Athmungsluft vermehrt, wird endlich ein Punkt erreicht werden, wo der Wechsel, der in der ständigen Luft vorgeht, zu gering ist, um sie zu befähigen, das Lungenblut von seiner Kohlensäure zu befreien und es mit Sauerstoff zu versehen bis zu dem Grade, den es zu seiner Arterialisirung nöthig hat. Da in diesem Fall das Blut, welches in die Aorta gelangt und von hier zum Herzen und dem Körper im Allgemeinen vertheilt wird, venös wird, so werden alle die Zeichen von Unempfindlichkeit, Verlust der Muskelkraft und dergleichen, welche oben als Folgen der Versorgung des Gehirns und der Muskeln mit venösem Blut aufgezählt wurden, eintreten, und ein Zustand der Erstickung oder Asphyxie wird erfolgen.

34. Asphyxie tritt ein, sobald die Kohlensäure in der Athmungsluft das Verhältniss von 10 Procent erreicht (während der Sauerstoff im selben Verhältniss vermindert wird). Und es macht keinen Unterschied, ob die Menge Kohlensäure in der geathmeten Luft durch Ausschluss der frischen Luft vermehrt wird, oder ob man die Zahl der Personen, welche eine abgeschlossene Luftmenge athmen,

vermehrt, oder ob man durch Verbrennung in irgend einer
Gestalt den Sauerstoff aus der Luft entfernt.

Aber die Verminderung des Sauerstoffs und Anhäufung
von Kohlensäure verursachen Beschwerde, lange bevor der
Erstickungspunkt erreicht wird. [Dazu kommt, dass
Menschen und Thiere ausser der Kohlensäure noch andere
Stoffe durch Lungen und Haut abgeben, welche trotz ihrer
geringen Menge sehr schädliche Wirkungen ausüben, wenn
sie der Athmungsluft sich beimischen und immer von Neuem
in den Körper zurückgeführt werden.]

Unbehagen und Kopfschmerz entstehen [daher in geschlossenen Räumen, in welchen Menschen und Thiere leben,
schon], wenn weniger als ein Procent Sauerstoff der Luft
durch andere Stoffe ersetzt wird; während anhaltendes
Athmen solcher Luft dazu führt, alle Aeusserungen der Lebensthätigkeiten herab zu stimmen und zu Krankheiten geneigt
macht.

Daraus folgt die Nothwendigkeit genügender Lufterneue-
rung und Lüftung für jedes menschliche Wesen. Um mit
Athmungsluft von gehöriger Reinheit versehen zu werden,
müsste jeder Mensch wenigstens 800 Kubikfuss Raum* für sich
haben und dieser Raum müsste durch mittelbare und unmittelbare Kanäle der Atmosphäre freien Zutritt gewähren.
[Besonders wichtig aber wird die Lüftung in Räumen, wo
viele Menschen zusammenleben, zumal in Schulzimmern,
da im kindlichen Alter noch leichter als später die Gesundheit durch Athmung schlechter Luft Schaden leidet. In
Fabriken ferner, wo viele Arbeiter in demselben Raume
zusammen sind, und wo neben den Athmungsstoffen auch
noch Staub oder andere gesundheitsgefährliche Stoffe sich
entwickeln, sollte stets sorgfältig auf eine fortwährende Erneuerung der Luft gesehen werden, indem dadurch die
Gesundheit der Arbeiter erhalten und ihre Arbeitskraft vermehrt wird.]

---

*Ein würfelförmiger Raum von 9 Fuss Höhe, Länge und Breite
enthält nur 729 Kubikfuss Luft.

FÜNFTE VORLESUNG.

Die Quellen des Gewinnes und des Verlustes für das Blut.

1. Das Blut, welches durch den in der vorhergehenden Vorlesung beschriebenen Vorgang in arterielles Blut verwandelt worden ist, wird aus den Lungen durch die Lungenvenen in den linken Vorhof geleitet, von hier in die linke Herzkammer und aus dieser in die grosse Herzader oder Aorta. Dieses grosse Gefäss sendet bei seinem Durchgang durch den Brustkasten viele grosse Arterien aus, mit deren Hilfe der Kopf, die Arme und die Wände des Körpers mit Blut versehen werden. Das Zwerchfell durchschneidend tritt der Herzaderstamm in die Bauchhöhle ein und wird hier zur sogenannten Bauchaorta, aus welcher Gefässe in die Eingeweide des Bauches gehen. Zuletzt geht der Hauptstrom des Blutes in die beiden Hüftarterien über, von welcher die Eingeweide des Beckens und die Beine versorgt werden.

Wenn das Blut die letzten Verzweigungen der Arterien durchlaufen hat, geht es, wie wir gesehen haben, in die Haargefässe über. Hier fliessen ihm ununterbrochen die verbrauchten Producte der Gewebe zu; und da das Blut überall mit Körperchen angefüllt ist, welche, wie alle lebenden Dinge, verfallen und sterben, so häufen sich überall im Blut die Erzeugnisse ihrer Zersetzung an. Es folgt daraus, dass, wenn das Blut rein erhalten werden soll, die fortwährend in dasselbe ergossenen oder in ihm selbst erzeugten Stoffe des Verbrauchs ebenso beständig ausgestossen werden müssen.

2. Drei besondere Arten von Organen sind hauptsächlich

dazu bestimmt, fortwährend Kohlensäure, Wasser und Harnstoff auszuscheiden. Dieses sind die Lungen, die Nieren
und die Haut (Siehe Vorl. I. § 23). Diese drei grossen Organe können daher für eben so viele Abzugsröhren aus dem
Blut oder für ebensoviel Kanäle, durch welche es fortwährend an Substanz verliert, angesehen werden.

Ferner verliert das Blut, indem es durch die Haargefässe
geht, fortwährend Stoffe durch Ausschwitzung in die umgebenden Gewebe.

Eine andere Art Verlust findet Statt durch die Oberfläche des Körpers im Allgemeinen, und durch das Innere
der Luftgänge und Lungen. Durch die erstere wird fortwährend Wärme ausgegeben vermittelst Strahlung, Verdunstung und Leitung; durch die letzteren hauptsächlich
durch Verdunstung.

3. Das Blut, welches in die Leber eintritt, giebt an dieses
Organ fortwährend Stoffe ab; aber der daraus entstandene
Verlust ist nur von kurzer Dauer, da fast die ganze abgege-
bene Masse in Zucker oder Galle verwandelt, wieder in den
Circulationsstrom entweder in der Leber selbst oder an einer
andern Stelle eintritt.

Ferner wird der Stoffverlust, der bei der Ausathmung
durch die Lungen stattfindet, theilweise durch den ebenso
beständigen Gewinn ausgeglichen, welcher aus der bei jeder
Einathmung gewonnenen Sauerstoffmenge hervorgeht; während die Verbrennung, welche durch Vermittelung eben
dieses Sauerstoffs in den Geweben vor sich geht, nicht allein
die Ursache der durch die Lungen abgegebenen Wärme ist,
sondern auch noch derjenigen, welche von der allgemeinen
Oberfläche des Körpers ausgegeben wird. Der Verlust endlich, der durch die Ausschwitzung aus den Haargefässen
entsteht, wird bis zu einem gewissen Grad durch den Gewinn
vermittelst der Lymphgefässe und der Drüsen ohne Ausführungsgänge ausgeglichen.

4. In den soeben angeführten Beispielen finden Verlust
und Gewinn beständig Statt und dauern an, so lange Leben
und Gesundheit dauert. Aber es giebt noch andere Vorgänge, welche entweder Verlust oder Gewinn des Blutes

verursachen und welche nicht ununterbrochen, sondern in
Zwischenräumen stattfinden.

Diese sind, was den Verlust anbetrifft, die Thätigkeiten
der vielen Absonderungsdrüsen, welche gewisse Stoffe
in wiederkehrenden Zeiten aus dem Blut ausscheiden und in
den Zwischenzeiten sich unthätig verhalten.

Auf Seiten des Gewinnes sind es die Zusammenziehungen
der Muskeln, welche das Erscheinen einer grossen Menge
verbrauchter Stoffe im Blut veranlassen, und die Vorgänge
im Verdauungskanal, welche nach Verlauf einer gewissen Zeit, nachdem Nahrung eingenommen worden ist, neue
Stoffe in das Blut ergiessen.

Unter gewissen Umständen kann auch die Haut, indem
sie Flüssigkeiten aufsaugt, eine Quelle des Gewinnes werden.

5. Die Quellen des Verlustes und Gewinnes für das Blut
können passend in folgende Tabelle gebracht werden:

A. Ununterbrochen thätige Quellen des Verlustes
und Gewinnes für das Blut.*

  a. Quellen des Verlustes.

 I. Stoffverlust.
    1) Die Lungen.
    2) Die Nieren.
    3) Die Haut.
    4) Die Leber.
    5) Die Gewebe im Allgemeinen.
 II. Wärmeverlust.
    1) Die freien Oberflächen des Körpers.

  b. Quellen des Gewinnes.

 I. Stoffgewinn.
    1) Die Lungen.
    2) Die Leber.

---

* Der Leser muss sich in Acht nehmen, den Verlust und Gewinn
für das Blut nicht mit dem Verlust und Gewinn des Körpers überhaupt
zu verwechseln. Die beiden unterscheiden sich ebenso, wie sich der
Binnenhandel eines Landes von dessen Export- und Importhandel unterscheidet.

3) Die Milz, die Drüsen ohne Ausführungsgänge, das Lymphgefässsystem.

4) Die Gewebe im Allgemeinen.

II. **Wärmegewinn.**

1) Das Blut selbst und die Gewebe im Allgemeinen.

B. **In Zwischenräumen thätige Quellen des Verlustes und Gewinnes für das Blut.**

a. Quelle des Verlustes.

1) Viele absondernde Drüsen.

b. Quellen des Gewinnes.

1) Die Muskeln.

2) Der Verdauungskanal.

3) Die Haut.

6. In der vorhergehenden Vorlesung habe ich den Vorgang beschrieben, durch welchen die Lungen aus dem Blut viel Kohlensäure, Wasser und eine sehr geringe Menge Harnstoff aussondern, und ihm Sauerstoff zuführen; ich gehe nun zu der zweiten Quelle des Verlusts, zu den Nieren über.

Von diesen Organen giebt es zwei, welche an der Rückwand der Bauchhöhle liegen, je eine auf jeder Seite der Lendengegend der Wirbelsäule. Sie haben dieselbe Form wie die Nieren eines Schaafs, nur sind sie etwas grösser. Die eingedrückte oder concave Seite der Niere ist nach innen oder der Wirbelsäule zugekehrt, die convexe Seite ist nach aussen gekehrt (Fig. 25). Aus der Mitte der concaven Seite jeder Niere (Hilus genannt), entspringt eine lange Röhre mit enger Oeffnung, der Harnleiter, welcher bis zur Harnblase verläuft.

Die letztere, im Becken gelegen, ist ein länglicher, runder Sack, dessen Wände eine grosse Anzahl glatter Muskelfasern enthalten, welcher inwendig mit einer Schleimhaut bekleidet ist und aussen an das Bauchfell grenzt. Die Harnleiter münden nebeneinander, aber in einer kleinen Entfernung von einander in die hintere und untere Wand der Harnblase ein (Fig. 25. 1, 1). Etwas nach vorn von diesen ist eine einzige Oeffnung, welche in einen Kanal führt, welcher Harnröhre genannt wird (Fig. 25, 2), und durch welchen der Hohlraum der Harnblase mit der Aussenfläche des Körpers in Verbin-

dung gesetzt ist. Die Oeffnungen der Harnleiter setzen sich
an den Wänden der Harnblase schräg an, so dass es für die
Flüssigkeit viel leichter ist, aus den Harnleitern in die Blase
zu gelangen als umgekehrt aus der Blase in die Harnleiter.

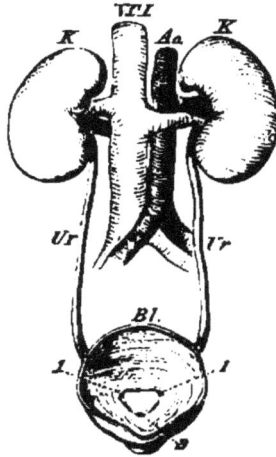

Fig. 25.

Die **Nieren** (*K*), die **Harnleiter** (*Ur.*), die Aorta (*Ao.*) und die untere Hohlvene (*V. C. I.*) mit den **Nierenarterien und Venen.** *Bl.*, die Harnblase,
deren Spitze abgeschnitten ist, um die Mündungen der Harnleiter (1, 1) und die
der Harnröhre (2) zu zeigen.

Vom rein mechanischen Standpunkte aus, besteht wenig
Hinderniss für den freien Lauf der Flüssigkeit aus den Harnleitern in die Blase und aus der Blase in die Harnröhre und
von da nach aussen; aber gewisse Muskelfasern, welche
kreisrund um den Theil der Blase, welcher Blasenhals genannt wird, angeordnet liegen, bilden an dieser Stelle einen
sogenannten Sphincter oder Schliessmuskel und sind
gewöhnlich während des ganzen Lebens in einem Zustand
von Zusammenziehung, so dass sie den Ausgang der Blase
schliessen, während die übrigen Muskelfasern des Organs
erschlafft sind.

Dieser Zustand kehrt sich jedoch in Zwischenräumen

8*

um; und wenn nun die Wände der Blase sich zusammenziehen, während der Schliessmuskel erschlafft, so entleert sie
sich ihres Inhalts, des Harns oder Urins. Aber obgleich
die Ausstossung der Nierenflüssigkeit aus dem Körper nur
in Zwischenräumen stattfindet, so findet doch die Ausscheidung selbst ununterbrochen Statt, und die Urinflüssigkeit
fliesst tropfenweise aus der Oeffnung der Harnleiter in die
Blase. Hier sammelt sie sich an bis ihre Menge gross genug
ist, um jenes unbehagliche Gefühl zu erwecken, welches zur
Austreibung veranlasst.

7. Die Absonderung des verbrauchten Stickstoffs und
Wassers mit ein wenig Kohlensäure durch die Nieren ist
daher vollständig vergleichbar jener von Kohlensäure und
Wasser mit etwas Harnstoff durch die Lungen, in deren
Luftzellen sich fortwährend Kohlensäure und Wasserdämpfe
ansammeln, um dann periodisch durch den Act des Ausath-
mens ausgestossen zu werden. Aber der Vorgang im Nieren-
apparat unterscheidet sich von jenem in den Athmungsor-
ganen durch die viel längeren Zwischenräume seiner Aus-
treibungsthätigkeiten; und noch mehr durch den Umstand,
dass die Substanz, welche die Lungen einnehmen ebenso
wichtig ist als jene, welche sie abgeben, während die Nieren
nichts einnehmen.

8. Die von den Nieren abgesonderte Flüssigkeit hat für
gewöhnlich eine saure Reaction und besteht aus Harnstoff
und Harnsäure neben anderen thierischen Producten von
weniger Wichtigkeit, einschliesslich eines gewissen Farbstoffs,
und aus salzigen und gasigen Substanzen, welche durch eine
grosse Menge Wasser in Lösung gehalten werden.

Die Menge und die Zusammensetzung des Harns wechselt sehr, je nach der Tageszeit, der Temperatur und Feuchtigkeit der Luft, dem fastenden oder gefüllten Zustand des
Verdauungskanals und der Natur der Nahrung.

Harnstoff und Harnsäure sind beide zusammengesetzt
aus den Elementen Kohlenstoff, Wasserstoff, Sauerstoff und
Stickstoff, aber der Harnstoff ist viel löslicher in Wasser und
seine Menge übersteigt sehr jene der Harnsäure.

Ein gesunder Mann sondert im Mittel durch die Nieren

ungefähr funfzig Unzen oder 24,000 Gran [1500 Ccm.]
Wasser täglich ab. In diesem sind 500 Gran [35 Grm.]
Harnstoff, aber nicht mehr als 10 bis 12 Gran [0,75 Grm.]
Harnsäure aufgelöst.

Der Betrag anderer thierischer Stoffe und der salzartigen
Bestandtheile schwankt zwischen einem Drittel bis zu fast
dem vollen Betrage des Harnstoffs. Die salzigen Stoffe bestehen hauptsächlich aus gewöhnlichem Kochsalz, phosphorsaurem und schwefelsaurem Kali, Natron, Kalk und Mag-
nesia. Die Gase sind dieselben wie jene des Blutes: Kohlensäure, Sauerstoff und Stickstoff. Aber die Menge derselben
ist weniger als ein Drittel so gross in gleichen Theilen der
Flüssigkeit; und die Kohlensäure ist verhältnissmässig in
grosser Menge vorhanden, während der Sauerstoff in sehr
kleiner Menge vorkommt.

Das mittlere specifische Gewicht des Harns unterscheidet
sich nicht sehr von jenem des Blutserums, indem es etwa
1.020 beträgt.

9. Wie man hieraus erkennt, sind die Hauptbestandtheile
des Harns schon im Blut enthalten, und in der That kann
man fast sagen, dass der Harn Blut ist, welches seiner Körperchen, des Fibrins und Albumins, beraubt ist. Oder mit
anderen Worten, der Harn ist eine Flüssigkeit, wie sie aus
dem Blut mit Hilfe einer Art von Sieb, welches die Fähigkeit hätte, alle jene Bestandtheile zurückzuhalten und das
Uebrige durchzulassen, ausgeschieden werden könnte.

Das dazu nöthige Sieb sind eben die Nieren, mit deren
genauer Bauart wir uns jetzt bekannt machen müssen.

Wenn ein Längsschnitt durch die Nieren gemacht wird
(Fig. 26.), so sieht man das obere Ende des Harnleiters
(U.) sich in eine beckenähnliche Höhlung erweitern, welche
das Nierenbecken genannt wird. In diesem ragen verschiedene kegelförmige Erhebungen hervor, welche Pyramiden genannt werden, und auf deren Spitzen sind eine
grosse Menge ausserordentlich kleiner Oeffnungen — die
letzten Enden der Harnröhrchen, aus denen hauptsächlich die Masse der Nieren zusammen gesetzt ist. Wenn man
die Röhrchen von ihren Oeffnungen an, bis zur Oberfläche

der Nieren hin verfolgt, so findet man, dass sie zuerst parallel in Bündeln bei einander liegen, welche näher der Oberfläche strahlenförmig auseinander gehen und sich im
weiteren Verlauf in Zweigröhren trennen; aber zuletzt breiten
sie sich unregelmässig aus und werden gewunden. Allein
dieses Umstandes halber sieht der mittlere Theil der Niere,
Marksubstanz genannt, anders aus als der oberflächliche
Theil, oder die Rindensubstanz; aber ausserdem ist die
Rindensubstanz reichlicher mit Gefässen versehen als die
Marksubstanz und ist dadurch dunkler gefärbt. Der grösste
Theil der Röhrchen endet zuletzt in Erweiterungen (Fig. 27.),
welche Malpighi'sche Kapseln genannt werden.

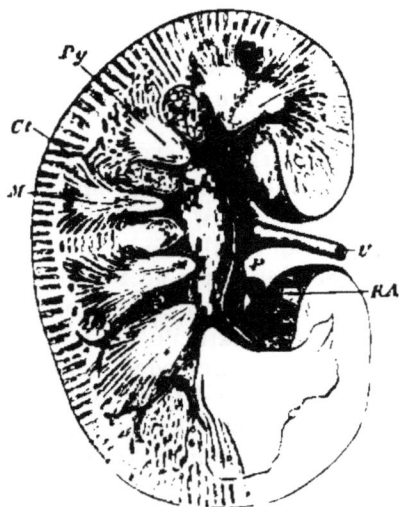

Fig. 26.

Längsschnitt durch eine menschliche Niere.

Ct., Rindensubstanz; M. Marksubstanz; P, Nierenbecken; U. Harnleiter,
R. A. Nierenarterie; Py, Pyramide.

In die Spitze einer jeden Kapsel mündet ein kleines
Gefäss, eine der letzten Verzweigungen der Nierenarterie
(Fig. 26, R. A.) (die dünne Wand der Kapsel vor sich her

treibend) und zertheilt sich unmittelbar in ein Bündel ver-
schlungener Haargefässe, welches Gefässknäuel oder
Glomerulus genannt wird (Fig. 27, *h*.) und welches fast
den ganzen Hohlraum der Kapsel ausfüllt.

Das Blut wird aus dem Glomerulus durch eine kleine
Vene weggeführt, welche sich nicht sogleich mit anderen
Venen zu einem grösseren Stämmchen vereinigt, sondern in
ein Netzwerk von Haargefässen mündet, welches die oben
erwähnten „Harnröhrchen" umspinnt, eine Nachahmung
des Pfortaderkreislaufs in kleinerem Maassstab.

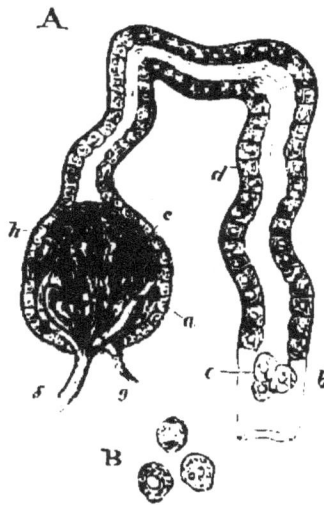

Fig. 27.

A. **Malpighi'sche Kapsel** *a*, mit dem in ihr enthaltenen **Glomerulus** *h*.
und dem Anfang des Röhrchens *b*., in welches sie übergeht. *c, d*, Epithelium an
seinem Platze; *e*, losgelöstes Epithelium des Röhrchens; *f*, Arterie, *g*, Vene; *h*.
Glomerulus. — Vergrösserung etwa 300 mal. *B.* Epithelium, stärker vergrössert.

Die Harnröhrchen haben eine epitheliale Auskleidung,
eine Fortsetzung derjenigen des Nierenbeckens und der
Harngänge im Allgemeinen. Das Epithelium ist dick und
platt in den Röhrchen, wird aber sehr fein und verschwindet
fast vollkommen in der Kapsel und auf dem Glomerulus.

10. Es ist aus dieser Beschreibung ersichtlich, dass diese Oberfläche des Glomerulus in Wirklichkeit frei liegt oder mit der Aussenfläche des Körpers durch Vermittelung der Harnröhrchen in Verbindung steht; und dass ferner in jedem Gefäss des Glomerulus ein kleiner Blutstrom fliesst, der von der Höhlung der Röhre nur durch die sehr feine Haut geschieden ist, aus welcher die Wand des Gefässes besteht. Die Malpighi'sche Kapsel kann deshalb in der That für einen Trichter angesehen werden, und die häutigen Wände des Glomerulus für eine Art sehr feinen Filtrirpapiers, in welches das Blut gegossen wird.

11. Das Blut, welches die Nieren versieht, kommt unmittelbar durch die Nierenarterien aus der Aorta, so dass es erst kurz vorher das Herz verlassen hat. Das venöse Blut, welches in das Herz eintritt und zu den Lungen fortgetrieben wird, und welches sowohl mit stickstoffhaltigen als anderen verbrauchten Stoffen beladen ist, verliert nur einen geringen Theil des ersteren auf seinem Wege durch die Lungen; so dass das arterielle Blut, welches die Aorta füllt, rein ist nur in Bezug auf Kohlensäuregehalt, aber unrein in Bezug auf Harnstoff und Harnsäure.

Im gesunden Zustand sind die Wände der kleinen Nierenarterien und Venen schlaff, so dass das Blut freien Durchgang hat; und nur wenig Abfallstoffe, herrührend von der Muskelzusammenziehung in den Wänden dieser Gefässe, gehen in das Nierenblut über. Und da der Harn, welcher aus dem Nierenblut abgeschieden wird, verhältnissmässig weniger Sauerstoff und mehr Kohlensäure als das Blut selbst enthält, so ist es wahrscheinlich, das ein Zuwachs an Kohlensäure aus dieser Quelle sogleich wieder ausgeglichen wird. Daraus wird es verständlich, dass, so lange als die Nieren ihre Verrichtung gehörig ausüben, das Blut, welches dieses Organ durch die Nierenvene verlässt, ebenso hellroth ist, als dasjenige, welches durch die Nierenarterie in dasselbe eingeht. Genau gesprochen ist es das reinste Blut des Körpers, denn sorgfältige Analyse hat bewiesen, dass es einen bedeutend geringeren Theil Harnstoff und Wasser enthält als dasjenige der linken Seite des Herzens. Dieser Unterschied ist natürlich eine nothwendige Folge der Ausscheidung der Harnflüssigkeit aus dem Blute bei dessen Lauf durch die Nieren.

Da die Nierenvenen ihren Inhalt unmittelbar in die untere Hohlvene ergiessen (Siehe Fig. 25), so folgt daraus, dass das Blut in dem oberen Theil dieser Vene viel weniger unrein oder venös ist, als dasjenige, welches in der unteren Hohlvene unterhalb der Nierenvenen enthalten ist.

12. Eine Reizung der Nerven, welche die Wände der Nierengefässe versehen, hat die unmittelbare Folge, die Ausscheidung des Urins zu verhindern und das Nierenblut dunkel und venös zu machen. Die erste Wirkung kann man sich erklären durch die Verminderung des Drucks auf das Blut in den Malpighi'schen Knäueln in Folge der Verminderung des Durchmessers der Kanäle oder kleinen Arterien, durch welche das Blut zu jenen gelangt. Und die zweite Wirkung ist wahrscheinlich zum Theil eine Folge der ersten — die Ausscheidung von Kohlensäure durch den Harn hört auf mit der Unterdrückung der Absonderung dieser Flüssigkeit; zum grossen Theil ist es aber auch die Wirkung des Eindringens von Kohlensäure in das Nierenblut, in Folge der Thätigkeit der Muskeln der kleinen Gefässe und der Umsetzungen, die daraus entstehen.

13. Dass die Haut eine Quelle fortdauernden Verlustes für das Blut ist, kann auf verschiedene Weise bewiesen werden. Wenn der ganze Körper oder ein Glied eines Mannes in einen Gummisack, der mit Luft angefüllt ist, eingeschlossen wird, so wird man finden, dass diese Luft Veränderungen unterliegt, welche ähnlicher Art sind wie jene, welche bei der Luft, die durch die Lungen eingeathmet wird, stattfinden. Das heisst, die Luft verliert Sauerstoff und gewinnt Kohlensäure; sie erhält einen grossen Theil Wasserdampf, welcher sich auf den Wänden des Sackes niederschlägt und durch ein passend angebrachtes Abflussrohr abgezogen werden kann; und eine ausserordentlich geringe Menge Harnstoff lagert sich auf der Oberfläche des Gliedes oder Körpers ab. Unter gewöhnlichen Umständen erscheint kein flüssiges Wasser auf der Oberfläche der Köperbedeckung und der

ganze Vorgang erhält deshalb den Namen „unmerkliche
Ausdunstung“. Aber wenn eine starke Bewegung, oder
irgend eine Art geistiger Erregung stattfindet, oder wenn
der Körper einer heissen und feuchten Luft ausgesetzt wird,
dann wird die Ausdunstung wahrnehmbar; das heisst
sie erscheint in Form von zerstreuten Tropfen auf der
Oberfläche.

14. Die Menge von Schweiss oder Ausdunstung
wechselt ausserordentlich, je nach der Temperatur und anderen
Bedingungen der Luft und je nach dem Zustand des Blutes
und Nervensystems. Man nimmt als allgemeine Regel an,
dass die Menge Wasser, die von der Haut abgesondert wird,
doppelt so gross ist als diejenige, die in derselben Zeit von
den Lungen ausgeschieden wird. Die Menge von Kohlensäure beträgt nicht über $1/30$ oder $1/40$ von derjenigen, die
aus den Lungen ausgeschieden wird. Die Menge Harnstoff,
die ausgeschieden wird, ist nicht genau bekannt.

Im normalen Zustand ist der Schweiss sauer und enthält
Fettstoffe, selbst wenn er frei gehalten wird von den fettigen
Absonderungen der Talgdrüsen. Gewöhnlich aber ist der
Schweiss, wenn er sich auf der Haut sammelt, mit den
fettigen Absonderungsstoffen dieser Drüsen vermischt; und
ausserdem erhält er Schuppen von den äussern Schichten
der Epidermis, welche fortwährend abgestossen werden.

15. Wenn man den Vorgang zergliedert, durch welche
die Ausdunstung von der Körperoberfläche erfolgt, so muss
man sich zuerst daran erinnern, dass die Haut, selbst wenn
sie nicht mit drüsenartigen Organen versehen wäre, doch
stets in der Lage einer mässig dicken, durchdringlichen
Membran ist, die zwischen einer heissen Flüssigkeit, dem
Blute und der Luft liegt. Selbst in heissen Klimaten ist gewöhnlich die Luft weit entfernt vollständig mit Wasserdampf
gesättigt zu sein, und in gemässigtem Klima hört sie auf so
gesättigt zu sein in dem Augenblick, wo sie mit der Haut
in Berührung kommt, deren Temperatur gewöhnlich zehn
bis zwanzig und mehr Grade über ihrer eigenen ist.

Eine Schweins- oder Rinderblase weist keine sichtbaren
Poren auf, aber wenn sie mit Wasser gefüllt in die Luft

gehängt wird, so wird das Wasser nach und nach durch die
Wände der Blase sickern und durch Verdunstung verschwinden. Nun ist in Bezug auf das Blut die Haut eine
solche Blase voll heisser Flüssigkeit.

Daher muss Ausdunstung bis zu einem gewissen Grad
immer stattfinden durch die Substanz der Oberhaut hindurch;
aber der Betrag dieser Ausdunstung kann nicht genau
angegeben werden, weil eine zweite und sehr wichtige Quelle
der Ausdunstung in den sogenannten Schweissdrüsen
vorhanden ist.

16. Ueber den ganzen Körper verbreitet zeigt die Oberhaut ausserordentlich kleine Oeffnungen, die Enden von in
der Epidermis oder Oberhaut ausgehöhlten Kanälen, und
jeder die unmittelbare Verlängerung einer ausserordentlich
kleinen Röhre, welche gewöhnlich $1/_{300}$ Zoll im Durchmesser
und einen Viertelzoll Länge hat und in der eigentlichen
Haut (Lederhaut) eingelagert ist. Jede Röhre ist mit einem
Epithelium, welches sich in die Epidermis fortsetzt, ausgekleidet. Die Röhre spaltet sich zuweilen, aber ob einzeln
oder verzweigt, ihr inneres Ende oder ihre Enden sind blind
und zu einer Art Knäuel aufgewickelt, welches mit einem
Maschenwerk von Haargefässen durchflochten ist. (Fig. 28 A.)

Das Blut in diesen Haargefässen ist daher von der Höhle
der Schweissdrüse nur durch die dünnen Wände der Haargefässe, und diejenigen der Drüsenröhre und seinem Epithelium, welche zusammengenommen nur ein sehr dünnes
Häutchen bilden, getrennt; und die Anordnung ist, obwohl
im Einzeln verschieden, im Princip jener ähnlich, welche
in den Nieren obwaltet. In den letzteren bildet das Gefäss
einen Knäuel innerhalb der Malpighi'schen Kapsel, welche
das Ende einer Röhre ist. Hier windet sich die Schweissröhre
um und zwischen die Gefässe. In beiden Fällen wird dasselbe
Ergebniss erzielt — das Blut einer breiten, verhältnissmässig
freien Oberfläche auszusetzen, nach welcher gewisse Theile
seines Inhalts durchschwitzen.

Die Zahl dieser Drüsen wechselt in den verschiedenen
Theilen des Körpers. Es sind deren am wenigsten im Rücken
und Nacken, wo ihre Zahl nicht über 400 auf den Quadrat-

zoll beträgt. Sie sind zahlreicher auf der Haut des Hand-
tellers und der Sohle, wo ihre Oeffnungen den auf der Haut
sichtbaren Furchen folgen, und wo sie bis zu zwei bis drei
Tausend auf den Quadratzoll anwachsen. Nach oberfläch-
licher Schätzung enthält wahrscheinlich die ganze Haut
nicht weniger als zwischen zwei und eine viertel bis zu zwei
und einer halben Million dieser Röhrchen, welche daher zusammen eine sehr grosse Absonderungskraft besitzen müssen.

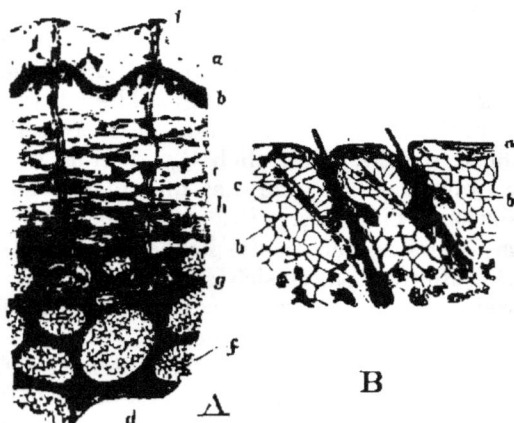

Fig. 28.

A. Hautschnitt mit Schweissdrüsen, a, die Epidermis; b, tiefere Lage der-
selben, das sogenannte Malpighi'sche Netz, e. d. die eigentliche Haut oder
Lederhaut; f. Fettzellen; g. Endknäuel einer Schweissdrüse; h. ihr Ausfüh-
rungsgang; i. ihre Oeffnung an der Hautoberfläche.
B. Ein Hautschnitt mit Haarwurzeln und Talgdrüsen. b. Muskel der
Haarscheide c.

17. Die Schweissdrüsen stehen sehr unter dem Einfluss
des Nervensystems. Dies ist nicht nur durch die wohlbekannten Wirkungen geistiger Erregung bewiesen, die
manchmal die Schweissabsonderung unterdrückt und andere
Male zuweilen das Hervorströmen des Schweisses in grosser
Menge verursacht, sondern ist auch zum Gegenstand eines
directen Versuchs gemacht worden. Es giebt gewisse Thiere,

wie z. B. das Pferd, welche sehr leicht schwitzen. Wenn der sympathische Nerv an der einen Seite des Halses bei einem Pferde durchschnitten wird, so wird dadurch dieselbe Seite des Kopfes stärker mit Blut gefüllt und seine Temperatur steigt (Siehe Vorl. II. §. 24), und zugleich strömt auf der ganzen so veränderten Seite der Schweiss in grosser Menge hervor. Wenn man dasjenige Ende des durchschnittenen Nerven, welches in Verbindung mit den Gefässen ist, reizt, so ziehen sich die Muskelwände der letzteren, in welcher sich der Nerv vertheilt, zusammen, die starke Blutanfüllung hört auf und mit ihr die Schweissabsonderung.

18. Der Betrag an Stoff, welcher unter gewissen Umständen durch Schweissabsonderung verloren gehen kann, ist sehr bedeutend. Hitze mit schwerer Arbeit vereinigt, können das Gewicht eines Mannes um zwei bis drei Pfund in der Stunde vermindern, nur allein durch die Hautausdunstung; und da man einigen Grund hat anzunehmen, dass die Menge der festen Stoffe, welche durch den Schweiss aus dem Blut ausgeschieden werden, sich nicht mit dem Anwachsen der Schweissabsonderung in demselben Verhältniss verringern, so muss sogar die Menge Harnstoff, welche durch starkes Schwitzen ausgesondert wird, sehr gross sein.

Die Verschiedenheit zwischen dem Blut, welches von der Haut kommt und jenem, welches zur Haut geht, kann nur nach der Natur der Substanzen, welche an die Hautabsonderung abgegeben werden, bestimmt werden; aber so viel steht fest, arterielles Blut wird in der Haut nicht in venöses verwandelt.

19. Es wird jetzt lehrreich sein, die drei grossen Organe, welche wir soeben beschrieben haben — Lungen, Nieren und Haut, genauer untereinander zu vergleichen als dies in der ersten Vorlesung (Vorl. I. § 23.) geschehen ist.

In letzter anatomischer Analyse besteht jedes dieser Organe aus einer feuchten thierischen Haut, welche das Blut von der Atmosphäre trennt.

Wasser, Kohlensäure und Harnstoff werden aus dem Blut abgesondert, gehen durch die thierische Membran in jedes der drei Organe, und stellen deren Absonderungs- oder

Aussonderungsstoffe dar; aber die drei Organe unterscheiden
sich untereinander durch die Mengen, in welchen sie diese
drei Bestandtheile der Ausscheidung abgeben, und das
Verhältniss dieser Mengen zu einander.

Dem Gewicht nach ist das Wasser der überwiegende
Auswurfsstoff in allen Dreien; am meisten feste Masse wird
durch die Nieren abgesondert, am meisten gasförmige durch
die Lungen.

Die Haut theilt die Natur Beider, der Lungen sowohl
wie der Nieren, indem sie Sauerstoff absorbirt und Kohlensäure und Wasser ausdunstet wie die ersteren, während sie
Harnstoff und salzhaltige Stoffe in gelöster Form abgiebt
wie die letzteren; aber die Haut hat nähere Beziehungen zu
den Nieren als zu den Lungen. Wenn daher die freie
Thätigkeit der Haut unterbrochen wird, so wird ihre Thätigkeit gewöhnlich von den Nieren übernommen und umgekehrt.
Wenn die Absonderung der Haut bei heissem Wetter zunimmt, so vermindert sich diejenige der Nieren, und das
Gegentheil wird bei kaltem Wetter beobachtet.

Diese Thätigkeit der gegenseitigen Ergänzung reicht jedoch nicht weit; denn wenn die Nieren zerstört werden, oder
ihre Thätigkeit unterbrochen wird, so erfolgt Tod, so thätig
auch die Haut sein mag. Und andererseits, wenn die Haut mit
einem undurchdringlichen Firniss überzogen wird, so fällt
die Körpertemperatur plötzlich und Tod tritt ein, trotzdem
Lungen und Nieren thätig geblieben sind. [Doch ist es
zweifelhaft, wie weit hierbei die Unterdrückung der Hautabsonderung mitwirkt. Wahrscheinlich ist die Ursache des
Todes in diesen Fällen in dem vermehrten Wärmeverlust zu
suchen, da nachgewiessener Massen die Gefässe der Haut
dabei erweitert werden, und die Haut mehr Wärme abgiebt,
als gewöhnlich Daher bleiben die gefirnissten Thiere am Leben, wenn man sie in einen stark geheizten Raum bringt.]

20. Die Leber ist eine fortwährende Quelle sowohl von
Verlust wie auch in einem gewissen Sinn von Gewinn für
das Blut, welches durch sie hindurch geht. Sie verursacht
Verlust, weil sie eine eigenthümliche Flüssigkeit, die Galle,
aus dem Blut ausscheidet und dieselbe in die Eingeweide

ergiesst. Sie ist eine Quelle des Gewinnes, wenn nicht in der
Menge, so doch jedenfalls in der Art des Stoffes, denn sie
erzeugt eine Substanz Glycogen, welche fähig ist, sehr
schnell in eine Art Zucker überzugehen, Leberzucker oder
Glukose genannt, und welche in der einen oder anderen
Form vom Blut weggeführt wird. Endlich ist es sehr wahrscheinlich, dass die Leber eine Quelle der farblosen Körperchen des Blutes ist.

Die Leber ist das grösste drüsige Organ im Körper; sie
wiegt gewöhnlich fünfzig bis sechzig Unzen. Sie ist ein
breites, dunkles, rothgefärbtes Organ, welches an der rechten
Seite des Körpers liegt, unmittelbar unter dem Zwerchfell,
mit welchem seine obere Oberfläche in Berührung ist, während
die untere Fläche die Därme und die rechte Niere berührt.

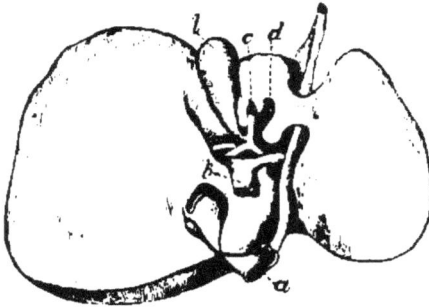

Fig. 29

Die Leber, von unten gesehen. *a*, Hohlvene; *b*, Pfortader; *c*, Gallengang; *d*, Leberarterie; *l*, Gallenblase.

Die Leber ist mit einem Ueberzug des Bauchfells bekleidet, welcher sie an ihrem Platz erhält. Sie ist von oben nach
unten plattgedrückt und oben, wo sie sich an die Krümmung
der untern Fläche des Zwerchfells anlegt, convex und glatt.
An ihrer unteren Fläche ist sie platt und unregelmässig, am
hinteren Rande dick, aber ihre vordere Kante ist scharf und
dünn. —

Von unten betrachtet, wie in Fig. 29, sieht man die
untere Hohlvene *a* durch einen Einschnitt an der hinteren

Kante der Leber gehen, da, wo sie aus der Bauchhöhle in den Brustkasten übergeht. Bei *b* sieht man den Stamm der Pfortader, wie er sich in die Hauptzweige vertheilt, welche in dieses Organ eindringen und sich in dessen Substanz verzweigen. Bei *d* kommt die Leberarterie fast direct aus der Aorta, verzweigt sich gleichfalls, tritt in die Leber ein und vertheilt sich in ihr. Bei *c* ist der einzelne Stamm des Gallenganges, welcher die Galle, die ihm durch seine rechten und linken Zweige aus der Leber zugeführt worden ist, wegführt. In den Gallengang mündend, sieht man den Ausführungsgang eines weiten ovalen Sackes *l*, die Gallenblase. Der Gallengang ist enger als die Arterie und die Arterie enger als die Pfortader.

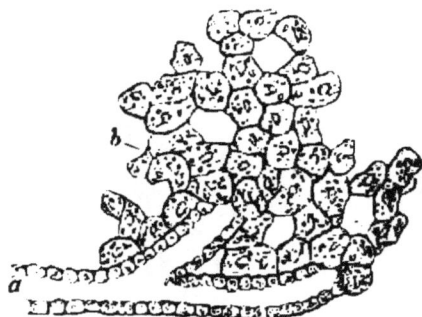

Fig. 30.

Letzte Verzweigungen des Gallenganges, a; b, Leberzellen.

Wenn die Zweige der Arterie, der Pfortader und des Gallenganges bis in die Substanz der Leber hinein verfolgt werden, so wird man finden, dass sie zuerst mit einander verlaufen und sich dann verzweigen und vertheilen, indem sie immer enger werden. Zuletzt endigen die Pfortader und Leberarterie in Haargefässen, welche wie ein Netzwerk die kleinsten sichtbaren Unterabtheilungen der Lebersubstanz durchdringen — vieleckige Massen von ein zehntel Zoll oder weniger im Durchmesser, welche Lobuli oder Läppchen genannt werden. Jedes Läppchen sitzt mit seiner Grundfläche auf einer der Verzweigungen der grossen Vene

— der Lebervene — und das Blut der Haargefässe dieses Läppchens ergiesst sich in diese Vene durch eine kleine Abzugsvene, Intralobularvene genannt, welche im Mittelpunkt des Läppchens gelegen ist und seine Basis durchbohrt. So gelangt das venöse Blut der Pfortader und das arterielle Blut der Leberarterie an die Oberfläche der Läppchen durch die letzten Verzweigungen dieser Vene und Arterie, mischt sich in den Haargefässen jedes Läppchens und wird fortgeschafft durch die Intralobularvene, welche ihren Inhalt in eine der Verzweigungen der Lebervene ergiesst. Diese Verzweigungen vereinigen sich und bilden immer grössere Stämme, welche endlich an den hinteren Rand der Leber gelangen und sich zuletzt in die untere Hohlvene ergiessen, wo dieselbe dicht an diesem Theil des Organs nach oben geht.

So ist also das Blut, welches die Leber versieht, eine Mischung von arteriellem und venösem Blut, das erstere wird durch die Leberarterie unmittelbar aus der Aorta herbeigeführt, das letztere durch die Pfortader aus den Haargefässen des Magens, der Eingeweide, der Bauchspeicheldrüse und der Milz.

Was zuletzt aus den Verzweigungen des Gallenganges wird, weiss man noch nicht bestimmt. Mit einem Epithelium bekleidet, welches die Fortsetzung jenes des Hauptstammes ist und daher auch jenes des Darmes, in welchen der Hauptgang mündet, kann man sie bis zur Oberfläche der Läppchen verfolgen. Ihre letzten Verzweigungen sind nicht genau bestimmt; aber verschiedene Untersuchungen lassen vermuthen, dass sie mit ausserordentlich kleinen Gängen in Verbindung sind, welche zwischen den Leberzellen verlaufen und dass sie das Läppchen in den von den Haargefässen gelassenen Zwischenräumen durchziehen. Auf jeden Fall muss jede durch die Läppchen aus dem Blut geschiedene Flüssigkeit ihren Weg zu ihnen finden.

In dem Läppchen selbst sind alle Maschen der Blutgefässe mit Leberzellen ausgefüllt. Dies sind vielseitige kleine Körperchen von ungefähr $^1/_{1000}$ Zoll im Durchmesser, in ihrem Innern mit einem Kern versehen, und öfters sind

grössere oder kleinere Körnchen von Fett in ihrer Substanz
vertheilt. (Fig. 30 *b*.) Man vermuthet, dass in den Leberzellen die wirksamen Kräfte der Leber liegen.

21. Die Natur dieser wirksamen Kräfte, so weit als die
Leber eine Quelle des Verlustes ist für das Blut, welches
durch sie geht, können wir bestimmen, indem wir Folgendes
feststellen:

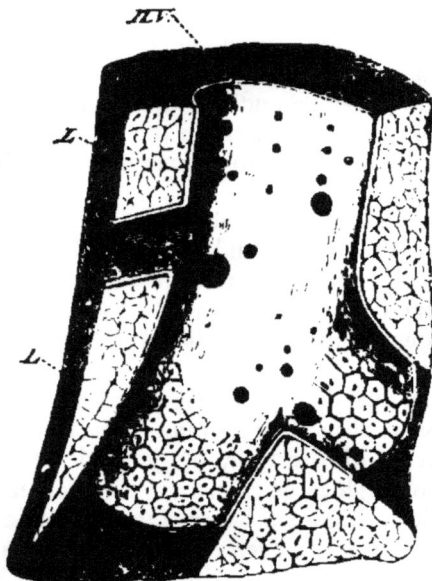

Fig. 31.

Ein Stück Leber, an welchem man die Leberveue (*H. V.*) sieht, mit den
Leberläppchen (*L*), welche auf den Wänden der ersteren aufsitzen und ihre
intralobularen Venen in sie einmünden lassen.

a) Den Charakter jener Flüssigkeit, der Galle, welche
unaufhörlich durch den Gallengang fliesst, und welche, wenn
keine Verdauung stattfindet und der Durchgang zum Darm
geschlossen ist, rückwärts fliesst und die Gallenblase anfüllt.

b) Den Unterschied zwischen dem Blut, welches in die

Leber eingeht und jenem, welches die Leber verlässt in Bezug auf die Gallenbestandtheile.

22. *a*) Die Gesammtmenge der Galle, welche in vierundzwanzig Stunden ausgeschieden wird, ist schwankend, beträgt aber wahrscheinlich nicht weniger als zwei bis drei Pfund. Sie ist eine grüngelbe, neutrale oder schwach alkalische Flüssigkeit von ausserordentlich bitterem Geschmack, zusammengesetzt aus Wasser mit zwischen 17 Procent bis zur Hälfte dieser Menge fester Stoffe in Lösung. Die festen Bestandtheile sind hauptsächlich eine harzige Substanz, zusammengesetzt aus Kohle, Wasserstoff, Sauerstoff, Stickstoff und Schwefel, welche in einer Verbindung mit Natron vorkommt. Dieser sogenannte Gallenstoff oder das Bilin kann durch chemische Processe in zwei Säuren zerlegt werden, die Taurocholsäure (welche Schwefel enthält) und die Glycocholsäure; und man sagt daher, sie sei eine Verbindung von taurocholsaurem Natron und glycocholsaurem Natron. Ausser diesem Hauptbestandtheil, dem Bilin, enthält die Galle eine krystallisirte fettige Substanz Cholesterin, und einen besonderen eisenhaltigen Farbstoff, welcher wahrscheinlich dem Haematin des Blutes verwandt ist.

b) Von diesen Bestandtheilen der Galle kann man nur das Wasser, das Cholesterin und die salzigen Stoffe im Blut entdecken; und obgleich zweifellos ein Unterschied zwischen dem Blut, welches in die Leber eingeht und jenem, welches sie verlässt, besteht, so stellen sich der Feststellung der Unterschiede in den verhältnissmässigen Mengen dieser Bestandtheile grosse Schwierigkeiten in den Weg. Das Blut der Lebervene ist jedoch sicherlich ärmer an Wasser als jenes der Pfortader.

23. Da der Hauptbestandtheil der Galle, das Bilin, nicht in dem Blut, welches in die Leber eingeht, entdeckt werden kann, so muss es sich auf Kosten der Gewebe dieses Organs selbst oder irgend eines Bestandtheils des durch die Leber gehenden Blutes bilden. Wie dem auch sein mag, es ist ein sehr merkwürdiger Umstand, dass, da fast die ganze Galle, welche in die Därme ergossen wird, wieder von den

9*

Gefässen in deren Wänden aufgesogen wird, die Galle in irgend einer Gestalt zum zweiten Male in die Leber gelangen muss mit dem Strome des Pfortaderblutes. ·

24. Wir müssen nun zunächst die Hauptquellen des andauernden Gewinnes für das Blut in Betrachtung ziehen; und in erster Reihe die Quellen des Gewinnes an Stoffen.

Die Lungen und die Haut sind, wie wir gesehen haben, zwei von den Hauptkanälen, durch welche der Körper flüssige und gasige Substanz verliert, sie sind aber auch die einzigen Vermittler, durch welche eine der wichtigsten Substanzen zur Erhaltung des Lebens, der Sauerstoff, in das Blut eingeführt wird. Es ist schon angedeutet worden, dass die Menge Sauerstoff, die durch die Lungen in das Blut eingeht, etwas grösser ist, als jene der ausgegebenen Kohlensäure.

Das absolute Gewicht Sauerstoff, welcher auf diese Art in 24 Stunden absorbirt wird, kann man auf 10,000 Gran [etwa 900 gramm oder 600 Liter] schätzen. (Siehe Vorl. VI. § 2.)

Wie viel durch die Haut des Menschen aufgenommen wird, ist nicht genau bekannt, aber bei einigen niedrigen Thieren, wie z. B. beim Frosch, spielt die Haut eine wichtige Rolle bei der Ausübung der Athmungsthätigkeit.

25. Das Blut, welches die Leber durch die Lebervene verlässt, enthält nicht nur verhältnissmässig weniger Wasser und Fibrin, sondern auch verhältnissmässig mehr Körperchen, besonders farblose Körperchen und, was noch wichtiger ist, eine grössere Menge Leberzucker oder Glukose als jenes, welches durch die Pfortader und Leberarterie zu ihr gelangt. Diese Unterschiede sind von der Natur der eingenommenen Lebensmittel unabhängig.

Dass das Blut, welches die Leber verlässt, verhältnissmässig weniger Wasser und mehr Körperchen enthalten muss, als das in sie eintretende, war zu erwarten, da ja die Bildung der Galle, welche aus diesem Blut ausgeschieden wird, nothwendig einen Verlust an Wasser und einiger festen Substanzen bedingt, während sie dem Blute keine Körperchen entzieht.

Wir wissen nicht, weshalb das Blut der Lebervene weniger
Fibrin ausscheidet, als das zur Leber gebrachte Blut. Aber
die Ursache, weshalb immer mehr Zucker in dem die Leber
verlassenden als in dem in sie eintretenden Blut ist, und
weshalb in der That eine Menge Zucker im Blut der Lebervene ist, selbst wenn keine Spur davon durch die Leberarterie
und Pfortader zu ihr gebracht worden ist, ist erst durch
sorgfältige und sinnreiche Experimentaluntersuchungen in
den letzten Jahren gefunden worden.

26. Wenn ein Thier mit rein thierischer Kost gefüttert
wird, so wird das Blut der Pfortader keinen Zucker enthalten,
da keiner von den Wänden des Verdauungskanals resorbirt
worden ist, ebenso wird jenes der Leberarterie keinen oder
auf jeden Fall nicht mehr als nur eine sehr geringe Spur
enthalten. Dennoch wird eine Menge davon zu gleicher Zeit
im Blut der Lebervene und in jenem der Hohlvene gefunden
werden, von dem Punkt an, wo sie sich mit der Lebervene
verbindet, bis zum Herzen hin.

Zweitens, wenn aus einem derart gefütterten Thiere die
Leber herausgenommen und ein Strom kalten Wassers in die
Pfortader getrieben wird, so fliesst dasselbe durch die
Lebervene aus indem es alles Blut des Organs mit sich führt,
und wird nach einiger Zeit farblos und frei von Zucker aus-
strömen. Demungeachtet wird, wenn das Organ in einer
mässigen Temperatur sich selbst überlassen bleibt, bald wieder Zucker in reichem Maasse in demselben vorhanden sein.

Drittens, aus der wie oben beschrieben ausgewaschenen
Leber kann man durch angemessene Mittel eine Substanz
ausziehen, welche der Stärke, dem Dextrin und dem Gummi
in chemischer Zusammensetzung ähnlich ist, und welche aus
Kohlenstoff, Wasserstoff und Sauerstoff besteht, die letzteren
in denselben Verhältnissen wie im Wasser. Diese „stärkemehlartige" Substanz ist das Glykogen, von dem in § 20.
die Rede war. Es kann getrocknet und für lange Zeit auf-
bewahrt werden, ohne sich zu verändern.

Aber gleichwie die vegetabilische Stärke und Dextrin,
so verwandelt sich auch dieses thierische Stärkemehl, welches
in der Leber gebildet sein muss, da es weder im Blut der

Pfortader noch in jenem der Leberarterie enthalten ist, leicht,
in Zucker, wenn es mit gewissen Stoffen, welche als Gährungsmittel dienen, in Berührung kommt.

Viertens kann bewiesen werden, dass ein Gährungsmittel,
welches fähig ist, das stärkemehlartige Glykogen in zucker-
haltige Glukose zu verwandeln, unter gewöhnlichen Umständen in der Leber vorkommt.

Wenn man alle diese Umstände erwägt, scheint die
folgende Lösung des Räthsels von der Erscheinung von
Zucker im Blut der Lebervene und Hohlvene, trotzdem
weder Zucker noch irgend ein Bestandtheil, aus dem er
gebildet sein könnte, in dem zur Leber gebrachten Blut
vorkommt, viel Wahrscheinlichkeit zu haben; obgleich sie
möglicherweise in mancher Beziehung später einige Aenderungen erfahren wird.

Die Leber bildet Glykogen aus dem Blute, welches sie
versieht. Dasselbe Blut liefert das Gährungsmittel, welches
bei der Körpertemperatur das verhältnissmässig wenig lösliche
Glykogen in sehr löslichen Zucker verwandelt; und dieser
Zucker wird aufgelöst und weggeschafft durch jede intralo-
bulare Vene zur Lebervene und von da zur Hohlvene und
zum Herzen.

27. Das lymphatische System ist schon erwähnt worden
als Quelle der Zufuhr einer Flüssigkeit zum Blut, welche
im Allgemeinen nur als der Ueberschuss der aus den
Blutgefässen in die Gewebe ausgetretenen erscheint; obgleich,
wie wir sehen werden, die Milchsaftgefässe in Zwischenräumen wirklichen Zuschuss von neuem Stoff zubringen.
Es ist sehr wahrscheinlich, dass die vielen Lymphdrüsen
einige Veränderungen der durch sie fliessenden Flüssigkeit
bewirken, oder die Zahl der Körperchen in der Lymphe
vermehren.

Die drüsigen Körper, welche, wie die Lymphdrüsen, frei
von Ausführungsgängen und sehr reich mit Lymphgefässen
versehen sind, sind die Schilddrüse, welche am Halse
unterhalb des Kehlkopfes liegt und jenes Organ ist, welches,
wenn es durch Krankheit vergrössert ist, den sogenannten
„Kropf" hervorbringt; ferner die Brustdrüse an der Basis

des Herzens gelegen, welche bei Kindern am grössten ist und nach und nach bei Erwachsenen und alten Personen ganz verschwindet; und die Nebennieren, welche über den Nieren liegen. Ueber die Thätigkeiten irgend eines dieser Körper weiss man nichts Bestimmtes.

28. Wir sind ebenso im Unklaren in Bezug auf die Thätigkeit des grossen Eingeweides, Milz genannt, welche auf der linken Seite des Magens in der Bauchhöhle liegt. (Fig. 32.) Sie ist ein länglicher, flacher, rother Körper, reich

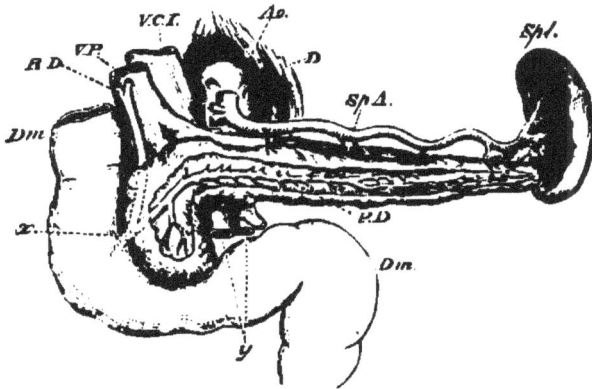

Fig. 32.

Die Milz (*Spl.*) mit der Milzarterie (*Sp. A.*). Unter dieser sieht man die Milzvene, welche zur Bildung der Pfortader (*V. P.*) beiträgt. *Ao*, Aorta; *D*, ein Pfeiler des Zwerchfells; *P. D*, der Ausführungsgang der Bauchspeicheldrüse, welcher durch Aufschneiden der Drüsenmasse blossgelegt ist; *Dm*, der Zwölffingerdarm; *B. D.* der Gallengang, welcher sich mit dem Gang der Bauchspeicheldrüse zu einem gemeinschaftlichen Gang vereinigt; *X*, *y*, Darmgefässe.

mit Blut versehen durch eine Arterie, Milzarterie genannt, welche fast unmittelbar aus der Aorta kommt. Das Blut, welches durch die Milz gegangen ist, sammelt sich in der Milzvene und gelangt von dieser durch die Pfortader in die Leber.

Ein Durchschnitt der Milz zeigt eine dunkelrothe schwammige Masse, übersäet mit ganz kleinen weisslichen Punkten. Jedes dieser letzteren ist der Durchschnitt eines

der kugelförmigen Körperchen, Milzkörperchen genannt,
welche durch die Substanz der Milz zerstreut sind und aus
einer festen Zusammenfügung von ausserordentlich kleinen
Körperchen bestehen, ähnlich den weissen Körperchen des
Blutes, von einem Haargefässnetzwerk durchzogen, welches
gespeist wird von einem kleinen Zweige der Milzarterie. Der
dunkelrothe Theil der Milz, in welchem diese Körperchen
eingebettet sind, besteht aus faserigem und elastischem
Gewebe, welches einem sehr schwammigen Netzwerk von
Gefässen als Stütze dient.

Die Elasticität des Milzgewebes erlaubt dem Organ, sich
leicht auszudehnen, und befähigt es, nach der Ausdehnung
wieder zu der ursprünglichen Grösse zurückzukehren. Es
scheint seine Ausdehnung je nach dem Zustande der Baucheingeweide zu verändern, da es die grösste Ausdehnung
ungefähr sechs Stunden nach einer vollen Mahlzeit erreicht
und zu seinem kleinsten Umfang sechs oder sieben Stunden
später zurückkehrt, wenn nicht neue Zufuhr von Nahrung
stattfindet.

Man hat gefunden, dass das Blut der Milzvene verhältnissmässig weniger rothe Körperchen aber mehr weisse
Körperchen und mehr Fibrin enthält, als dasjenige der Milzarterie, und man hat vermuthet, dass die Milz einer jener
Theile des Körper-Haushalts ist, wo die weissen Blutkörperchen hauptsächlich erzeugt werden.

29. Wir haben gesehen, dass von der Oberhaut und den
Luftgängen der Lunge fortwährend Wärme abgegeben
wird; und Alles, was aus dem Körper geht, nimmt in ähnlicher Weise eine gewisse Menge Wärme mit. Ausserdem
ist die Oberfläche des Körpers viel mehr der Kälte ausgesetzt
als sein Inneres. Dennoch erhält sich die Temperatur des
Körpers sehr gleichmässig zu allen Zeiten und in allen
Theilen innerhalb der Grenzen von 1 bis 2 Grad jederseits
von 38° C.

Dieses ist die Folge dreier Bedingungen: — die erste ist
die, dass Wärme fortwährend im Körper erzeugt wird. Die
zweite, dass sie ebenso beständig durch den Körper vertheilt

wird. Die dritte, dass sie andauernder Regelung unterworfen ist.

Wärme wird erzeugt, so oft Oxydation (Verbrennung) stattfindet; und daher wird nothwendigerweise Wärme entwickelt, so oft eiweissartige Körper oder Fett oder Stärkemehlstoffe in die höher oxydirten verbrauchten Stoffe — Harnstoff, Harnsäure, Kohlensäure und Wasser — verwandelt werden. Aber diese Vorgänge finden in allen Theilen des Körpers statt, in welchen sich Lebensthätigkeit kund thut; und daher ist jedes Haargefäss und jede ausserhalb der Gefässe liegende Gewebsmasche in Wahrheit ein Feuerherd, in welchem Wärme entwickelt wird im Verhältniss zu der Lebhaftigkeit der chemischen Umsetzungen, welche darin stattfinden.

30. Aber da die Lebensthätigkeiten verschiedener Theile des Körpers und des ganzen Körpers zu verschiedenen Zeiten sehr verschieden sind; und da einige Theile des Körpers so gelegen sind, dass sie ihre Wärme durch Strahlung und Leitung viel leichter verlieren als andere, so würde die Temperatur des Körpers sehr ungleich in seinen verschiedenen Theilen und zu verschiedenen Zeiten sein, wenn nicht Vorkehrungen zur Vertheilung und Regelung der Wärme vorhanden wären.

Was für Oxydation in irgend einem Theil stattfinden mag, so erhöht sie die Temperatur des Blutes, welches zu dieser Zeit in diesem Theil ist um einen verhältnissmässigen Betrag. Aber dieses Blut eilt schnell in andere Theile des Körpers und theilt diesen schnell seine erhöhte Temperatur mit. Andererseits erleidet das Blut der Oberfläche des Körpers, dessen Temperatur durch Verdunstung und Ausstrahlung vermindert worden ist, nur einen geringen Verlust an Wärme, ehe es in die tiefer liegenden Organe geleitet wird; und in diesen wird es durch Berührung sowohl als durch die oxydirenden Processe, an welchen es Theil nimmt, von Neuem erwärmt. So kann man die Blutgefässe und ihren Inhalt einem System Heisswasserröhren vergleichen, durch welche das heisse Wasser fortwährend mit Hilfe einer Pumpe kreist. Jedoch wird es nicht durch einen grossen

Centralofen erwärmt, wie gewöhnlich, sondern durch eine
Menge ganz kleiner Gasröhren, welche unter den Wasser-
röhren nicht gleichmässig vertheilt sind, sondern hier mehr
und dort weniger. Es ist klar, dass trotzdem die Wärme,
die einem Theile des Röhrensystems mitgetheilt wird, grösser
sein mag als die in einem andern Theil, die allgemeine Temperatur des Wassers doch durchaus gleichmässig sein kann,
wenn es nur durch die Pumpe mit genügender Schnelligkeit
bewegt wird.

31. Wenn ein solches System aus vollkommen geschlossenen Röhren zusammengesetzt wäre, so würde die Temperatur des Wassers vermittelst der Gasröhren auf einen
beliebigen Grad erhöht werden können. Andererseits könnte
man sie zu irgend einem Grad erniedrigen, indem man einen
grössern oder kleinern Theil der Röhren mit Wasser benetzt,
welches frei verdunsten könnte wie z. B. wenn man sie in
feuchte Tücher einwickelte. Und je grösser die auf diese
Art verdunstete Wassermenge ist, desto niedriger würde die
Temperatur des ganzen Apparates sein.

Die Regulirung der Temperatur des menschlichen
Körpers wird nach diesem Princip ausgeführt. Die Gefässe
sind geschlossene Röhren, aber ein grosser Theil derselben
ist in der Haut und der Schleimhaut der Luftgänge eingeschlossen, welche in physikalischem Sinn feuchte, der Luft
ausgesetzte Umhüllungen sind. Die Verdunstung von diesen
Flächen ist von weit wichtigerm Einfluss auf die Regulirung
der Temperatur des Blutes und folglich auf die des Körpers,
als irgend ein anderer Umstand.

Um aber die Genauigkeit der Regulirung noch zu er-
höhen, wird die Feuchtigkeit des Regulators selbst durch den
Zustand der kleinen Gefässe bestimmt, insofern als eine
schnellere Ausschwitzung aus diesen stattfindet, wenn die
Wände der Venen und Arterien erschlafft sind, und das
Blut sie und die Haargefässe erweitert. Aber die Beschaffenheit der Gefässwände hängt von den Nerven ab, durch
welche sie versehen werden; und zur genauen Regelung trägt
es daher sehr viel bei, dass Kälte auf diese Nerven derart
wirkt, um Zusammenziehung der kleinen Gefässe zu verur-

sachen, während mässige Wärme die entgegengesetzte
Wirkung hat.

So wird die Zufuhr von Blut zu der Oberfläche verringert, und daher der Verlust an Wärme gehemmt, wenn die
äussere Temperatur niedriger ist; während, wenn bei hoher
äusserer Temperatur die Zufuhr von Blut zu der Oberfläche
vergrössert wird, die von den Gefässen ausgeschwitzte Flüssigkeit durch die Schweissdrüsen ausfliesst und die Verdunstung dieser Flüssigkeit die Temperatur des oberflächlichen
Blutes vermindert.

Daher kommt es, dass, so lange als die Oberfläche des
Körpers frei transpirirt und die Luftgänge genügend feucht
sind, ein Mann ohne Nachtheil für längere Zeit in einem
Ofen, der so warm ist, dass Speisen darin zum Kochen kommen, verbleiben kann. Die Wärme der Luft wird dazu verwandt, den reichlich ergossenen Schweiss in Dampf zu verwandeln, und die Temperatur des Blutes wird kaum erhöht.

32. Die hauptsächlichsten zeitweise thätigen Quellen des Verlustes für das Blut sind die Drüsen, welche
im Princip alle enge taschen- oder beutelförmige Einstül-
pungen der Schleimhaut oder der Oberhaut des Körpers sind,
bekleidet mit einer Fortsetzung des Epitheliums oder der
Epidermis. Bei den Lieberkühn'schen Drüsen, welche
in ausserordentlich grosser Anzahl in den Wänden des Dünndarms liegen, ist jede Drüse nichts weiter als ein einfacher
Blindsack der Schleimhaut, von der Form eines Reagens-
glases, wie es die Chemiker zu ihren Proben gebrauchen,
dessen geschlossenes Ende nach aussen und dessen offenes
Ende an der inneren Fläche des Darmes liegt.

Die Schweissdrüsen der Haut sind, wie wir gesehen
haben, gleichfalls einfache, blinde, röhrenähnliche Einstül-
pungen der Oberhaut, deren Enden aufgewickelt sind. Die
Talgdrüsen, gewöhnlich mit den Haarbälgen verbunden,
sind kürzer und ihre blinden Enden sind getheilt, so dass
die Drüse in einen engen Hals und ein ausgedehnteres aus-
gebuchtetes Ende zerfällt. Der Hals, durch welchen die
Drüse mit der freien Oberfläche in Verbindung steht, heisst
Ausführungsgang. Ausgebildetere Drüsen entstehen

durch die Verlängerung des Ausführungsganges in eine lange
Röhre und durch wiederholte Theilungen des blinden Endes
in eine Menge ähnlicher Röhren, von denen jede mit einer
Erweiterung endet. Diese Erweiterungen mit ihren verzweigten Ausführungsgängen sehen einer Weintraube ziemlich ähnlich. Drüsen dieser Art heissen traubenförmige
Drüsen. Die Speicheldrüsen und die Bauchspeicheldrüse sind solche Drüsen.

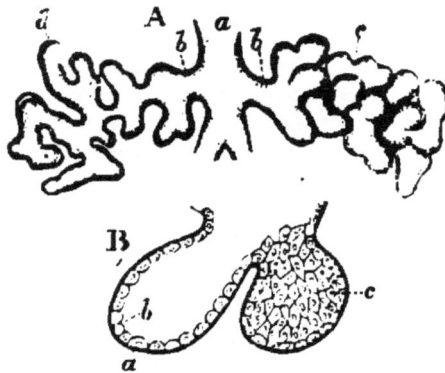

Fig. 33.

A. a, ein Speicheldrüsengang mit seinen seitlichen Verzweigungen (*b*) und
deren blinden Endigungen (*c*).
B Zwei dieser blinden Endigungen, stärker vergrössert.

Viele dieser Drüsen, wie die Speicheldrüsen, die Bauchspeicheldrüse (sowie die Schweissdrüsen, die wir schon
besprochen haben) sind nur thätig, wenn gewisse Eindrücke
auf das Nervensystem einen besondern Zustand der Drüse
oder ihrer Gefässe oder Beider, verursachen.

So verursacht der Anblick oder der Geruch oder selbst
nur der Gedanke an Speisen einen Speichelzufluss zum
Munde; die vorher ruhige Drüse lässt plötzlich ihren flüssigen
Inhalt ausfliessen, als Folge einer Veränderung in dem
Zustande des Nervensystems. Und bei Thieren können die
Speicheldrüsen zu starker Absonderung gebracht werden,
indem man einen Nerv, der die Drüse und ihre Gefässe

versorgt, reizt. Wie weit diese Wirkung die Folge des mechanischen Einflusses der Nerven auf den Zustand der Blutsströmung in der Drüse ist und wie weit sie die Folge einer mehr unmittelbaren Einwirkung der Nerven auf den Zustand des Drüsengewebes selbst ist, ist bis jetzt noch nicht entschieden.

Die Flüssigkeiten, welche aus den nur zeitweise thätigen Drüsen ausfliessen, sind immer sehr arm an festen Bestandtheilen und bestehen hauptsächlich aus Wasser. Diejenigen, welche nach der Oberfläche des Körpers ausfliessen, gehen verloren; aber jene, welche vom Verdauungskanal aufgenommen werden, werden ohne Zweifel zum grossen Theil wieder aufgesogen.

33. Die grossen zeitweise thätigen Quellen des Zuflusses von verbrauchten Stoffen zum Blut sind die Muskeln, deren Zusammenziehung jedesmal von einer Oxydation von Stoffen und von einem Uebergang der oxydirten Stoffe in das Blut begleitet wird. Dass ein grosser Theil dieser Auswurfsstoffe Kohlensäure ist, erhellt aus den Thatsachen, dass a) das Blut, welches einen thätigen Muskel verlässt immer viel venöser ist, als jenes, welches aus einem ruhigen Muskel kommt; und b) dass Muskelanstrengung sogleich die ausgeathmete Menge Kohlensäure ausserordentlich erhöht: aber ob der Verbrauch stickstoffhaltiger Stoffe unter diesen Umständen vergrössert wird oder nicht, ist noch eine unentschiedene Frage.

[Man hatte früher angenommen, dass die Arbeitsleistung der Muskeln vorzugsweise durch die Verbrennung stickstoffhaltiger Stoffe zu Stande komme, einfach aus dem Grunde, weil die Muskeln zum überwiegenden Theile aus solchen Stoffen bestehen. Aber dieser Schluss ist voreilig, wie aus dem Vergleich mit der Dampfmaschine hervorgeht, welche aus Eisen und Messing besteht, während ihre Arbeitsleistung durch die Verbrennung von Kohle zu Stande kommt. So wird auch die Arbeitsleistung der Muskeln durch Verbrennung kohlenstoffreicher Verbindungen bewirkt, und bei anstrengender Arbeit ist daher eine reichliche Zufuhr solcher Verbindungen (Zucker, Fette, Stärkemehl) in der Nahrung

geboten. Wie aber bei der Dampfmaschine auch die aus
Metall bestehenden Maschinentheile selbst abgenutzt werden,
so geschieht auch in den Muskeln eine Umsetzung seiner
eiweissartigen Bestandtheile und diese geben stickstoffhaltige
Umsetzungsproducte. Daher wird auch die Zufuhr eiweiss-
artiger Stoffe in der Nahrung nöthig sein, um die Muskel-
maschinen in gutem Zustande zu erhalten, und bei reichlicher
Zufuhr derselben werden die Muskeln sich kräftig entwickeln
und grosser Leistungen fähig werden, wenngleich diese
Leistungen selbst nur durch den Verbrauch kohlenstoffreicher
Stoffe in erheblicher Menge möglich sind. Hiermit ist in
vollkommener Uebereinstimmung, dass es vorzugsweise die
Pflanzenfresser sind, welche zu grossen, anhaltenden Muskel-
anstrengungen befähigt sind, obgleich ihre Nahrung arm an
Eiweisskörpern, aber reich an Stärkemehl ist; dass die Fleischfresser hingegen, welche wenig Stärkemehl, Fette und Zucker
geniessen, zwar sehr mächtige Muskelapparate haben und
deshalb ungeheurer plötzlicher Kraftanstrengungen fähig
sind, zu andauernder, starker Arbeit aber durchaus nicht
taugen.]

SECHSTE VORLESUNG.

Die Ernährungsthätigkeit.

1. Die grosse Quelle des Gewinnes für das Blut und, die Lungen ausgenommen, der einzige Kanal, durch welchen ganz neuer Stoff in diese Flüssigkeit eingeführt wird, ist der Verdauungskanal, dessen Gesammtthätigkeiten das Geschäft der Ernährung ausmachen. Es wird nützlich sein, zuerst die Natur und die Art und Weise der Ausübung dieser Thätigkeit im Allgemeinen zu betrachten, bevor wir die Einzelheiten untersuchen.

2. Ein Mensch nimmt täglich eine gewisse Menge fester und flüssiger Speise in der Form von Fleisch, Brod, Butter, Wasser und dergleichen in seinen Mund und führt sie dadurch in seinen Verdauungskanal ein. Der Betrag chemisch trockener, fester Masse, welche auf diese Art in den Körper aufgenommen werden muss, wenn ein Mann von mittlerer Grösse und Thätigkeit an Gewicht weder verlieren noch gewinnen soll, muss, wie wir gefunden haben, ungefähr 8,000 Gran [circa 600 Gramme] sein. Ausserdem absorbirt sein Blut durch die Lungen ungefähr 10,000 Gran [700 Gramme] Sauerstoffgas, macht zusammen 18,000 Gran [1300 Grm.] (oder fast zwei und dreiviertel Pfund) täglichen Gewinn an trockener, fester und gasiger Masse.

3. Das Gewicht trockener, fester Masse, welche aus dem Verdauungskanal herausgeht, beträgt im Mittel nicht mehr als ein Zehntel des Eingenommenen oder 800 Gran [60 Grm]. Durch keinen andern Kanal verlässt irgend eine schätzenswerthe Menge fester Masse den Körper. Es folgt daraus,

dass ausser den 10,000 Gran Sauerstoff noch 7,200 Gran
trockener fester Masse den Körper in anderen, gasigen oder
flüssigen Absonderungen verlassen müssen. Da ferner die
Zusammensetzung des Körpers im Allgemeinen ungeändert
sich gleich bleibt, so folgt entweder, dass die Grundbestand-
theile der in den Körper eingenommenen festen Massen
gleich sein müssen mit jenen des Körpers selbst, oder dass
im Verlauf der Lebensprocesse die Nahrung allein zerstört
wird, indem die Substanz des Körpers selbst unverändert
bleibt; oder endlich, dass sowohl das Eine wie das Andere
stattfindet, und dass die Nahrung also theils mit der verbrauchten Substanz des Körpers gleichbeschaffen ist und sie
ersetzt und theils von dieser Substanz verschieden ist und
verbraucht wird, ohne sie zu ersetzen.

4. Als eine Thatsache steht fest, dass alle Stoffe, welche
als Nahrung eingenommen werden, unter eine von vier
Rubriken kommen. Sie sind entweder eiweissartige, oder
fettartige, oder stärkemehlartige, oder mineralische Stoffe.

Eiweissartige sind solche Stoffe, welche in ihrer Zusammensetzung dem Eiweiss ähnlich sind und die vier Elemente — Kohlenstoff, Sauerstoff, Wasserstoff und Stickstoff,
manchmal mit etwas Schwefel und Phosphor verbunden,
enthalten.

Unter diese Rubrik kommt der Pflanzenkleber; das
Albumin der Eier und des Blutserums; das Fibrin des
Blutes; das [Myosin, oder das aus ihm entstehende] Syntonin, welches der Hauptbestandtheil der Muskeln und des
Fleisches ist, und Casein, der Hauptbestandtheil des Käses;
während Leim, welcher durch Kochen von Bindegewebe
und Knorpelleim, oder Chondrin, welches auf dieselbe
Art aus Knorpel gewonnen wird, als verwandte Glieder derselben Gruppe betrachtet werden können.

Die Fette sind aus Kohlenstoff, Wasserstoff und Sauerstoff zusammengesetzt und enthalten mehr Wasserstoff als
nöthig wäre, um in Verbindung mit dem in ihnen enthaltenen
Sauerstoff Wasser zu bilden.

Alle Oele und pflanzlichen und thierischen Fettstoffe kommen unter diese Abtheilung.

Stärkemehlartige sind solche Stoffe, welche gleichfalls aus Kohlenstoff, Wasserstoff und Sauerstoff allein bestehen. Aber sie enthalten nicht mehr Wasserstoff als gerade genügend ist, um mit ihrem Sauerstoff Wasser zu bilden. Hierher gehören die Stoffe, welche als Stärke, Dextrin, Zucker und Gummi bekannt sind.

Es ist die Eigenthümlichkeit dieser eben aufgeführten drei Gruppen von Nahrungsstoffen (so weit uns bis jetzt bekannt ist, dass sie nur durch die Thätigkeit lebender Wesen, entweder von Thieren oder Pflanzen erlangt werden können, weshalb man sie ganz passend organische Nahrungsstoffe nennen kann.

Nahrungsstoffe der vierten Klasse andererseits, oder Mineralien, sind ebensowohl aus der nichtlebenden als auch aus der lebenden Welt zu beschaffen. Es sind Wasser und Salze verschiedener Alkalien, Erden und Metalle. Zu diesen müsste, genau genommen, der Sauerstoff hinzugefügt werden, obgleich er, da er nicht durch den Verdauungskanal aufgenommen wird, kaum unter die gewöhnlich angenommene Bedeutung des Wortes Nahrung einbegriffen werden kann.

5. Aus alle dem geht also schliesslich hervor, dass die organischen Nahrungsstoffe entweder drei oder vier der Elemente: Kohlenstoff, Wasserstoff, Sauerstoff und Stickstoff enthalten; und dass die mineralischen Nahrungsstoffe Wasser und Salze sind. Der menschliche Körper besteht aber gleichfalls im Grunde nur aus den vier Elementen und ausserdem aus Wasser und aus denselben salzigen Stoffen, wie sie in der Nahrung gefunden werden.

Noch mehr als das: keine Substanz kann andauernd als Nahrung dienen — d. h. kann Verlust an Gewicht und Veränderung der allgemeinen Körperbeschaffenheit verhindern — wenn sie nicht einen gewissen Betrag an eiweissartigen Körpern in der Form von Albumin, Fibrin, Syntonin oder Casein enthält. Während andererseits irgend eine Substanz, welche Eiweiss in einer leicht in die Körpersäfte über-

führbaren Form enthält, andauernd als organischer Nahrungsstoff dienen kann.

Der menschliche Körper enthält, wie wir gesehen haben,
eine grosse Menge Eiweiss in einer oder der anderen der vier
Formen, welche wir aufgeführt haben; und daher ergiebt es
sich als eine unumgängliche Bedingung, dass jede Substanz,
welche andauernd als Nahrungsmittel dienen soll, eine genügende Menge des wichtigsten und zusammengesetztesten der
Bestandtheile des Körpers fertig enthalten muss. Auch eine
genügende Menge der mineralischen Bestandtheile, welche
erfordert werden, muss in ihr enthalten sein. Ob sie Fette
oder stärkemehlartige Stoffe oder Beide enthält, oder ob sie
frei von Beiden ist, das ist für ihre Fähigkeit, das Leben zu
erhalten und das Gewicht und die Zusammensetzung des
Körpers unverändert zu lassen, nicht unbedingt erforderlich.

6. Die Nothwendigkeit, fortwährend die Zufuhr von Eiweissstoff zu erneuern, entsteht aus dem Umstand, dass die
Absonderung des Harnstoffs aus dem Körper (und folglich
der Verlust von Stickstoff) fortwährend stattfindet, ob der
Körper ernährt wird oder nicht; während Stickstoff nur unter einer einzigen Form (in irgend beträchtlicher Menge
wenigstens) in das Blut aufgenommen werden kann, das
heisst in der Form einer Eiweissstofflösung. Wenn daher
kein Eiweiss zugeführt wird, so muss der Körper nothwendiger Weise Mangel leiden, weil nichts in der Nahrung vorhanden ist, was den Stickstoff ersetzen könnte.

Andererseits kann, wenn Eiweiss zugeführt wird, keine
unbedingte Nothwendigkeit für andere als mineralische
Nahrungsstoffe vorhanden sein, da Eiweiss Kohlenstoff und
Wasserstoff in Menge enthält und daher ausreicht, um die
anderen grossen Verbrauchsproducte, Kohlensäure und Wasser, zu erzeugen.

In der That sind die schliesslichen Producte der Oxydirung von Eiweiss, Kohlensäure, Wasser und Ammoniak; und
diese sind, wie wir gesehen haben, auch die letzten Formen
der verbrauchten Producte des menschlichen Haushalts.

7. Nachdem, was bisher gesagt worden ist, ist es leicht
begreiflich, dass, ob ein Thier pflanzenfressend oder fleisch-

fressend sei, es in dem Augenblick anfängt zu verhungern, wo seine organischen Nahrungsstoffe entweder aus reinem Stärkemehl, oder aus Fett, oder aus einer Mischung Beider bestehen. Es leidet an dem, was man Stickstoffaushungerung nennen kann, und es muss früher oder später sterben.

In diesem Fall und noch mehr in jenem, wo ein Thier vollständig der organischen Nahrung beraubt wird, ernährt sich der Organismus, so lange, als er fortfährt zu leben, aus sich selbst. Im ersten Fall werden alle jene Absonderungen, welche Stickstoff enthalten, im letzteren seine sämmtlichen Verbrauchsproducte auf Kosten seines eigenen Körpers gebildet; so dass also die Bemerkung ganz richtig ist, dass ein verhungerndes Schaaf eben so gut ein Fleischfresser ist wie ein Löwe.

8. Aber obgleich Eiweiss der wesentlichste Bestandtheil der Nahrung ist und unter Umständen ganz allein genügen kann, den Körper zu erhalten, so ist es doch ein sehr unvortheilhaftes und nicht haushälterisches Nahrungsmittel.

Albumin, das als der Typus der Eiweissstoffe angesehen werden kann, enthält ungefähr in 100 Gewichtstheilen 53 Theile Kohlenstoff und 15 Theile Stickstoff. Ein Mann, der nur von Eiweiss genährt werden sollte, würde daher ungefähr 3 1/2 Theile Kohlenstoff auf jeden Theil Stickstoff zu sich nehmen.

Aber es ist durch den Versuch festgestellt, dass ein gesunder, ausgewachsener Mann, der sein Gewicht und seine Wärme unverändert erhält, bei einem mässigen Grad von Arbeit 4000 Gran [265 Grm.] Kohlenstoff auf nur 300 Gran [20 Grm.] Stickstoff verbraucht oder, roh ausgedrückt, nur ein Dreizehntel so viel Stickstoff als Kohlenstoff. Wenn er jedoch seine 4000 Gran Kohlenstoff aus dem Albumin erhalten soll, so muss er 7547 Gran dieser Substanz essen. Aber 7547 Gran Albumin enthalten 1132 Gran Stickstoff, also fast viermal so viel als er gebraucht.

Um die Sache an einem anderen Beispiel klar zu machen, können wir sagen, dass vier Pfund mageren Fleisches (welches gewöhnlich ein Viertel seines Gewichts trokenen

10*

Eiweisstoff enthält) nöthig sind, um jene 4000 Gran Kohlenstoff zu liefern, während schon ein Pfund 300 Gran Stickstoff liefert.

Also muss ein Mann, der auf reine Eiweisskost angewiesen ist, eine ungeheure Menge davon essen. Dazu bedarf es nicht nur eines grossen Betrages physiologischer Arbeit, um die Nahrung zu zerreiben, und einen grossen Aufwand an Kraft und Zeit, um sie aufzulösen und zu resorbiren; sondern bürdet auch eine grosse Masse nutzloser Arbeit den Auswurfsorganen auf, welche sich der Stickstoffmasse entledigen müssen, von denen drei Viertel, wie wir gesehen haben, vollständig überflüssig sind.

Unfruchtbare Arbeit muss ebenso im physiologischen wie im politischen Haushalt vermieden werden; und es ist ganz gut möglich, dass ein Thier, das nur mit vollkommen nahrhafter Eiweisskost gefüttert wird, dennoch Hunger stirbt, wenn der Verlust an Kraft, welche für die verschiedenen zur Aufnahme des Eiweisses in die Körpersäfte nothwendigen Vorgänge gebraucht wird, den Gewinn überwiegt; oder wenn die zu ihrer Vollendung erforderliche Zeit zu lang ist, um mit genügender Schnelligkeit den Verbrauch auszugleichen. Der Körper kommt dann unter diesen Bedingungen in die Lage eines Kaufmannes, der grosse Aussenstände hat, aber seine Schulden zur Zeit nicht eintreiben kann, um seine Gläubiger zu befriedigen.

9. Diese Betrachtungen führen uns zu der physiologischen Rechtfertigung der ganz allgemeinen Gewohnheit der Menschheit, eine gemischte Nahrung einzunehmen, in welcher Eiweissstoffe entweder mit fett- oder mit stärkemehlartigen Stoffen oder mit Beiden gemischt sind.

Man kann annehmen, dass Fettstoffe ungefähr 50 pro Cent Kohlenstoff enthalten und stärkemehlhaltige ungefähr 40 pro Cent. Nun haben wir gesehen, dass genug Stickstoff in einem Pfund mageren Fleisches ist, um den täglichen Verbrauch dieser Substanz in einem gesunden Mann zu ersetzen; und dass dieses Fleisch ausserdem 1000 Gran Kohlenstoff enthält, also noch ein Deficit von 3000 Gran Kohlenstoff bestehen lässt. Etwas mehr als ein halbes Pfund Fett oder ein Pfund Zucker wird diese fehlende Menge Kohlenstoff ergänzen. Ist ersteres genügend vertheilt, so geht es eben so wie letzteres, welchem dabei seine Leichtlöslichkeit zu Statten kommt, mit grosser Leichtigkeit in den Haushalt über, dessen Verdauungsthätigkeit folglich auf ein Minimum beschränkt wird. [Ueber die Wichtigkeit der stickstofflosen Nahrungsmittel für die Arbeitsleistung vergleiche man den Schluss der fünften Vorlesung.]

10. Verschiedene anscheinend einfache Nahrungsmittel stellen eine gemischte Kost in sich selbst dar. Fleisch, wie man es beim Schlächter erhält, enthält zwischen 30—50 pro Cent Fett. Brod andererseits enthält den eiweissartigen Stoff Kleber und die stärkemehlartigen Stoffe Stärke und Zucker mit einer sehr geringen Menge Fett. Aber wegen des Verhältnisses, in welchem die Eiweissstoffe und die anderen Bestandtheile in diesen Substanzen vorhanden sind, sind sie jedes für sich physiologisch nicht sehr ökonomische Nahrungsmittel. Sie werden es aber in Verbindung mit einander im Verhältniss von ungefähr 200 zu 75; das heisst also: zwei Pfund Brod auf drei Viertel Pfund Fleisch geben eine vorzügliche Kost für einen Tag.

11. Es ist ganz sicher, dass neun Zehntel der trockenen, festen Nahrung, die in den Körper aufgenommen wird, ihn früher oder später in der Form von Kohlensäure, Wasser und Harnstoff (oder Harnsäure) wieder verlässt; und es ist ebenso gewiss, dass die Bestandtheile, welche den Körper verlassen, mehr oxydirt sind als jene, welche in ihn eintreten, und da nirgends freier Sauerstoff ausgestossen wird, so geht aller durch die Lungen aufgenommene Sauerstoff in Form dieser Bestandtheile fort.

Die Zwischenstufen dieser Umwandlung sind jedoch keineswegs so klar. Es ist sehr wahrscheinlich, dass die stärkemehlartigen Stoffe und Fette sehr häufig im Blute oxydirt werden, ohne, genau gesprochen, je einen wesentlichen Theil der Körpersubstanz gebildet zu haben; aber ob die Eiweissstoffe dieselben Veränderungen im Blute durchmachen oder ob es für sie nothwendig ist, zuerst dem lebenden Gewebe einverleibt zu werden, ist nicht sicher bekannt.

So ist es wiederum gewiss, dass die Bestandtheile der
Nahrung, indem sie sich mit Sauerstoff verbinden, das heisst
oxydirt werden, Wärme erzeugen, und es ist möglich, dass
diese Wärme genügt, um für alle vom Körper abgegebene
Wärme Ersatz zu leisten; aber es ist möglich und sogar
wahrscheinlich, dass es noch andere, geringere Quellen der
Wärmeerzeugung giebt.

12. Man hat die Nahrungsstoffe eingetheilt in Wärme-
Erzeuger und Gewebs-Bildner — wobei die stärke-
mehlartigen Stoffe und Fette die erste Klasse bilden, die
Eiweissstoffe die letztere. Aber dies ist eine sehr irreleitende
Eintheilung, indem sie einerseits die Meinung einschliesst,
als ob die Oxydirung der Eiweissstoffe keine Wärme ent-
wickle; und andererseits als ob stärkemehlartige Stoffe und
Fette bei ihrer Oxydirung nur der Wärmeerzeugung dienten.

Eiweissstoffe sind Gewebsbildner, insofern als keine
Gewebe ohne sie hervorgebracht werden können; aber sie sind
auch Wärme-Erzeuger nicht nur unmittelbar, sondern
weil sie, wie wir gesehen haben (Vorl. V. §. 25. 26.) fähig
sind, durch chemische Umwandlung im Körper stärkemehlartige Stoffe hervorzubringen.

Wenn es überhaupt der Mühe werth ist, eine Eintheilung
der organischen Nahrungsstoffe zu machen, so könnte man
die wesentlichen Nahrungsstoffe (eiweissartige Körper)
von den ausserwesentlichen (Fette und stärkeartige
Stoffe) unterscheiden, von denen die ersteren ihrer Natur
nach allein zum Leben nothwendig sind, während die
letzteren zwar sehr wichtig aber doch nicht unbedingt nothwendig sind.

13. Da nun also alle Nahrungsstoffe entweder Eiweissstoffe, Fette, Stärkemehl oder mineralische Stoffe, entweder
rein oder mit anderen Substanzen gemischt, sind, so ist der
ganze Zweck des Verdauungsapparates, diese Eiweissstoffe
u. s. w. von den etwa vorhandenen nicht nährenden Bei-
mischungen zu trennen und sie entweder in einen Zustand
der Lösung oder ausserordentlich feiner Vertheilung zu
bringen, damit sie durch die zarten Gewebe, welche die
Gefässwände des Verdauungskanals bilden, ihren Weg

finden können. Zu diesem Behufe wird die Nahrung in den
Mund genommen, zerkaut, mit Speichel vermischt und
verschluckt, einer Verdauung im Magen unterworfen, geht
dann in den Darm über und erleidet eine Einwirkung von
Seiten der Absonderungen der zu diesem Eingeweide
gehörigen Drüsen; und schliesslich nach einer mehr oder
weniger vollständigen Ausziehung der nährenden Bestandtheile, verlässt der Rest, mit gewissen Absonderungen der
Eingeweide vermischt, den Körper als Koth oder Fäces.

Die Mundhöhle ist eine Kammer mit einem festen Dach,
das aus dem harten Gaumen (Fig. 34. *l.*) gebildet wird
und einem beweglichen Boden, aus der unteren Kinnlade
bestehend und der Zunge (*k*), welche den Raum zwischen den
beiden Armen der Kinnlade ausfüllt. Auf den Rändern der
obern und der untern Kinnlade stehen in einem Kranz die
Zähne, beim Erwachsenen zweiunddreissig an der Zahl,
sechzehn oben und sechzehn unten, und ausserhalb dieser
wird der Schluss der Mundhöhle an den Seiten durch die
Wangen und vorn durch die Lippen vervollständigt.

Wenn der Mund geschlossen ist, kommt der Zungenrücken in dichte Berührung mit dem Gaumen; und wo der harte
Gaumen endet, ist der Zusammenhang zwischen dem Mund
und dem hinteren Theil des Schlundes noch ferner unterbrochen durch eine Art fleischigen Vorhanges, der weiche
Gaumen oder das Gaumensegel genannt, dessen Mitte
sich in eine Verlängerung, das Zäpfchen oder die Uvula
(*f*) fortsetzt, während seine Seitentheile die Seitenwände des
Schlundes durch je zwei musculöse Pfeiler begrenzen,
welche die Schlundpfeiler genannt werden. Zwischen
diesen liegt auf jeder Seite je eine Drüse, ihrer Form wegen
Mandel genannt.

Das Gaumensegel mit seinem Zäpfchen kommt unten in
Berührung mit dem obern Theil des Zungenrückens und mit
einer Art knorpeligen, Lid - ähnlichen Vorrichtung, welche
mit dem Zungengrunde verbunden ist, dem Kehldeckel.

Hinter dieser so abgegrenzten Mundhöhle liegt die
Höhlung des Schlundkopfs, welche man als einen trichter-
ähnlichen Sack mit musculösen Wänden beschreiben kann;

die oberen Ränder seines schrägen weiten Endes sind an der
Basis der Hirnschale befestigt, während seine Seitenwände
sich in die Seiten und seine untere Wand in den Boden des
Mundes fortsetzen. Das enge Ende des Schlundkopfes geht
in die Schlund- oder Speiseröhre (Oesophagus, *b*).
über, eine musculöse Röhre, welche den Zugang zum
Magen vermittelt. Es giebt nicht weniger als sechs getrennte
Oeffnungen an der Vorderseite des Schlundkopfes — vier
paarige und zwei einzelne in der Mitte. Die beiden Paare

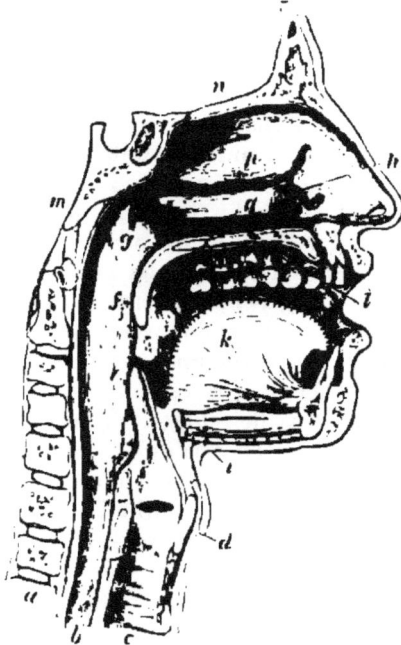

Fig. 34.

Senkrechter Schnitt durch Mund und Nase, etwas nach links
von der Mittellinie durchgeführt. *a*, die Wirbelsäule; *b*, die Schlund-
oder Speiseröhre; *c*, die Luftröhre; *d*, der Schildknorpel des Kehlkopfs: *e*, der
Kehldeckel; *f*, das Zäpfchen; *g*, Oeffnung der linken Eustachi'schen Röhre; *h*,
Oeffnung des linken Thränenkanals; *i*, das Zungenbein; *k*, die Zunge; *l*, der
harte Gaumen; *m*, *n*, die Schädelbasis; *o p q* die obere, mittlere und untere
Muschel. Die Buchstaben *g*, *f*, *e*, stehen im Schlundkopf.

sind: an der Vorderseite die hinteren Oeffnungen der Nasenhöhlen; und an den Seiten, dicht an diesen, die Oeffnungen
der Eustachi'schen Röhren (g). Die beiden einzelnen
Oeffnungen sind die hintere Oeffnung des Mundes zwischen
dem Gaumensegel und dem Kehldeckel; und hinter dem
Kehldeckel die obere Oeffnung des Athmungsganges oder
die Stimmritze.

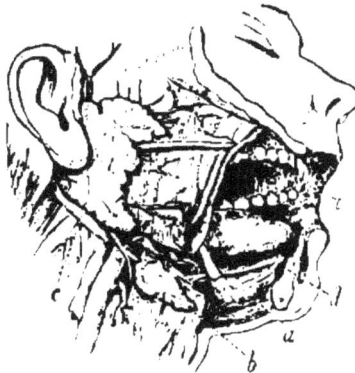

Fig. 35.

**Die rechte Seite des Gesichts, nach Ablösung der Wangenhaut,
die Speicheldrüsen zeigend.** a, die Unterzungendrüse; b. die Unterkieferdrüse; die Ausführungsgänge beider münden gemeinschaftlich bei d am Boden
der Mundhöhle unter der Zunge: c die Ohrspeicheldrüse, deren Ausführungsgang
an der Seite der Wange bei e sich öffnet. Jede der beiden Ohrspeicheldrüsen ist
dicht vor dem Ohr gelegen und ihr Ausführungsgang verläuft nach vorn die
Wange entlang, bis er sich im Innern des Mundes, gegenüber dem zweiten oberen
Backzahne öffnet.

14. Die Schleimhaut, welche den Mund und den Schlundkopf auskleidet, ist mit ausserordentlich kleinen Drüsen, den
Munddrüsen besetzt; aber die grossen Drüsen, aus welchen
die Mundhöhle ihre hauptsächlichen Absonderungen erhält,
sind die drei Paare, welche wir schon erwähnt haben und
welche die Ohr- oder Wangendrüse, die Unterkiefer-
und die Unterzungendrüse genannt werden. Diese
sondern den allergrössten Theil des Speichels ab. (Fig. 35.)
Die Unterkiefer- und die Unterzungendrüsen liegen

zwischen der unteren Kinnlade und dem Boden des Mundes, die Unterkieferdrüse weiter nach hinten als die Unterzungendrüse. Ihre Gänge öffnen sich im Boden des Mundes unter der Zungenspitze. Die Absonderung dieser Speicheldrüsen vermischt sich mit jener der kleinen Munddrüsen und bildet den Speichel — eine Flüssigkeit, welche, obgleich dünn und wässerig, eine kleine Menge thierischen Stoffes enthält, Ptyalin genannt, welches gewisse sehr eigenthümliche Eigenschaften hat. Es hat keine Wirkung weder auf eiweissartige Nahrungsstoffe noch auf Fette, aber wenn es mit Stärke vermischt und auf einer mässig warmen Temperatur erhalten wird, so wandelt es diese Stärke in Traubenzucker um. Die Wichtigkeit dieser Operation wird begreiflich, wenn man bedenkt, dass Stärke unlöslich und nutzlos als Nahrungsstoff ist, während Zucker ausserordentlich löslich und leicht oxydirbar ist.

15. Jeder der zweiunddreissig Zähne, welche schon erwähnt worden sind, besteht aus einer Krone, welche aus dem Zahnfleisch hervorragt und einer oder mehreren Wurzeln, welche in den Zahnhöhlen oder sogenannten Alveolen der Kinnladen eingebettet sind.

Die acht Zähne auf den beiden Seiten einer und derselben Kinnlade sind ganz gleich gebaut, während die acht Zähne, die einander gegenüberstehen und oben und unten aufeinander beissen, obwohl in der Art einander gleich, sich doch in Kleinigkeiten von einander unterscheiden.

Die beiden Zähne jeder Abtheilung, welche zunächst der Mittellinie an der Vorderseite der Kinnlade liegen, haben breite aber scharfe und meisselähnliche Ränder. Sie werden daher Schneidezähne genannt. Der zunächstkommende Zahn ist ein Zahn mit einer mehr kegelförmigen und spitzen Krone. Er entspricht dem grossen Fangzahn des Hundes und wird Hundszahn oder Augenzahn genannt. Die nächsten zwei Zähne haben breitere Kronen mit zwei Spitzen auf jeder Krone, eine auf der Innenseite und eine auf der Aussenseite, woher sie die zweispitzigen oder zuweilen falsche Backzähne genannt werden. Alle diese Zähne

haben gewöhnlich jeder eine Wurzel mit Ausnahme der zweispitzigen, deren Wurzel mehr oder weniger vollständig in
zwei Zipfel getheilt sein kann. Die übrigen Zähne haben
jeder zwei oder drei Wurzeln und ihre Kronen sind viel
breiter. Da sie die Stoffe, welche zwischen sie kommen, zermalmen und zermahlen, werden sie Mahlzähne oder ihrer
Stellung wegen wahre Backzähne genannt. In der oberen
Kinnlade zeigen ihre Kronen vier Spitzen an den vier Ecken
und eine diagonale Furche, welche zwei derselben verbindet.
In der unteren Kinnlade sind sie fünfspitzig, indem zwei
Spitzen an der inneren und drei an der äusseren Seite liegen.
[Ueber die Milchzähne der Kinder vgl. Vorl. XII. § 13].

Die Muskeln der soeben beschriebenen Theile sind derartig vertheilt, dass die untere Kinnlade herunter gezogen
werden kann, so dass dadurch der Mund geöffnet und die
Zähne getrennt werden; oder in die Höhe gezogen der Art,
dass die Zähne an einander gebracht werden; oder endlich schräg von einer Seite zur anderen bewegt werden, so
dass die Oberflächen der Backzähne und die Ränder der
Schneidezähne übereinander gleiten. Die Muskeln, welche
die hebenden und gleitenden Bewegungen ausüben, haben
eine grosse Kraft und theilen den zermahlenden und schnei-
denden Wirkungen der Zähne eine gleiche Kraft mit. In
Uebereinstimmung mit dem Druck, dem sie widerstehen
müssen, ist die äussere Schicht der Zahnkronen von grosser
Härte, indem sie aus der Schmelzsubstanz oder Emaille
gebildet ist, der härtesten Masse des Körpers, welche thatsächlich so dicht und hart ist, dass man mit Stahl Feuer aus
ihr schlagen kann, (siehe Vorl. XII). Aber ungeachtet ihrer
ausserordentlichen Härte wird sie bei alten Personen, und bei
Wilden, die von roher Nahrung leben, schon in früherem
Alter abgenutzt.

16. Wenn feste Nahrung in den Mund genommen wird,
so wird dieselbe von den Zähnen zerschnitten und zermahlen,
und die Theilchen, die nach der Aussenseite der Kronen
fallen, werden durch die Muskelzusammenziehungen der
Wangen und Lippen wieder zwischen dieselben geschoben,
während jene, welche auf die innere Seite fallen, von der

Zunge zurückgeworfen werden, bis Alles vollständig zerrieben ist.

Während des Kauens ergiessen die Speicheldrüsen ihre Absonderung in grosser Menge, und der Speichel vermischt sich mit der Nahrung, welche auf diese Art nicht nur von der Speichelflüssigkeit, sondern auch von der Luft, die in den Blasen des Speichels enthalten ist, durchdrungen wird.

Wenn die Speise genügend zermalmt ist, sammelt sie sich in Speichel eingehüllt, in einer Masse oder Bissen, welche auf dem Zungenrücken liegt und nach hinten an die Oeffnung geschoben wird, welche in den Schlundkopf führt. Durch diese wird sie hindurchgepresst, indem der weiche Gaumen in die Höhe gezogen wird und seine Pfeiler sich einander nähern, während sich die Zunge nach rückwärts bewegt und zu gleicher Zeit die Masse vor sich hertreibt, den Kehldeckel nach hinten und unten über die Stimmritze beugt, und dadurch eine Brücke bildet, über welche der Bissen die Oeffnung des Luftganges, ohne Gefahr hineinzufallen, passiren kann. Während der Kehldeckel den Gang der Speisemasse von unten her leitet und verhindert, dass sie in die Luftröhre hineingeräth, dient der weiche Gaumen ihr auf der oberen Seite als Führung, hält sie von der Nasenhöhle ab und leitet sie nach hinten und abwärts in den tieferen Theil des musculösen, trichterförmigen Schlundkopfes. Durch diese wird der Bissen sofort gefasst und festgehalten, und indem die Muskelfasern oberhalb des Bissens sich zusammenziehen, während die unterhalb gelegenen vergleichsweise schlaff sind, wird er schnell in die Speiseröhre hinabgeschoben. Durch die Muskelwände dieser Röhre wird er in ähnlicher Weise gepackt und vorwärts geschoben, bis er in den Magen gelangt.

17. Getränk wird ganz auf dieselbe Weise eingenommen. Es fällt nicht den Schlundkopf und die Speiseröhre hinunter, sondern jeder Schluck wird erfasst und hinabgeleitet. Daher kommt es, dass Gaukler, auf dem Kopf stehend, trinken können und dass ein Pferd oder Ochse trinkt, trotzdem der Hals niedriger steht als der Magen; Dinge, die unmöglich

wären, wenn die Flüssigkeit einfach die Kehle hinab in die Magenhöhle flösse.

Während dieser Vorgänge des Kauens, Mengens mit Speichel und Schluckens wird die Speise erstens zu einem gröberen oder feineren Brei umgestaltet; zweitens werden die Stoffe, die sie gelöst enthält, durch das Wasser des Speichels noch mehr verdünnt; drittens fängt die etwa in ihr enthaltene Stärke an, durch die Einwirkung des dem Speichel eigenthümlichen Bestandtheils Ptyalin sich in Zucker zu verwandeln.

18. Der Magen besteht, wie der Schlund, aus einer Röhre mit musculösen Wänden, welche aus glatten Muskelfasern gebildet sind, und ist mit einem Epithelium bekleidet; aber er unterscheidet sich in vielen Beziehungen vom Schlund. Erstens ist seine Höhlung viel geräumiger und sein linkes Ende geht in eine Erweiterung über, welche der Grund des Magens (Fundus) oder, weil sie an der Herzseite des Körpers liegt, auch Herzerweiterung genannt wird. (Fig. 36 b.) Die Oeffnung des Schlundes in den Magen, die Herzöffnung, Cardia, genannt, liegt daher fast in der Mitte der ganzen Länge des Organs, welches eine lange convexe grosse Krümmung an dem vorderen oder unteren Rand und eine kurze, concave kleine Krümmung an dem hinteren oder oberen Rand hat. Gegen sein rechtes Ende hin verengert sich der Magen und, wo er in den Darm übergeht, sind seine Muskelfasern so angeordnet, dass sie eine Art Schliessmuskel um die Verbindungsöffnung herum bilden. Dieser wird der Pförtner oder Pylorus genannt (Fig 36 d).

Die Schleimhaut, welche die Magenwand bekleidet, ist sehr zart und eine Menge kleiner, einfacher Drüsen öffnen sich auf ihrer Oberfläche. Zwischen diesen sind andere, welche einen etwas zusammengesetzteren Bau aufweisen, indem ihre blinden Enden getheilt sind (Fig. 37). Es sind dies die Labdrüsen, welche, wenn Speise in den Magen eintritt, eine säuerliche Flüssigkeit, den Magensaft, absondern. Die saure Beschaffenheit rührt von dem Vorhandensein von Salzsäure oder Milchsäure her, aber in Verbindung mit diesen Bestandtheilen besitzt der Magensaft noch einen anderen,

Pepsin genannt, welches eine dem Ptyalin nicht ganz un-
ähnliche Substanz zu sein scheint (§ 14).

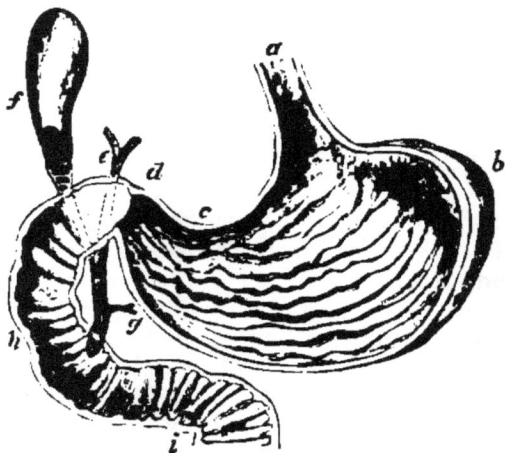

Fig. 36.

Der Magen, von hinten eröffnet. — *a*, die Schlundröhre; *b*, der Magen-
grund; *c*, die kleine Krümmung; *d*, der Pförtner; *e*, der Gallengang; *f*, die Gallenblase; *g*, der Ausführungsgang der Bauchspeicheldrüse, welcher mit dem
Gallengang vereinigt dem Buchstaben *h* gegenüber in den Zwölffingerdarm,
h i, einmündet.

Wenn die Speise in den Magen kommt, wird sie durch
die Zusammenziehung dieses Organs umhergerollt und vollständig mit dem Magensaft vermischt.

19. Es ist leicht, die Eigenschaft des Magensaftes durch
Versuche nachzuweisen, wenn man einen kleinen Theil jener
Schleimhaut, welche die Labdrüsen enthält, mit kleinen
Stücken Speise, hart gekochtem Ei oder anderen Eiweiss-
stoffen in angesäuertes Wasser legt und diese Mischung in
einer Temperatur von ungefähr 40° C. erhält. Nach einigen
Stunden wird man finden, dass das Eiweiss, wenn es nicht
in zu grosser Menge vorhanden war, aufgelöst worden ist;
während alles, was von Fleisch übrig bleibt, ein Brei geworden ist, der hauptsächlich aus Bindegewebe und den Fett-

stoffen besteht, welche in jenem enthalten waren. Dies nennt
man künstliche Verdauung: und es ist durch Versuche
an lebenden Thieren bewiesen worden, dass genau derselbe
Vorgang stattfindet, wenn Speise der natürlichen Verdauung
im Magen eines solchen Thieres unterworfen wird.

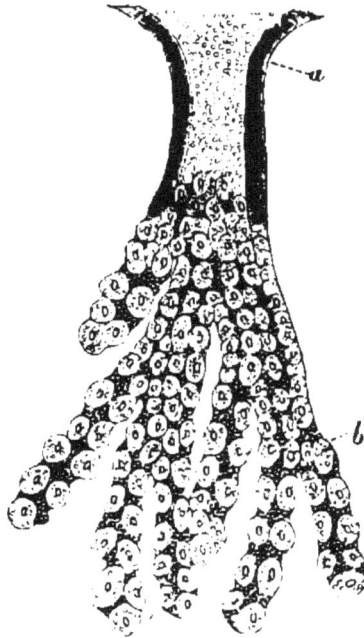

Fig. 37.

Eine von den Labdrüsen des Magens, welche den Magensaft absondern, ungefähr 350 mal vergrössert.

Die auf diese Art entstandene Lösung eines Eiweissstoffes
heisst Pepton, und hat fast immer dieselben Eigenschaften,
welcher Art auch die verdauten Eiweissstoffe gewesen sein
mögen. [Die wichtigste dieser Eigenschaften ist die Leichtlöslichkeit und Fähigkeit durch die dünnen Gefässwände

hindurchzudringen, wodurch ihre Aufsaugung sehr leicht zu
Stande kommt.]

Es gehört eine lange Zeit (einige Tage) dazu, um durch
verdünnte Säuren allein Eiweis aufzulösen, und daher
muss man die Hauptkraft des Magensäftes dem Pepsin
zuschreiben.

20. Durch beständiges Umherrollen und ausdauernde
Hinzufügung von Magensaft, erhält die Speise zuletzt die
Consistenz von Erbsensuppe und wird Speisebrei oder
Chymus genannt. In diesem Zustande ist es ihr theilweise
gestattet, durch den Pförtner in den Zwölffingerdarm
oder das Duodenum einzutreten; aber ein grosser Theil
dieser Flüssigkeit (bestehend aus Pepton, gemischt mit Speichel und einigen zuckerhaltigen Flüssigkeiten, die aus der
theilweisen Umwandlung von Stärke oder auf andere Weise
entstanden sind) wird sogleich aufgesogen, indem sie ihren
Weg vermittelst Einsaugung durch die Wände der zarten
und zahlreichen Magengefässe in den Blutstrom findet, welcher durch die Magenvenen zur Pfortader strömt.

21. Die Därme bilden eine lange Röhre mit Schleim-
haut- und Muskelbekleidung wie der Magen; und wie er
sind sie eingehüllt in das Bauchfell oder Peritoneum. Sie
zerfallen in zwei Abtheilungen, den Dünndarm und den
Dickdarm, von denen der letztere einen weit grösseren
Durchmesser hat als der erstere. Der Dünndarm wird wiederum eingetheilt in das Duodenum oder Zwölffingerdarm, das Jejunum oder Leerdarm und das Ileum oder
Krummdarm, aber es giebt keine natürliche Grenzlinie
zwischen diesen Abtheilungen. Der erste Abschnitt allein,
der Zwölffingerdarm oder das Duodenum ist unter-
scheidbarer als jener Theil des Dünndarmes, welcher sich
unmittelbar an den Magen anschliesst; er ist gekrümmt und
durch das Bauchfell an die Rückwand der Bauchhöhle in
der in Fig. 36 sichtbaren Schlinge befestigt. In dieser
Schlinge liegt der Kopf der Bauchspeicheldrüse (Fig. 32).

Das Ileum (a, Fig. 38) ist nicht breiter als das Jejunum
und Duodenum, so dass der Uebergang aus dem Dünndarm
zum Dickdarm ganz plötzlich erfolgt. Die Oeffnung des

Dünndarms in den Dickdarm, ist mit hervorstehenden Lippen versehen, welche in die Höhlung des letzteren hineinragen und sich dem Uebergang von Stoffen aus diesem in den Dünndarm widersetzen, während sie den Uebergang in entgegengesetzter Richtung leicht gestatten. Diese Lippen bilden die sogenannte Ileocoecalklappe (Fig. 38 *d*).

Der Dickdarm bildet unterhalb der Ileocoecalklappe eine blinde Erweiterung, welche Coecum oder Blinddarm genannt wird, und aus diesem geht ein längerer blinder Gang ab, welcher nach seiner Gestalt der wurmförmige Fortsatz des Coecums genannt wird. (Fig. 38. b.)

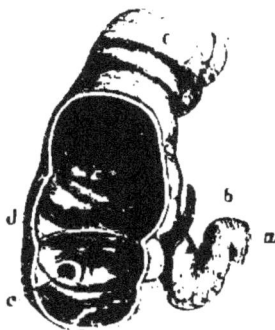

Fig. 38.

Der Uebergang des Ileums (a) in das Coecum und die Fortsetzung des letzteren in das Colon e, bei d sieht man die Ileocoecalklappe; bei c die Oeffnung des Wurmfortsatzes (b) in das Coecum.

Das Coecum liegt im unteren Theil der rechten Seite der Bauchhöhle. Das Colon oder der erste Theil des Dickdarms geht aufwärts von ihm als das aufsteigende Colon; dann macht es eine plötzliche Wendung in einem rechten Winkel und geht über zur linken Seite des Körpers und wird in diesem Theil seines Laufes das querlaufende Colon genannt; und sodann, plötzlich zurückbiegend an der linken Seite der Bauchhöhle entlang, wird es zum absteigenden Colon. Dieses gelangt bis zur Mittellinie und wird nun der Mastdarm, welcher jener Theil des Dickdarms ist, der sich nach aussen öffnet.

22. Die Schleimhaut des ganzen Darmes ist mit zahlreichen, kleinen und zum grössten Theil einfachen Drüsen
(Lieberkühn'sche oder Brunner'sche Drüsen genannt)
versehen, welche ihre Absonderung, den Darmsaft, in den
Darm ergiessen, die Thätigkeit des Darmsaftes ist nicht genau
bekannt. [Es scheint, dass er die Fähigkeit, Eiweissstoffe
aufzulösen, in geringem Grade besitzt.]

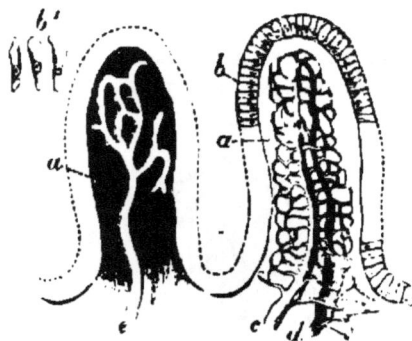

Fig. 39.

Zwei Zotten des Dünndarms, etwa 50 mal vergrössert. —
a. Substanz der Zotte; b, ihr Epithelium, von welchem einige Zellen losgelöst
und bei b¹ besonders gezeichnet sind, cd, die Arterie und Vene der Zotte mit dem
sie verbindenden Netzwerk von Haargefässen, welches den Anfang des Milchsaft-
gefässes (e) umhüllt. Letzteres liegt in der Mitte der Zotte und hängt mit einem
Netz von Milchsaftgefässen zusammen, welches am Boden der Zotte liegt.

Dem Dünndarm eigenthümliche Gebilde sind die Valvulae conniventes, quere Falten auf der Schleimhaut, welche
die Oberfläche verdicken, und die Villi oder Zotten, welche
ausserordentlich kleine, fadenähnliche Fortsätze der Schleimhaut auf den Valvulae conniventes und anderswo sind und
dicht zusammen sitzen wie die Haare auf Sammtgewebe.
Jede Zotte ist mit einem Epithelium bekleidet und enthält in
ihrem Innern die Wurzel oder den Anfang eines Milchsaft-
gefässes (Vorl. II. § 6.). Zwischen diesem und der Oberfläche der Zotte liegt ein Haargefässnetzwerk mit seinen
zuführenden Arterien und ausführenden Venen.

Der Dickdarm hat beachtenswerthe Eigenthümlichkeiten in der Anordnung der Längsmuskelfasern des Colons in drei Bänder, welche kürzer sind als die Darmwände selbst, so dass die letzteren in Falten und Säcke zusammengezogen werden; und in der Anordnung von Muskelfasern um den Ausgang des Mastdarmes herum zu einem ringförmigen Schliessmuskel, welcher die Oeffnung fest geschlossen hält, ausser wenn die Austreibung des Inhaltes stattfindet.

Die Därme erhalten ihr Blut fast unmittelbar aus der Aorta. Ihre Venen treiben das Blut, welches durch die Darmhaargefässe gegangen ist, in die Pfortader.

Die Fasern der Muskelschicht der Därme (welche zwischen ihrer Schleimhaut und ihrem serösen oder Bauchfellüberzuge liegen) sind in Längs- und Kreisfasern angeordnet, und die Kreisfasern der einzelnen Theile ziehen sich der Reihe nach zusammen, derart, dass die tiefer oder näher zum After gelegenen sich später zusammenziehen als die oberen, oder dem Pförtner zugewandten. Aus dieser sogenannten peristaltischen Zusammenziehung folgt, dass die in den Därmen enthaltenen Massen stetig fortgeschoben werden durch die fortschreitende Verengerung des Darmes von dem oberen nach dem unteren Theile desselben.

23. Die einzigen Absonderungen, welche ausser jenen der eigenen Darmdrüsen in die Därme kommen, sind jene der Leber und der Bauchspeicheldrüse — die Galle und der Bauchspeichel oder Saft der Bauchspeicheldrüse. Die Gänge dieser Organe haben eine gemeinschaftliche Oeffnung in der Mitte der Krümmung des Zwölffingerdarmes; und da der gemeinschaftliche Gang schräg durch die Darmwand geht, so dienen seine Wände als eine Art Klappe, welche den Abfluss des Zwölffingerdarminhaltes in den Gang hinein verhindert, aber den Uebertritt von Galle und Bauchspeichel in den Zwölffingerdarm gestattet. (Fig. 32. 36.)

Wenn der Speisebrei den Zwölffingerdarm gefüllt hat, kommt die Bauchspeicheldrüse in Thätigkeit und ihre Absonderung, verbunden mit der Galle aus der Gallenblase, fliesst durch die gemeinschaftliche Oeffnung, vermischt sich

11*

mit dem Speisebrei und verwandelt diesen in Chylus oder Milchsaft.

24. Der Milchsaft unterscheidet sich vom Speisebrei in zweierlei Beziehung. Erstens hebt das Alkali der Galle die Säure des Speisebreis auf; und zweitens scheint die Galle sowohl wie der Bauchspeichel einen Einfluss auf die im Speisebrei enthaltenen Fette auszuüben, welche die feine Vertheilung dieser Fette in sehr kleine einzelne Theilchen erleichtert. Der Speisebrei, welcher aus der Verdauung fettiger Speise entsteht, ist in der That nur eine Mischung von wässeriger Flüssigkeit mit öligen Stoffen, welche sich leicht von ihm trennen und mit einander verbinden. Im Milchsaft andererseits sind die Fettstoffe mit der Flüssigkeit vermischt, gerade wie man Oel mit Wasser vollständig vermischen kann, indem man es allmählich mit Eiweiss zu einer sogenannten Emulsion verrührt; oder wie das Fett (d. h. die Butter) der Milch in dem wässerigen Hauptbestandtheile der Milch aufgeschwemmt erhalten wird. Der Milchsaft mit diesen schwebenden Theilchen sieht weiss und milchig aus, aus demselben Grunde weshalb Milch so aussieht — weil die Menge der kleinen schwebenden Fetttheilchen sehr viel Licht reflectirt. Die Verwandlung von Stärke in Zucker, welche ganz oder theilweise unterbrochen erscheint, so lange die Speise im Magen bleibt wegen der Säure des Speisebreies, beginnt wieder, sobald die letztere neutralisirt ist, indem der Bauchspeichel und Darmsaft sehr stark nach dieser Richtung wirken. [Ausserdem aber besitzt der Bauchspeichel noch die Fähigkeit, Eiweissstoffe in Peptone umzusetzten, wie der Magensaft. Was also von dem Speisebrei noch nicht hinlänglich durch Speichel und Magensaft umgewandelt ist, kann nun noch im Darm einer Nachwirkung und vollständigen Umwandlung unterworfen werden.]

Wenn der Milchsaft durch die schiebende Thätigkeit der peristaltischen Zusammenziehungen durch die Dünndärme getrieben wird, so wird der in ihm aufgelöste Stoff auf dem gewöhnlichen Wege durch die Gefässe der Zotten absorbirt. Die kleinen Fetttheilchen werden andererseits durch die weiche Substanz des Epitheliums in jene der Zotten gepresst und gelangen so in die Gefässe; gerade wie Quecksilber durch die Poren eines Waschledersackes gepresst werden kann.

Da das Netzwerk der Haargefässe ausserhalb der Milchsaftgefässwurzel einer jeden Zotte liegt, so könnte es scheinen, dass die Blutgefässe den grössten Theil des Milchsaftes fortführen müssten; aber viel von ihm gelangt in die Milchsaftgefässe, füllt diese und kommt erst in das Blut nach einem Rundgang durch die Gekröslymphgefässe und durch den Brustlymphstamm. (Vorl. II. §§ 5, 6.)

25. Auf ihrem Lauf durch den Dünndarm werden die verdauten Stoffe allmählich von ihren Peptonen, Fetten und löslichen Stärkemehlstoffen befreit und durch die Ileococcalklappe in den Blinddarm und den Dickdarm gepresst. Hier erlangen sie eine saure Reaction und den charakteristischen Geruch und die Farbe des Kothes, welche immer ausgeprägter werden, je mehr sie sich dem Mastdarm nähern. Es ist vermuthet worden, dass eine Art zweiter Verdauung in dem oberen Theile des Dickdarmes stattfindet.

SIEBENTE VORLESUNG.

Bewegung und Ortsbewegung.

1. In den vorhergehenden Vorlesungen ist erörtert worden, auf welche Weise die Einnahmen des menschlichen Körpers in seine Ausgaben umgesetzt werden. Wir haben gesehen, dass neuer Stoff in Form von organischen oder mineralischen Nahrungsmitteln vom Körper unaufhörlich verbraucht wird, um den Verlust an Stoffen zu ersetzen, welcher hauptsächlich in Gestalt von Kohlensäure, Harnstoff und Wasser unaufhörlich stattfindet.

Die organischen Nahrungsmittel stammen mittelbar oder unmittelbar aus der Pflanzenwelt; und die Erzeugnisse des Umsatzes im Thierkörper sind entweder solche Verbindungen, wie sie in der mineralischen Welt sehr häufig vorkommen, oder zersetzen sich unmittelbar in solche. Hieraus folgt, dass der menschliche Körper der Mittelpunkt einer Strömung von Stoffen ist, welche unaufhörlich aus dem Pflanzen- und Mineralreich wieder nach dem Mineralreich zurück strömen. Man kann ihn mit einem Strudel in einem Flusse vergleichen, welcher seine Gestalt für eine unbegrenzte Zeit erhalten kann, obgleich nicht ein einziges Wassertheilchen des Stromes länger als wenige Secunden in ihm verweilt.

Aber der Strudel des menschlichen Körpers bietet die Besonderheit dar, dass die Stofftheilchen, welche in ihn eintreten, zum grössten Theile eine sehr viel verwickeltere Zusammensetzung haben als die, welche aus ihm austreten.

Um in einem Bilde zu sprechen, welches doch der Wirklichkeit sehr nahe kommt: die Atome, welche in den Körper eintreten, sind zu grossen Haufen zusammengeordnet und zerfallen in kleine Häufchen ehe sie den Körper wieder verlassen. Die lebendige Kraft, welche bei diesem Auseinanderfallen frei wird, ist die Quelle der im Organismus zur Thätigkeit kommenden Kraft.

2. Diese thätige Kraft äussert sich hauptsächlich in Gestalt von Bewegung, und zwar entweder Bewegung einzelner Theile des Körpers gegen einander oder Bewegung des Körpers im Ganzen, welche letztere zum Unterschied Ortsbewegung genannt wird.

Die Organe, welche die theilweise oder gesammte Bewegung des Körpers oder der in ihm enthaltenen Flüssigkeiten bewirken, sind zweierlei Art: Wimpern und Muskeln.

3. Wimpern sind äusserst feine Härchen oder Fasern, welche mit ihrem Grunde auf der freien Oberfläche von Epithelzellen (s. Vorl. XII.) aufsitzen und in der That aus jenen hervorwachsen. Sie sind fortwährend in wogender Bewegung, so lange Leben in ihnen besteht; und die Bewegung der Wimpern dauert sogar noch einige Zeit fort, nachdem die Epithelzelle, an welcher sie angeheftet sind, vom Körper getrennt ist. Die Bewegung der Wimpern geht demgemäss nicht nur unabhängig vom übrigen Körper fort, sondern sie steht auch nicht unter dem Einflusse des Nervensystems. Die Ursache der Bewegung eines jeden Wimperhärchens scheint die abwechselnde Verkürzung und Erschlaffung der beiden entgegengesetzten Seiten seines Grundtheiles zu sein; wodurch aber dieser Wechsel zu Stande kommt, ist unbekannt.

Obgleich kein anderer Theil des Körpers irgend einen Einfluss auf die Bewegung der Wimpern hat, und trotzdem diese untereinander, so viel uns bekannt ist, keinen unmittelbaren Zusammenhang haben, so ist dennoch ihre Thätigkeit auf ein gemeinsames Endziel hingerichtet, indem die Wimpern, welche ausgedehnte Flächen bedecken, alle in der Weise thätig sind, dass sie alles, was auf dieser Fläche liegt, in einer und derselben Richtung hinschieben. So z. B.

arbeiten die Wimpern, welche auf den Epithelzellen des
grössten Theiles der Nasenhöhle und der Luftröhre mit
ihren Verzweigungen aufsitzen, derart, dass sie den Schleim,
in welchem sie arbeiten, nach aussen treiben.

Abgesehen von den Luftwegen findet man Wimpern im
menschlichen Körper noch in den Ventrikeln des Gehirns
und an einem oder zwei anderen Orten. Aber die Rolle,
welche sie beim Menschen spielen, ist unbedeutend im Vergleich mit ihren Thätigkeiten bei niederen Thieren, bei denen
sie oftmals die Hauptorgane der Ortsbewegung sind.

4. Muskeln (Vorl. I. § 13.) sind Anhäufungen von
Fasern, deren jede die Fähigkeit hat, unter gewissen Umständen sich an Länge zu verkürzen, während sie in den
anderen Richtungen anschwillt, so dass der Rauminhalt der
Faser im Ganzen ungeändert bleibt. Diese Fähigkeit nennt
man die Zusammenziehungsfähigkeit oder das Ver-
kürzungsvermögen oder auch die Contractilität der
Muskeln; und wenn in Folge dieses Vermögens ein Muskel
sich zusammenzieht oder verkürzt, so strebt er seine
beiden Enden und Alles, was an diesen befestigt sein mag,
einander zu nähern.

Die Ursache, welche in der Regel die Zusammenziehung
einer Muskelfaser verursacht, ist eine gewisse Veränderung
in dem Zustande einer Nervenfaser, welche in engem anatomischen Zusammenhange mit der Muskelfaser ist. Diese
Nervenfaser wird deshalb eine motorische oder Bewe-
gungsfaser genannt, weil sie durch ihre Einwirkung auf
den Muskel ein mittelbares Werkzeug zur Hervorbringung
von Bewegungen wird. (S. Vorl. XI. § 6.)

Die Muskeln sind in hohem Grade elastisch. Sie enthalten sehr viel Wasser (ungefähr so viel als das Blut) und
haben während des Lebens ein klares, halb durchsichtiges
Aussehen.

Wenn ganz frische Muskeln ausgepresst werden, nachdem
man mit grosser Sorgfalt alles in ihnen enthaltene Blut entfernt hat, so geben quergestreifte Muskeln (Vergl. Vorl.
XII. § 15) eine Flüssigkeit, welche bei gewöhnlicher Temperatur nach einiger Zeit gerinnt. Einige Zeit nach dem

Tode findet diese Gerinnung auch im Innern der Muskelfasern selbst statt. Diese werden dadurch mehr oder weniger
trübe und undurchsichtig, verlieren ihre frühere Elasticität
und verwandeln sich in starre, brüchige Massen, welche die
Form behalten, die sie beim Beginn der Gerinnung annahmen.
Dadurch werden die Glieder in der Stellung, in welcher sie
beim Tode sich befanden, festgestellt, und der ganze Körper
geht in einen Zustand der Steifheit über, welchen man die
Todtenstarre (*rigor mortis*) nennt.

Nach Verlauf einer gewissen Zeit wird die geronnene
Masse wieder flüssig und die Muskeln nehmen eine schlaffe
und weiche Beschaffenheit an, welche den Anfang der Fäul-
niss bezeichnet.

Man hat beobachtet, dass die Todtenstarre um so schneller
sich löst, je früher sie eintrat, und um so länger anhält, je
später sie begann. Je grösser die Thätigkeit und in Folge
dessen die Erschöpfung der Muskeln vor dem Tode war,
desto früher stellt sich die Todtenstarre ein.

Man kann die Muskeln passend in zwei Gruppen ein-
theilen nach der Art, wie die Enden ihrer Fasern befestigt
sind, nämlich in Muskeln, welche nicht an festen Hebeln
und solche, welche an festen Hebeln sich ansetzen.

5. Muskeln, welche sich nicht an festen Hebeln
ansetzen. Unter diese Abtheilung sind zunächst die Muskeln zu zählen, welche man passend hohle Muskeln
nennen kann, insofern als sie eine Höhle umschliessen oder
eine Fläche umgrenzen. Ihre Zusammenziehung verkleinert
den Rauminhalt jener Höhle oder die Grösse jener
Fläche.

Die Muskelfasern des Herzens, der Blutgefässe, der
Lymphgefässe, des Ernährungsschlauches, der Drüsenaus-
führungsgänge, die Kreisfasern der Regenbogenhaut des
Auges bilden durch ihre Anordnung solche hohle
Muskeln.

Die Muskelfasern des Herzens gehören zu den quergestreiften Muskeln und ihre Anordnung ist eine ausserordent-

lich verwickelte. Die Hohlräume, welche sie umschliessen
sind die der Vorhöfe und der Herzkammern, und wie wir
gesehen haben, verkürzen sich diese Muskelfasern plötzlich
und die jeder der beiden Abtheilungen alle gleichzeitig.

Die Regenbogenhaut des Auges ist eine Art von Vorhang,
in dessen Mitte ein kreisrundes Loch ist. Ihre Muskelfasern
gehören zu der glatten, nicht gestreiften Art (S. Vorl. XII.
§ 15.) und sind auf doppelte Weise angeordnet. Ein Theil
verläuft strahlenförmig von den Rändern des Loches zu dem
äusseren Umkreis des Vorhanges; ein anderer Theil verläuft
ringförmig in Kreisen um die Oeffnung herum. Wenn die
ersteren sich zusammenziehen, müssen sie nothwendiger
Weise die Oeffnung erweitern, wohingegen die anderen bei
ihrer Zusammenziehung die Oeffnung verengern.

Im Ernährungsschlauche sind die Muskelfasern gleichfalls glatte oder ungestreifte. Sie sind in zwei Lagen angeordnet; eine Lage ist gleichgerichtet mit der Längsaxe des
Darmes, während die anderen rechtwinkelig auf diese kreis-
förmig um den Darm herumlaufen.

Wie wir schon gesehen haben (Vorl. VI. § 22.), erfolgt
die Zusammenziehung dieser Fasern der Reihe nach, d. h.
alle Muskelfasern auf einer bestimmten Strecke des Darmes
ziehen sich nicht gleichzeitig zusammen, sondern die am
einen Ende beginnen und die anderen folgen nach, bis die
ganze Reihe sich zusammengezogen hat. Da die Reihenfolge
der Zusammenziehung unter natürlichen Umständen stets
dieselbe ist, nämlich vom oberen zum unteren Ende fort-
schreitend, so ist die Folge dieser sogenannten peristaltischen Bewegung, wie wir gesehen haben, die im Ernährungsschlauche enthaltenen Massen von dessen oberem zum
unteren Ende fortzuschieben. Die Muskeln der Drüsenaus-
führungsgänge haben eine im Wesentlichen gleiche Anordnung und Wirkung.

6. Muskeln, welche an bestimmten Hebeln
befestigt sind. Die grösste Mehrzahl der Muskeln im
Körper sind an bestimmten Hebeln befestigt, welche von den
Knochen gebildet werden, deren feinerer Bau in Vorlesung
XII. § 11. auseinandergesetzt ist. In den Knochen, welche

in der Regel als Hebel dienen, ist das Knochengewebe in
Form eines Schaftes (Fig. 40, *d.*) angeordnet, gebildet von
einer sehr dichten und festen Knochenmasse, aber öfter eine

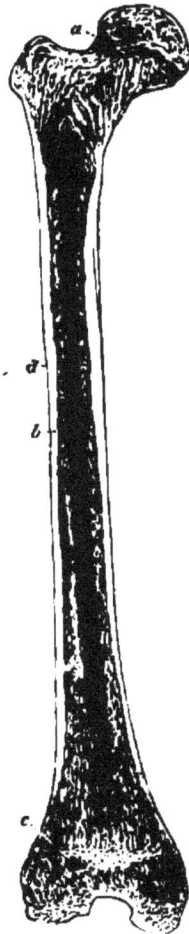

Fig. 40.

Längsschnitt durch einen menschlichen Oberschenkelknochen:
a, der Kopf, welcher an Hüftbeln eingelenkt ist; *b*, die Markhöhle; *d*, die dichte Knochensubstanz des Schaftes; *c*, unteres Gelenkende, welches mit dem Schienbein zusammen das Kniegelenk bildet.

grosse mittlere Höhle (Fig. 40. *b*) umschliessend, welche
von einer sehr zarten, gefässreichen, faserigen und fettreichen
Masse, Mark genannt, ausgefüllt wird. Gegen die beiden

Enden des Knochens hin wird die feste, dichte Knochenmasse des Schaftes dünner, und wird ersetzt durch ein viel
dickeres, aber lockereres Maschenwerk von Knochenplätt-
chen und Fasern, welches man das Schwammgewebe der
Knochen nennt. Aber die Oberfläche auch dieses Theiles
des Knochens ist durch eine dünne Schicht dichteren
Knochengewebes gebildet.

Wenigstens ein Ende dieser knöchernen Hebel ist zu
einer glatten Gelenkfläche gestaltet und mit Knorpel überzogen, wodurch dieses verhältnissmässig feste Ende des
Knochens befähigt wird, auf der entsprechenden Fläche
irgend eines anderen Knochens, mit welchem er in Gelenkverbindung ist, sich zu bewegen, oder umgekehrt diesem
letzteren, sich gegen den ersteren zu bewegen.

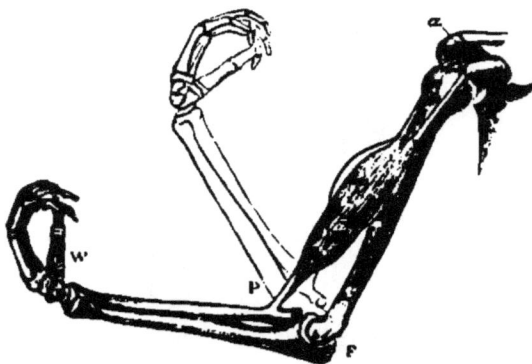

Fig. 41.

Die Knochen der oberen Extremität mit dem zweiköpfigen Mus-
kel. Bei *a* sieht man die beiden Sehnen, durch welche dieser Muskel am Schulterblatt angeheftet ist. *P* bezeichnet den Ansatzpunkt des Muskels an die Speiche und somit den Angriffspunkt der Kraft; *F* den Stütz- oder Drehpunkt; *W* die
Last (das Gewicht des Armes und der Hand).

Das eine oder andere dieser Enden spielt die Rolle des
Stützpunktes, wenn der Knochen als Hebel wirkt.

So bezeichnet z. B. in nebenstehender Abbildung der
Knochen der oberen Extremität (Fig. 41) mit den Ansätzen

des zweiköpfigen Muskels an das Schulterblatt und an den
einen der beiden Vorderarmknochen, welcher Speiche oder
Radius genannt wird, der Buchstabe P den Angriffspunkt
der Kraft (des sich zusammenziehenden Muskels) auf die
Speiche, F den Stütz- oder Drehpunkt des Hebels, während
die Last durch das Gewicht des Vorderarmes gebildet wird.

Um jedoch die Hebelwirkung der Knochen zu verstehen,
ist es nöthig, Kenntniss von den verschiedenen Arten von
Hebeln zu haben, um die verschiedenen Zusammenstellungen
von Knochen auf die ihnen entsprechenden Hebelarten zu-
rückführen zu können.

Ein Hebel ist ein starrer (nicht biegsamer) Stab, welcher
in einem Punkte vollkommen oder doch im Vergleich zu den
anderen festgehalten wird, während die anderen sich um
diesen Punkt drehen können. An irgend einem der beweglichen Punkte des Hebels wirkt eine Kraft und strebt den
Hebel zu bewegen, während an einem anderen Punkte, auf
welchen natürlich die Bewegung in vergrössertem oder ver-
ringerten Grade mit übertragen wird, eine Last der Bewegung entgegenwirkt, sei es durch ihr Gewicht oder durch
ein anderes Hinderniss.

Die Mechaniker unterscheiden drei Arten von Hebeln je
nach der Lage des unbeweglichen Punktes (Stütz- oder
Drehpunktes) des Angriffspunktes der Last (Gewichtes oder Widerstandes, welches die Kraft überwinden
muss) und des Angriffspunktes der Kraft (welche das
Hinderniss überwinden soll).

Liegt der Drehpunkt zwischen dem Angriffspunkte der
Last und dem Angriffspunkte der Kraft, so dass wenn der
Hebel in Bewegung gesetzt wird, Last und Kraft Bogen
beschreiben, deren hohle Seiten einander zugekehrt sind, so
haben wir einen Hebel erster Ordnung, [oder einen
zweiarmigen Hebel. Der zweiarmige Hebel kann dabei
entweder gleicharmig oder ungleicharmig sein, je
nachdem die beiden Arme gleiche oder ungleiche Länge
haben]. (Fig. 42. I.)

Ist der Stützpunkt an dem einen Ende des Hebels und
die Last zwischen ihm und der Kraft, so dass bei der Be-

wegung Last und Kraft Bogen um denselben Mittelpunkt
(den Stützpunkt) beschreiben, die Last aber einen kleineren
Weg zurücklegt als die Kraft, so haben wir einen **Hebel
zweiter Ordnung**. (Fig. 42, II.)

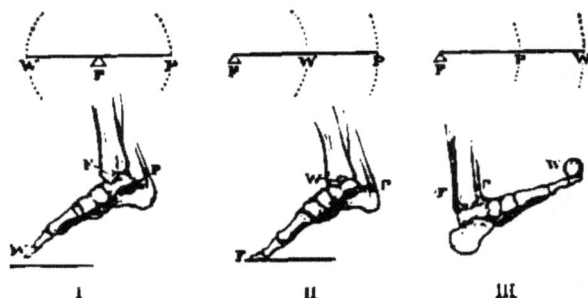

Fig. 42.

Die drei oberen Figuren stellen die drei Hebelarten dar, die unteren den
Fuss, welcher in der entsprechenden Art wirkt. — *W*, Last; *F*, Stützpunkt ;
P, Kraft.

Ist endlich der Stützpunkt gleichfalls an dem einen Ende,
aber die Kraft zwischen ihm und der Last, so dass wie im
vorhergehenden Falle Last und Kraft bei der Bewegung
Bogen um denselben Mittelpunkt beschreiben, die Kraft aber
einen kleineren Weg macht als die Last, so nennt man das
einen **Hebel dritter Ordnung**. (Fig. 42, III.)

[Die Hebel der zweiten und dritten Ordnung heissen
auch **einarmige Hebel**, im Gegensatz zu den zweiarmigen
oder Hebeln erster Ordnung.]

7. Im menschlichen Körper bieten folgende Theile Beispiele von Hebeln erster Ordnung [oder zweiarmigen Hebeln]:

a) der Schädel in seinen Bewegungen auf dem Atlas als
Stützpunkt.

b) das Becken in seinen Bewegungen auf den Köpfen der
Oberschenkel als Stützpunkten.

c) der Fuss im erhobenen Zustande, wenn man mit den
Zehen auf den Boden klopft. Hier ist das Fussgelenk
der Stützpunkt. (S. Fig. 42, I.)

Die Angriffspunkte der Kraft und der Last sind in diesen Fällen nicht angegeben worden, weil sie je nach den Umständen sich umkehren können. Z. B. wenn das Gesicht nach unten bewegt wird, ist der Angriffspunkt der Kraft vorn und die Last hinten am Schädel; wenn jedoch das Gesicht gehoben wird, so ist der Angriffspunkt der Kraft hinten und die Last vorn. Das nämliche gilt vom Becken, je nachdem der Körper auf den Schenkeln sich drehend nach vorwärts gebeugt oder nach rückwärts geneigt wird. Endlich wenn die Zehen bei erhobenem Fusse auf den Boden aufklopfen, so ist der Angriffspunkt der Kraft an der Ferse und die Last an der Fussspitze. Doch wenn die Zehen erhoben werden, um die Wirkung zu wiederholen, so greift die Kraft vorn an und die Last ist jetzt an der Ferse, in diesem Falle dargestellt durch die Elasticität und Trägheit der Muskeln und der anderen Theile an der hinteren Seite des Unterschenkels.

In allen diesen Fällen aber haben wir es mit Hebeln erster Ordnung oder zweiarmigen Hebeln zu thun, weil der Stütz- oder Drehpunkt, um welchen die Bewegung stattfindet, zwischen der Kraft und der Last sich befindet.

8. Im Folgenden sehen wir drei Beispiele von Hebeln zweiter Ordnung:

a) Der Oberschenkel, wenn er aufwärts gegen den Körper erhoben wird, während der Körper auf dem anderen Beine allein steht, wie beim langsamen Exercierschritt der Soldaten.

In diesem Falle liegt nämlich der Drehpunkt am Hüftgelenk. Die Kraft wird gegeben durch den geraden Oberschenkelmuskel* an der vorderen Fläche des Oberschenkels, und ihr Angriffspunkt liegt am Knie, während die Last durch das Gewicht des ganzen Beines dargestellt wird, deren Angriffspunkt im Schwerpunkte des Beines irgendwo zwischen Knie und Hüftgelenk gelegen ist.

---

* *Musculus rectus femoris*, entspringt vom Hüftbein und setzt sich an die Kniescheibe an, welche durch ein sehr festes Band an dem Schienbein befestigt ist. [Der Muskel kann daher das Bein im Kniegelenk strecken, wenn es gekrümmt war, oder Körper und Oberschenkel gegen einander beugen, wie in unserem Falle.]

b) Eine Rippe, welche durch den geraden Bauchmuskel nach unten gezogen wird.

Hier liegt der Drehpunkt an der Gelenkverbindung der Rippe mit der Wirbelsäule; der Angriffspunkt der Kraft ist am Sternum, d. h. am vorderen Ende der Rippe gelegen; und die Last endlich oder der Widerstand gegen die Bewegung liegt zwischen diesen beiden Punkten.

c) Der Fuss beim Erheben des Körpers auf die Zehen, beim Stehen auf den Fussspitzen und beim ersten Theile einer Schrittbewegung. (Fig. 42, II.)

Hier liegt der Drehpunkt auf dem Boden, auf welchem die Zehen aufruhen; die Kraft greift an der Ferse an und wird durch die Wadenmuskeln dargestellt; die Last ist derjenige Theil des Körpergewichtes, welcher von dem Fussgelenk getragen wird, und wirkt also zwischen Kraft und Drehpunkt.

9. Drei Beispiele von Hebeln dritter Ordnung sind die folgenden:

a) Wirbelsäule, Kopf und Becken, zusammen als ein starrer Stab angesehen, welcher auf den Hüftgelenken aufrecht erhalten werden soll. (Vgl. Fig. 2.)

Hier liegt der Drehpunkt in dem Hüftgelenk; die Last liegt im gemeinsamen Schwerpunkt von Kopf und Rumpf, hoch über dem Drehpunkt; die Kraft wird durch die Beuge- oder Streckmuskeln des Oberschenkels geliefert, welche am Hüftbein angreifen, also näher dem Drehpunkt als die Last.

b) Beugung des Vorderarmes gegen den Oberarm durch den zweiköpfigen Muskel, während ein Gewicht in der Hand gehalten wird.

In diesem Falle liegt die Last in der Hand, der Drehpunkt im Ellbogengelenke, der Angriffspunkt der Kraft am Ansatzpunkte der Sehne des zweiköpfigen Muskels sehr nahe dem Drehpunkt. (Vgl. Fig. 41.)

[Dasselbe würde übrigens auch der Fall sein, wenn kein Gewicht in der Hand gehalten würde. Die Last wäre dann gegeben durch das Gewicht des Vorderarmes selbst, und ihr Angriffspunkt wäre zu suchen im Schwerpunkte des Vorderarmes, welcher etwa in der Mitte desselben liegt, also immer noch weiter vom Drehpunkte entfernt, als der Angriffspunkt der Kraft. Dieser Fall kehrt übrigens bei fast allen Bewegungen der Gliedmaassen wieder.]

• c) Streckung des Unterschenkels gegen den Oberschenkel im Kniegelenk.

In diesem Falle liegt der Drehpunkt im Kniegelenk; der Angriffspunkt der Last liegt im Schwerpunkte des Unterschenkels und Fusses; die Kraft greift mittelst des Kniescheibenbandes an dem oberen Ende des Schienbeines, sehr nahe dem Kniegelenke, an. [Vgl. die Anmerkung zu § 8.]

10. Bei der Untersuchung der Mechanik der Körperbewegungen ist es sehr wichtig, darauf zu achten, dass ein und derselbe Körpertheil je nach den Umständen als Hebel erster, zweiter oder dritter Ordnung wirken kann. So haben wir schon gesehen, dass der Fuss im einen Falle als Hebel erster Ordnung [§ 7. c.], im anderen Falle als Hebel zweiter Ordnung [§ 8. c.] auftritt. Doch kann er auch als Hebel dritter Ordnung wirken, wenn jemand z. B. ein auf den Zehen liegendes Gewicht durch alleinige Bewegung des Fusses auf und nieder spielen lässt. In diesem Falle liegt die Last an den Zehen, der Drehpunkt im Fussgelenke und die Kraft wird geliefert von den Streckmuskeln an der Vorderseite des Unterschenkels, welche zwischen dem Drehpunkte und der Last angreifen. (Fig. 42, III.)

11. Es ist sehr wichtig, dass die Hebel des Körpers nicht gleiten oder ungenau arbeiten, wenn ihre Bewegungen beträchtlich sind. Zu dem Ende sind sie der Art zusammengefügt, dass sie ganz bestimmte Gelenkverbindungen bilden.

Wir können unvollkommene und vollkommene Gelenke unterscheiden.

a) Unvollkommene Gelenke sind solche, bei denen die verbundenen Hebel (Knochen oder Knorpel) keine glatten Oberflächen haben, welche fähig sind, sich gegen einander zu drehen, sondern wo die Knochen durch feste Knorpel- oder Bandmassen aneinander geheftet sind und daher nur so viel Beweglichkeit haben, als durch die Biegsamkeit der verbindenden Masse gestattet wird.

Beispiele solcher Verbindungen bietet die Wirbelsäule dar, deren einzelne Glieder oder Wirbel mit ihren geraden

Flächen durch dicke Platten eines sehr elastischen Faser-
knorpels aneinander befestigt sind, welche der ganzen
Wirbelsäule eine beträchtliche Beweglichkeit und Federkraft
verleihen, und doch zwischen den einzelnen Wirbeln nur eine
Bewegung innerhalb sehr geringer Grenzen gestatten. Die
Schambeine sind untereinander und die Hüftbeine mit dem
Heiligenbein durch ähnliches faserig-knorpeliges Gewebe
verbunden, welches nur einen geringen Spielraum für Bewegung gestattet und nur eine wenig grössere Elasticität gewährt, als wenn die Vereinigung durch unmittelbare Anein-
anderfügung der Knochen bewerkstelligt wäre.

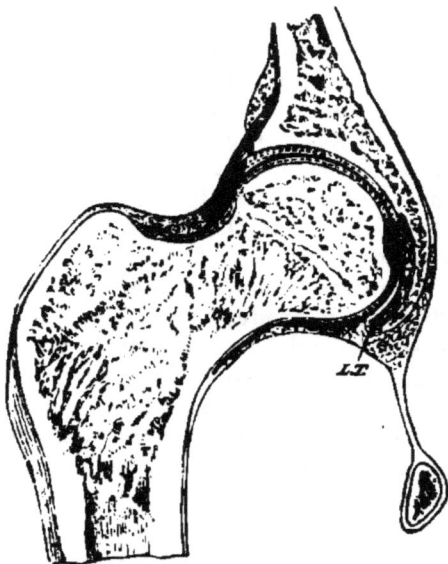

Fig. 43

Längsschnitt durch das Hüftgelenk, gelegt durch die Pfanne
und die Mittelebene des Kopfes und Halses des Oberschenkel-
knochens. *L. T.* das runde Band.

b) In allen vollkommenen Gelenken sind die zusam-
menstossenden Oberflächen der Knochen, welche sich gegen

einander bewegen, mit Knorpel überzogen und in einer Art
von Sack eingeschlossen, welcher diese Knorpel und die
Seitenwände des Gelenkes einhüllt und eine klebrige, zähe
Flüssigkeit, die sogenannte Synovia oder Gelenkschmiere, absondert.

12. Die aneinanderstossenden Oberflächen der Gelenkknorpel sind kugelig, walzenförmig oder rollenförmig, und
die Ausbiegungen der einen entsprechen mehr oder weniger
vollständig den Vertiefungen der anderen.

Zuweilen kommen die beiden Gelenkknorpel nicht unmittelbar mit einander in Berührung, sondern sind durch
besondere Knorpelplatten von einander getrennt, welche man
Zwischenknorpel nennt. Die beiden Flächen dieser Zwischenknorpel sind so geformt, wie es den ihnen anliegenden
Flächen der eigentlichen Gelenkknorpel entspricht.

Während diese aufeinander passenden Oberflächen und
der Gelenksack für die freie Beweglichkeit der das Gelenk
bildenden Knochen sorgen, ist die Art und Weise und die
Ausdehnung ihrer Bewegungen begrenzt zum Theil durch
die Form der Gelenkflächen, zum Theil durch die Anordnung
der Gelenkbänder, fester faseriger Stränge, welche von
einem der beiden Knochen zum anderen ziehen.

13. Was die Gestalt der Gelenkflächen anbetrifft, so
haben wir zunächst die Kugel- oder Nussgelenke, bei
welchen die kugelige Oberfläche des einen Knochens in einer
schalenförmigen Vertiefung des anderen spielt. In diesem
Falle kann die Bewegung des ersteren Knochens nach jeder
beliebigen Richtung geschehen, aber die Ausdehnung der
Bewegung hängt von der Grösse der Schale ab; sie ist sehr
gross, wenn die Schale flach ist und um so kleiner, je tiefer
die Schale ist. Das Schultergelenk ist ein Beispiel eines
Kugelgelenkes mit flacher Schale, das Hüftgelenk eines
solchen mit tiefer Schale (S. Fig. 43).

14. Angel- oder Scharniergelenke sind entweder
einfach oder doppelt. Im ersteren Falle passt der nahezu
cylindrische (drehrunde) Kopf des einen Knochens in eine
entsprechende Vertiefung des anderen. Bei dieser Form von
Scharniergelenk ist nur eine Bewegung möglich in einer

Ebene, welche senkrecht auf der Axe der Cylinderfläche
steht, gerade wie eine Thür nur um eine Axe sich drehen
kann, welche durch ihre Angeln geht. Das Ellbogengelenk
ist das beste Beispiel eines solchen Angelgelenkes im
menschlichen Körper (S. Fig. 44). Das Knie- und das Fussgelenk bieten weniger reine Beispiele dar.

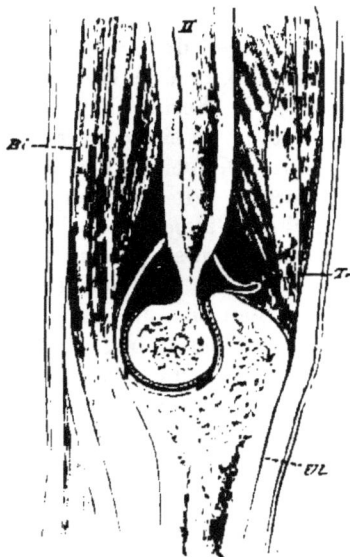

Fig. 44.

Längsschnitt durch das Ellbogengelenk. *H*, Oberarm; *Ul.* Ellbogenbein; *Tr.* der dreiköpfige Muskel, welcher den Arm streckt; *Bi.* der zweiköpfige,
welcher ihn beugt.

Ein doppeltes Angelgelenk ist ein solches, bei welchem die Gelenkflächen jedes der beiden Knochen concav in
der einen und convex in der auf jener senkrechten Richtung
sind. Ein Mann im Sattel ist mit dem Sattel gleichsam auf
diese Weise in Gelenkverbindung. Denn der Sattel ist von
vorne nach hinten concav und von rechts nach links convex,
während der Mann mit der Concavität seiner Beine von rechts

nach links und der Convexität seines Sitzes von vorn nach
hinten in den Sattel hineinpasst. [Man nennt daher die in
solcher Weise gestalteten Gelenkflächen auch Sattelge-
lenke. Sie bieten, wie man leicht sieht, eine freie Beweglichkeit in zwei auf einander senkrechten Richtungen und
eine geringere in den dazwischen liegenden Richtungen.]
Der Mittelhandknochen des Daumens ist mit einem der
Knochen des Handgelenkes, dem sogenannten vieleckigen
Bein auf solche Weise eingelenkt.

15. Ein Zapfengelenk ist ein solches, in welchem der
eine Knochen die Form eines Zapfens hat, um welchen ein
anderer sich dreht; oder auch er selbst dreht sich um seine
eigene Axe, während er an dem anderen Knochen anliegt.
Ein bemerkenswerthes Beispiel der ersteren Anordnung
wird dargeboten durch den Atlas und den Epistropheus,
die beiden obersten Knochen der Halswirbelsäule (Fig. 45).
Der zweite Wirbel, der Epistropheus, besitzt einen lothrechten Zapfen oder Fortsatz, den Zahnfortsatz (*b*) und
neben demselben befinden sich zwei schräg gestellte Gelenkflächen (*a*). Der Atlas ist ein ringförmiger Knochen mit
einer massigen Verdickung an jeder Seite. Die innere Seite
des vorderen Theiles dieses Ringes dreht sich um den Zahnfortsatz, und die unteren Flächen der seitlichen Verdickungen
gleiten auf den Gelenkflächen zu beiden Seiten des Zahnfortsatzes. Ein starkes Band ist quer zwischen den inneren
Flächen der beiden Seitenmassen des Atlas ausgespannt und
hält die hintere Seite des Zahnfortsatzes an seinem Platze
fest (Fig. 45, *A*). Durch diese Einrichtung vermag der
Atlas nach beiden Seiten hin um einen beträchtlichen Winkel
auf dem Epistropheus sich zu drehen, ohne irgend welche
Gefahr, nach vorwärts oder rückwärts zu fallen, was dem
Leben sofort ein Ende machen würde durch die Quetschung
des Rückenmarkes.

Die Seitentheile des Atlas haben an ihren oberen Flächen
vertiefte Gelenkflächen (Fig. 45, *A. a*), in welche die beiden
Gelenkhöcker des Hinterhauptbeines des Schädels hinein-
passen und in welchen sie auf und ab spielen. Auf diese
Weise wird das Nicken mit dem Kopfe hervorgebracht durch

eine Bewegung des Schädels auf dem Atlas; wohingegen
bei seitlicher Drehung des Kopfes dieser sich nicht auf dem
Atlas verschiebt, sondern der Atlas mitsammt dem Kopfe
um den Zahnfortsatz des Epistropheus sich dreht.

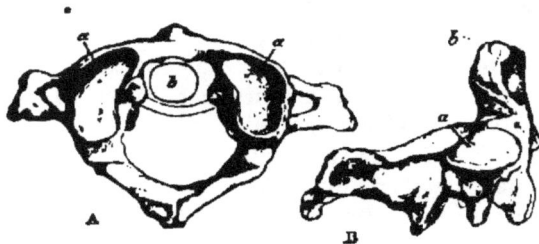

Fig. 45.

A. Der Atlas von oben gesehen. *a, a,* obere Gelenkflächen seiner Seitentheile für die Gelenkböcker des Schädels; *b,* der Zahnfortsatz des Epistropheus.
B. Seitenansicht des Epistropheus. *a,* Gelenkfläche für die Seitentheile
des Atlas; *b,* Zahnfortsatz.

Die zweite Art von Zapfengelenk sieht man am Vorderarm. Wenn Ellbogen und Vorderarm auf einen Tisch gelegt
werden und der Ellbogen ganz festgehalten wird, so kann
die Hand sich dennoch frei drehen, so dass entweder der
Handteller oder der Handrücken gerade nach oben sieht.
Ist der Handteller nach oben gekehrt, so nennt man die
Stellung Supination, (Fig. 46. *A*); sieht der Handrücken
nach oben, Pronation (Fig. 46, *B.*).

Der Vorderarm ist aus zwei Knochen zusammengesetzt.
Der eine ist das Ellbogenbein (*ulna*), welches mit dem Oberarm im Ellbogen eingelenkt ist in dem schon beschriebenen
Scharniergelenk, derart dass es nur in Beugung und Streckung
bewegt werden kann, aber keine Drehung auszuführen vermag. Wenn also Ellbogen und Handgelenk auf dem Tische
aufruhen, bleibt dieser Knochen unbewegt.

Aber der andere Knochen des Vorderarms, die Speiche
(*radius*), hat ein oberes dünnes Ende von der Form einer sehr
flachen Schale mit dickem Rande. Die Höhlung der Schale
ist eingelenkt mit einer kugeligen Gelenkfläche am unteren

Ende des Oberarmbeines; der Rand der Schale aber mit
einer concaven Vertiefung an der Seitenfläche der Ulna.

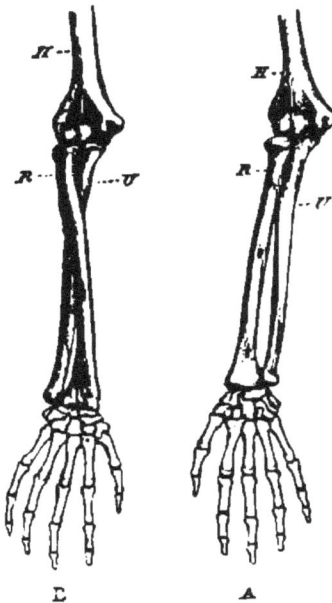

Fig. 46.

Die Knochen des rechten Vorderarmes, *A* Supinationsstellung,
B Pronationsstellung. *H* Oberarmbein; *R* Speiche; *U* Ellbogenbein.

Das breite untere Ende der Speiche trägt die Hand
und hat an der dem Ellbogenbein zugekehrten Seite eine
concave Gelenkfläche und diese ist in Gelenkverbindung mit
dem convexen Seitenrande des dünnen unteren Endes des
Ellbogenbeins.

In Folge dessen dreht sich das obere Ende der Speiche
an der doppelten Gelenkfläche, welche ihm dargeboten wird
von der zapfenartigen Kugelfläche des Oberarmbeins und
dem Schalenabschnitt des Ellbogenbeins, während das untere
Ende der Speiche sich um die runde Gelenkfläche am unteren
Ende des Ellbogenbeins herumwälzen kann.

In der **Supinationsstellung** liegt die Speiche dem Ellbogenbein parallel, ihr unteres Ende nach aussen von dem letzteren (Fig. 46, *A*). Bei der **Pronation** dreht sie sich oben um ihre eigene Axe, unten um das Ellbogenbein, so dass ihre untere Hälfte die Ulna kreuzt und ihr unteres Ende an der inneren Seite der letzteren liegt (Fig. 46, *B*).

16. Die Bänder, welche die beweglichen Gelenkflächen der Knochen zusammenhalten, sind bei den Kugelgelenken starke, faserige **Kapseln**, welche die Gelenke von allen Seiten umgeben. Bei den Scharniergelenken hingegen ist das Bandgewebe hauptsächlich zu beiden Seiten der Gelenke in Form sogenannter **Seitenbänder** angehäuft. In einzelnen Fällen sind Bänder innerhalb der Gelenke angebracht, wie beim Knie, wo die Faserbündel, welche, sich kreuzend,

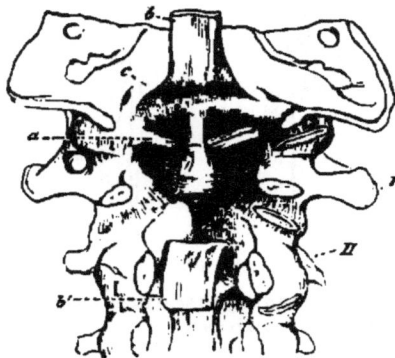

Fig. 47.

Das obere Ende der Wirbelsäule eröffnet *a*, Hemmband des Epistropheus; *b*, *b'*, das breite Band, welches sich von dem vorderen Rande des Hinterhauptloches an der hinteren Fläche der Wirbelkörper entlang zieht; *a* ist durchgeschnitten und die Enden sind zurückgeschlagen, um das Band, *c* zu zeigen, welches die Spitze des Zahnfortsatzes mit dem vorderen Rande des Hinterhauptloches verbindet; *I.* der Atlas; *II.* der Epistropheus.

schräge zwischen dem Oberschenkelbein und dem Schienbein angebracht sind, die **Kreuzbänder** heissen; oder beim Hüftgelenk, wo das **runde Band** von dem Boden der Pfanne zu dem Oberschenkelkopfe verläuft (S. Fig. 43).

Von der Spitze des Zahnfortsatzes des Epistropheus gehen
zwei Bänder aus, die sich zu beiden Seiten an dem Rande
des Hinterhauptloches festsetzen; diese führen den Namen
der Hemmbänder, weil sie allzustarke Drehung des
Schädels verhindern (Fig. 47, a).

Bei einem Gelenke des Körpers, dem Hüftgelenke, passt
die Schale oder Pfanne (Fig. 43) so genau auf den Schen-
kelkopf, und das Kapselband schliesst ihre Höhle so vollkommen ab, dass der Luftdruck mit zu den Ursachen, welche
ein Auseinanderweichen der Theile verhüten, gerechnet
werden muss. Man hat dies durch einen Versuch bewiesen,
indem man ein Loch in den Grund der Pfanne bohrte. In
dem Augenblick, wo die Luft Zutritt zur Pfanne erhielt,
fiel der Schenkel plötzlich so weit, als das runde und das
Kapselband es erlaubt, aus der Pfanne heraus, was beweist,
dass es vorher durch den Luftdruck festgehalten worden
war.

17. Die verschiedenen Arten von Bewegungen, welche die
solcher Art verbundenen Hebel auszuführen im Stande sind,
werden Beugung (Flexion) und Streckung (Extension);
Abziehung (Abduction) und Anziehung (Adduction);
Drehung (Rotation) und Rollung (Circumduction) genannt.

Ein Glied wird gebeugt, wenn seine Theile im Winkel
gegen einander gebogen, es wird gestreckt, wenn sie in
eine gerade Linie gebracht werden; es wird abgezogen,
wenn es von der Mittellinie des Körpers entfernt, angezo-
gen, wenn es dieser genähert wird; es wird gedreht, wenn
man es um seine eigene Axe, es wird gerollt, wenn man es
in einer Kegelfläche um eine in der Mitte des Kegels ge-
dachte Axe herumführt.

Kein Theil des Körpers ist einer vollkommenen Drehung
wie ein Rad fähig, schon aus dem einfachen Grunde, dass
solch eine Bewegung nothwendiger Weise alle Gefässe,
Nerven, Muskeln u. s. w., welche das Glied mit anderen
Körpertheilen verbinden, zerreissen müsste.

18. Die Bewegung zweier durch ein Gelenk verbundener
Knochen gegen einander ist immer mindestens nach zwei
Richtungen hin möglich. In dem Falle eines reinen Schar-

niergelenkes sind diese Richtungen einander gerade entgegengesetzt und in derselben Ebene gelegen; bei allen anderen Gelenken aber können sie nach mehreren Richtungen und in verschiedenen Ebenen stattfinden.

In dem Falle eines reinen Scharniergelenkes werden die beiden möglichen Bewegungen hervorgebracht durch Muskeln, welche sich an die betreffenden Knochen an entgegengesetzten Seiten des Gelenkes ansetzen, d. h. ein Theil auf der Seite, nach welcher hin einer der Knochen sich bewegt, wenn das Glied gebeugt wird, und die anderen auf der Seite, von welcher her die Bewegung geschieht. Wenn einer dieser Muskeln sich zusammenzieht, wird er seine befestigten Enden einander nähern und das Glied beugen oder strecken, je nachdem er auf der Beuge- oder Streckseite gelegen ist.

So beugt der zweiköpfige Oberarmmuskel (*Bi.* Fig. 44) den Vorderarm gegen den Oberarm, während der dreiköpfige (*Tri*, Fig. 44), auf der entgegengesetzten Seite des Gelenkes gelegen, ihn streckt.

In dem entgegengesetzten Falle von Gelenkverbindung, dem Kugelgelenk, können Bewegungen in einer beliebigen Anzahl von Ebenen ausgeführt werden durch Muskeln, welche sich in entsprechender Anzahl und Richtung einerseits an den Knochen, welcher die Kugel, und andererseits an den, welcher die Schale trägt, ansetzen. Durch regelmässig aufeinanderfolgende Zusammenziehung der rund um das Gelenk gelegenen Muskeln kommt dann Rollung des Gliedes zu Stande.

19. Gewöhnlich ist der Knochen, an welchen sich das eine Ende des Muskels anheftet, ganz und gar oder doch im Vergleich zu dem anderen feststehend, während der, an welchen sich das andere Muskelende anheftet, beweglich ist. In diesem Falle nennt man die Anheftung an den festeren Knochen den Ursprung und die an den beweglichen Knochen den Ansatz des Muskels.

Die Muskelfasern sind zuweilen unmittelbar an den Theilen befestigt, welche ihnen als Ursprungs- und Ansatzstellen dienen; gewöhnlicher aber sind starke Stränge oder Bänder fascrigen Gewebes, Sehnen genannt, zwischen dem

eigentlichen Muskel und seinem Ursprung und Ansatz einge-
schaltet. Wenn die Sehnen über harte Oberflächen wegziehen,
so sind sie gewöhnlich von diesen durch Säcke, die mit
Flüssigkeit gefüllt sind und welche Schleimbeutel genannt
werden, getrennt; oder die Sehnen sind auch von Scheiden
überzogen, [welche an ihrer inneren Fläche ganz ebensolche
Flüssigkeit absondern, wie die Gelenksäcke (vergl. § 11).
Hierdurch wird das Hin- und Hergleiten der Sehnen mit sehr
geringer Reibung ermöglicht.]

Für gewöhnlich ist die Axe des Muskels eine gerade
Linie, welche von seinem Ursprung zu seinem Ansatz verläuft.
Bei einigen Muskeln aber, z. B. dem oberen schrägen Augen-
muskel, läuft die Sehne über eine durch ein Band gebildete
Schlinge und ändert vollkommen ihre Richtung, bevor sie
ihren Ansatz erreicht. (S. Vorl. IX.)

Wiederum giebt es Muskeln, welche fleischig an beiden
Enden sind und in der Mitte eine Sehne haben. Solche
Muskeln nennt man zweibäuchige. Bei dem merkwürdigen
Muskel, welcher den Unterkiefer abwärts zieht, und ins
Besondere den Namen des zweibäuchigen Muskels (M.
digastricus) führt, läuft die Mittelsehne durch eine Schlinge,
welche am Zungenbein angeheftet ist; und der Muskel,
welcher nach unten und vorne vom Schädel zu dieser
Schlinge zieht, geht, nachdem er sie passirt hat, wieder nach
oben und vorne zum Unterkiefer (Fig. 48).

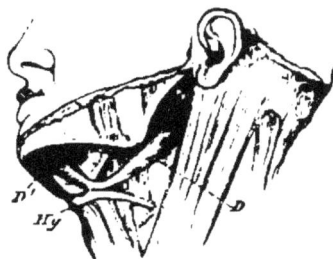

Fig. 48.

Verlauf des zweibäuchigen Muskels. *D* sein hinterer Bauch; *D'* sein
vorderer Bauch; zwischen beiden ist die Sehne, welche durch die am Zungenbein
Hy. befestigte Schlinge geht.

20. Wir können jetzt von der Betrachtung der einfachen Bewegung zu der der Ortsbewegung übergehen.

Wenn ein auf beiden Füssen aufrecht stehender Mann
zu gehen beginnt und zwar mit dem rechten Fusse voran, so
neigt er zunächst den Körper der Art, dass der Schwerpunkt
etwas nach vorn verlegt wird; dann hebt er den rechten
Fuss, setzt das rechte Bein um eine Schrittlänge nach vorn
und setzt den Fuss wieder nieder. Unterdessen wird die
linke Ferse gehoben, aber die Zehen des linken Fusses
haben den Boden noch nicht verlassen, wenn der rechte Fuss
ihn erreicht hat, so dass kein Augenblick vorkommt, in dem
beide Füsse vom Boden erhoben wären. Für einen Augenblick bilden beide Beine die Seiten eines gleichschenkeligen
Dreiecks, und der Schwerpunkt des Körpers liegt natur-
gemäss ein wenig niedriger als bei der Stellung mit geschlossenen parallel neben einander stehenden Beinen.

Der linke Fuss ist bisher noch nicht aus seiner ursprünglichen Lage fortgezogen worden, aber die Muskeln der linken
Wade haben zu spielen begonnen, und indem sie auf den
Fuss als einen Hebel zweiter Ordnung wirken, stossen sie
den Körper, dessen Gewicht auf dem linken Fussgelenk
lastet, nach oben, vorwärts und rechts. Der so dem Körper
mitgetheilte Bewegungsantrieb veranlasst ihn mitsammt dem
ganzen rechten Beine einen Bogen über dem rechten Fussgelenk zu beschreiben, auf welchem dieses Bein unten aufruht. Der Schwerpunkt des Körpers steigt also in Folge
dessen zu seiner ursprünglichen Höhe, da das rechte Bein
lothrecht zu stehen kommt; fällt aber wieder, wenn das rechte
Bein seinerseits wieder vorwärts geneigt wird.

Wenn nun der linke Fuss den Boden verlässt, wird der
Körper von dem rechten Beine unterstützt und befindet sich
ein Stück vor dem linken Fusse; so dass jetzt ohne weitere
Muskelwirkung der linke Fuss vorwärts schwingt wie ein
Pendel und durch seine eigene Trägheit vor den rechten
Fuss zu stehen kommt in die Lage, in welcher er den zweiten
Schritt vollendet.

Werden die Zwischenpausen zwischen den Schritten so
abgemessen, dass jedes schwingende Bein nach vorne in die

Stellung für einen neuen Schritt ohne Muskelanstrengung
von Seiten des Gehenden gebracht wird, so kommt das Gehen
mit dem möglichst geringen Aufwande von Kraft zu Stande.
Und da das schwingende Bein sich ganz wie ein Pendel verhält, bei welchem unter sonst gleichen Umständen die Schwin-
gungszeiten von ihren Längen abhängen (kurze Pendel
schwingen nämlich schneller als lange), so folgt, dass im
Durchschnitt der natürliche Schritt kurzbeiniger Menschen
schneller ist als der langbeiniger.

Beim Laufen giebt es einen Zeitpunkt, wo beide Beine
vom Boden erhoben sind. Die Beine werden zum Theil
durch Muskelanstrengung nach vorn bewegt, und die Hebelwirkung jedes Fusses erfolgt schnell und heftig. In der That
gleicht bei heftigem Laufen die Wirkung jedes Beines derjenigen, welche bei gleichzeitiger Wirkung beider Beine den
Sprung ausmacht. Hier fügt sich zu dem Stoss, welcher
bei langsamem Gange nur allein durch die Füsse ausgeführt
wird, noch die plötzliche Streckung der Beine.

21. Vielleicht der eigenthümlichste Bewegungsapparat
des ganzen Körpers ist der Kehlkopf, durch dessen Thätigkeit die Stimme hervorgebracht wird.

Die wesentlichen Bedingungen der menschlichen Stimm-
erzeugung sind:

a) Das Vorhandensein der sogenannten Stimmbänder.

b) Eine solche Stellung der Stimmbänder, dass ihre Bänder parallel aneinander liegen, ohne welchen Umstand sie
nicht der Art schwingen, um einen Ton zu erzeugen.

c) Ein gewisser Grad von Spannung der Stimmbänder,
ohne welche sie nicht schnell genug schwingen, um einen
Ton zu geben.

d) Das Durchstreichen eines Luftstromes zwischen den
parallelen Bändern der Stimmbänder, der stark genug ist,
um die Stimmbänder in Schwingungen zu versetzen.

22. Die Stimmbänder sind genau gesprochen nicht
platte Bänder, sondern elastische Polster, mit breiten Grundflächen am Kehlkopf angeheftet, und mit scharfen freien
Rändern, welche die seitliche Begrenzung der Stimmritze
bilden. Vorne sind die Stimmbänder mit den Enden ihrer

Ränder nahe aneinander, an dem einspringenden Winkel des
Schildknorpels befestigt; hinten an den Giessbeckenknorpeln. Sind diese letzteren sich selbst überlassen, so
stehen sie weit von einander ab, so dass im Ruhezustand die
Gestalt der Stimmritze einem V gleicht, dessen Spitze nach
vorn gerichtet ist (S. Fig. 51). Unter diesen Umständen
verursacht ein Luftstrom, welcher durch die Stimmritze geht,
keinen Laut; daher kommt es, dass die gewöhnliche Ein-
und Ausathmung geräuschlos von Statten geht.

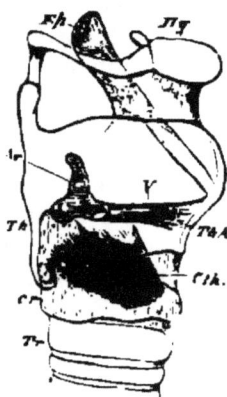

Fig. 49.

Schema des Kehlkopfs. Der Schildknorpel ist durchsichtig gedacht, so
dass man den rechten Giessbeckenknorpel (*Ar.*), das Stimmband (*V.*) mit dem
Schild-Giessbeckenmuskel (*Th. A.*), den oberen Theil des Ringknorpels (*Cr.*) und
die Anheftung des Kehldeckels (*Ep.*) sehen kann. *C. Th.* der rechte Ring-Schild-
knorpelmuskel; *Tr.* die Luftröhre; *Hy.* das Zungenbein.

23. Der Schildknorpel ist eine grosse Knorpelplatte,
welche in einem scharfen Winkel zur Gestalt eines V gebogen ist, dessen Spitze nach vorn sieht, und am Halse als ein
Vorsprung fühlbar ist, der unter dem Namen „Adamsapfel"
bekannt ist. Oben ist der Schildknorpel an dem Zungenbein
angeheftet. Unten und hinten laufen seine breiten Seiten-
flächen in kleine Fortsätze oder Hörner aus; diese sind durch

Bänder an der Aussenseite eines grossen, runden Knorpels
befestigt, welcher seiner Gestalt wegen der Ringknorpel
heisst und der in Wirklichkeit das obere Ende der Luftröhre
darstellt.

Der Ringknorpel ist hinten viel höher als vorn [so dass
er also etwa einem Siegelringe gleicht], und es bleibt daher
zwischen seinem oberen Rande und dem unteren Rande des
Schildknorpels, wenn dieser wagerecht steht, vorne eine
Lücke, welche nur durch eine Haut ausgefüllt ist. In Folge

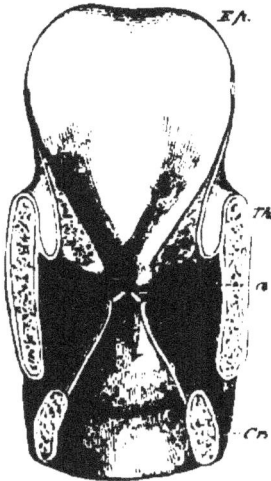

Fig. 50.

Lothrechter Querschnitt durch den Kehlkopf, dessen hintere
Hälfte entfernt worden ist. *Ep.* Kehldeckel; *Th.* Schildknorpel; *a* die so-
genannten Morgagni'schen Taschen oder Hohlräume über den Stimmbändern;
V. Stimmbänder; *x* der rechte Schildgiessbeckenmuskel, quer durchschnitten;
Cr. der Ringknorpel.

dessen kann der Schildknorpel auf und ab bewegt werden,
soweit es diese Haut gestattet, wobei er sich um die Gelenkverbindung zwischen seinen Hörnern und dem hinteren Theil
des Ringknorpels wie um Angeln dreht. Wenn der Schildknorpel abwärts geht, so wird die Entfernung zwischen

seinem vorderen Theile und der hinteren Platte des Ringknorpels nothwendiger Weise vergrössert, umgekehrt aber verkleinert, wenn er wieder in die wagerechte Lage zurückkehrt.
Auf jeder Seite giebt es nun einen breiten Muskel, den
Ring - Schildknorpelmuskel (Fig. 49 C. th.), welcher von der
äusseren Seite des Ringknorpels schräg nach aufwärts und
rückwärts zum Schildknorpel verläuft, und letzteren nach
unten zieht.

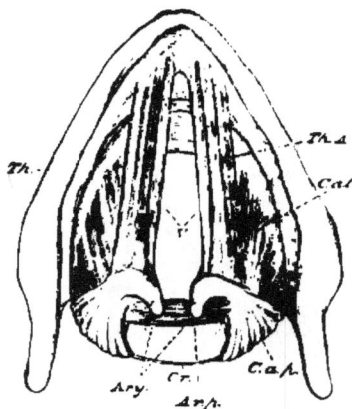

Fig. 51.

**Die Stimmritze mit ihrer Umgebung, nach Abtragung der
Schleimhaut, von oben gesehen.** *Th.* Schildknorpel; *Cr.* Ringknorpel;
V die Ränder der Stimmbänder, welche die Stimmritze begrenzen; *Ary.* die
Giessbeckenknorpel; *Th. A.* Giessbecken-Schildknorpelmuskel; *C. a. l.* seit-
licher Giessbecken-Ringknorpelmuskel; *C. a. p.* hinterer Giessbecken-
Ringknorpelmuskel; *Ar. p.* hintere Giessbeckenknorpelmuskeln.

24. Die beiden Giessbeckenknorpel sind neben einander auf den oberen Rand der hinteren Platte des Ringknorpels aufgesetzt und in beweglicher Gelenkverbindung
mit demselben. Besondere Muskeln können die Giessbeckenknorpel einander nähern oder von einander entfernen; und
ein Paar starker Muskeln, welche von ihren Grundflächen
zu dem einspringenden Winkel des Schildknorpels längs der

Stimmbänder hinziehen und Giessbecken-Schildknorpelmuskeln genannt werden, ziehen den Schildknorpel
nach aufwärts, wenn er durch die Ring-Schildknorpelmus-
keln nach abwärts gebracht war.

Zwischen den beiden Giessbeckenknorpeln sind andere
Muskeln ausgespannt, welche hintere Giessbeckenknorpelmuskeln genannt werden. Wenn diese sich zusammenziehen, so nähern sie die Giessbeckenknorpel einander,
bringen damit die hinteren Enden der Stimmbänder zusammen und machen deren Ränder parallel. Wenn jetzt die
Ausathmungsmuskeln Luft aus dem Brustkasten durch den
Kehlkopf pressen, so wird ein musikalischer Ton, die Stimme,
hervorgebracht.

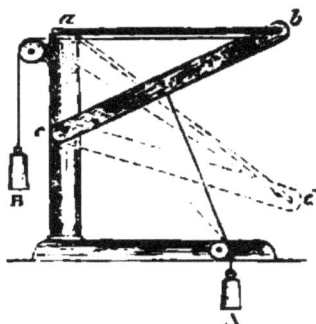

Fig. 52.

**Modell zur Erläuterung der Wirkung der Hebel und Muskeln
des Kehlkopfs.** Das Fussbrett und der lothrechte Pfeiler stellen den Ringknorpel und die Giessbeckenknorpel vor, während die Schiene *b c*, welche sich
um einen Zapfen bei *c* dreht, den Schildknorpel vertritt; *a b* ist ein elastisches
Band, welches die Stimmbänder vorstellt. Parallel mit diesem läuft eine Schnur,
welche mit ihrem einen Ende an der Schiene *b c* befestigt ist, dann über eine
Rolle läuft und das Gewicht *B* trägt. Sie stellt den Giessbecken-Schildknorpelmuskel vor. Eine andere Schnur, welche in der Mitte der Schiene befestigt ist
und über eine zweite Rolle laufend das Gewicht *A* trägt, stellt den Ring-Schild-
knorpelmuskel vor. Es ist leicht ersichtlich, dass, wenn die Schiene *b c* nieder-
gezogen wird in die Stellung *c d*, das elastische Band *a b* eine stärkere Spannung
erfährt.

25. Alle anderen Umstände gleichgesetzt, hängt die
Höhe des von den Stimmbändern hervorgebrachten Tones

von ihrer Spannung ab; und diese wird wiederum bedingt
von dem Grade der Zusammenziehung der Ring-Schildknor-
pelmuskeln   und   der   Giessbecken-Schildknorpelmuskeln.
Denn wenn diese letzteren vollkommen zusammengezogen
sind, so wird der Schildknorpel so weit in die Höhe gezogen
sein, als dies überhaupt möglich ist, und die Stimmbänder
werden erschlafft sein. Wenn dagegen die Ring-Schildknor-
pelmuskeln sich stark zusammenziehen, dann werden sie den
Schildknorpel so viel als möglich nach unten ziehen und
somit die Stimmbänder stärker spannen.

Der Umfang einer Stimme hängt von dem Unterschied
der Spannungen ab, deren die Stimmbänder bei diesen zwei
äussersten Lagen des Schildknorpels fähig sind. Die Rich-
tigkeit oder Trefffähigkeit beim Singen hängt von der
Genauigkeit ab, mit welcher der Sänger willkürlich den Grad
der Zusammenziehung der genannten Muskeln abmessen
kann, um gerade den Grad der Spannung seinen Stimmbändern zu geben, bei welchen ihre Schwingungen die ver-
langte Tonhöhe geben.

Das Register der Stimme endlich (Bass, Tenor, Alt
oder Sopran) hängt vom Bau des betreffenden Kehlkopfes
ab, der ursprünglichen Länge der Stimmbänder, ihrer
Elasticität, dem Grade der Resonanz der umgebenden Theile
und so weiter.

So haben Männer tiefere Töne als Frauen und Kinder,
weil ihre Kehlköpfe grösser und ihre Stimmbänder länger
sind, weshalb sie selbst bei gleicher Elasticität langsamer
schwingen.

26. Die Sprache ist eine durch Kehle, Zungen und
Lippen veränderte Stimme. Daher giebt es wohl eine Stimme
ohne Sprache, aber keine Sprache ohne Stimme. [Dennoch
werden einzelne Sprachlaute ganz ohne Stimmklang hervorgebracht, und bei den anderen kann statt der begleitenden
Stimme in der Mundhöhle selbst ein Hauch erzeugt werden,
wie dies beim Flüstern der Fall ist.]

Die Veränderung im Stimmklange wird hervorgebracht
durch Formveränderungen der Mund- und Nasenhöhle durch

die Wirkung der Muskeln, welche die Wände dieser Theile
bewegen.

Wenn wir z. B. der Reihe nach die Vocale

I E A O U

aussprechen, so finden wir, dass sie alle aus einem Ton, wie
wir ihn bei einer langsamen Ausathmung bei offenem Munde
erzeugen können, entstehen, dass aber die Form der Mundöffnung bei jedem Vocale eine andere ist. Sie ist am engsten
beim I, am weitesten bei A, bei O und U werden die Lippen
vorgeschoben und die Mundöffnung wird rund, bei U enger
als bei O.

27. [Diese Vocale oder Selbstlauter sind also veränderte Klänge der Stimmbänder, bei den Consonanten aber
oder Mitlautern wird in der Mundhöhle selbst ein Geräusch erzeugt, zu welchem der Klang der Stimme entweder
gar nicht oder doch nur begleitend hinzutritt, um den Charakter des Geräusches zu ändern. Je nach dem Orte, an
welchem das Geräusch erzeugt wird, unterscheiden wir
Gaumenlaute, Zungenlaute und Lippenlaute; je
nach der Art, wie das Geräusch erzeugt wird, Verschluss-
laute, Reibungslaute und Zitterlaute; und jeder dieser
Laute ist wieder ohne oder mit Begleitung des Stimmklanges
hervorzubringen.

28. Bei den Verschlusslauten ist die Mundhöhle an
einer Stelle geschlossen, und das Geräusch entsteht, indem
dieser Verschluss plötzlich durch den Luftstrom durchbrochen
wird. Es sind dies die Laute P und B (Lippen), T und D
(Zunge), K und G (Gaumen).

Bei den Reibungslauten ist die Mundhöhle nicht
vollkommen geschlossen, sondern nur an einer Stelle verengt,
und das Geräusch entsteht, indem sich die Luft an dieser
Enge reibt. Es sind dies die Laute: F und W (Lippen),
scharfes und weiches S (Zunge), Ch und J (Gaumen).

Von den Zitterlauten, welche dadurch zu Stande
kommen, dass der Luftstrom gegen einen weichen Mundtheil
anprallt und diesen in langsame Schwingungen versetzt, ist
nur der Zitterlaut der Zunge R, in unserer Sprache üblich.

Die Reibungslaute der Zunge sind kleiner Unterschiede

13*

fähig, je nachdem die Zungenspitze an die oberen Schneidezähne oder mehr nach hinten an den harten Gaumen gelegt
wird. Wird sie zwischen die Zähne gelegt, so entsteht das
Th der Engländer.

Einer besonderen Erwähnung bedarf noch der Laut L.
Um ihn zu erzeugen, legt man die Zunge an den harten
Gaumen und die Luft entweicht seitlich zwischen den
Zungenrändern und den Wangen. Endlich entsteht der
Hauchlaut H, wenn die bei weitgeöffneter Stimmritze aus-
geathmete Luft sich an den Rändern der Stimmbänder reibt.

Bei allen diesen Lauten streicht die Luft durch den
Mund, während die Nasenhöhle durch das Gaumensegel von
der Mundhöhle abgesperrt ist. Wird aber die Luft durch
Mund- und Nasenhöhle ausgestossen und erstere plötzlich
verschlossen, so entstehen die Laute M oder N, ersterer,
wenn der Verschluss an den Lippen, letzterer, wenn er an
der Zunge stattfindet.]

29. Ein künstlicher Kehlkopf kann dargestellt werden
durch passende Anwendung elastischer Bänder, welche die
Stelle der Stimmbänder vertreten; wird ein Luftstrom durch
diese getrieben, so kann man bei sorgfältiger Regelung der
Spannungen alle Töne der menschlichen Stimme erhalten.
Und da alle Vocale und Consonanten hervorgebracht werden
durch Veränderungen in der Form der Höhlen, welche über
dem natürlichen Kehlkopf liegen, so kann man durch An-
bringung von Kammern über dem künstlichen Kehlkopf,
deren Form nach Erfordern geändert werden kann, die verschiedenen Laute erzeugen. Mit Berücksichtigung dieser
Thatsachen und Grundsätze sind verschiedene Sprechma-
schinen gebaut worden.

30. Obgleich die Zunge das Hauptorgan der Sprache
ist und zweifellos eine sehr wichtige Rolle bei ihrer Hervorbringung spielt, so ist sie doch nicht ganz und gar unent-
behrlich. Daher mögen die scheinbar fabelhaften Geschichten
von Leuten, welche noch sprechen konnten, nachdem ihnen
durch die Grausamkeit eines Tyrannen oder Verfolgers die
Zunge ausgeschnitten worden, doch etwas Wahres enthalten.

Vor einigen Jahren hatte ich Gelegenheit, eine Person

zu untersuchen, welche ich Herr R. nennen will, dessen
Zunge so vollständig entfernt war, als ein geschickter Chirurg
die Operation nur hatte machen können. Wenn der Mund
weit geöffnet war, sah man die Oberfläche des zurückgeblie-
benen Zungenstumpfes, augenscheinlich mit neugebildeter
Schleimhaut überzogen, ganz hinten zwischen den vorderen
Schlundpfeilern liegen. Der Zungenrücken war nur mit
Mühe zu sehen, doch glaube ich einige der umwallten
Papillen (s. d. folg. Vorl.) auf ihm unterschieden zu haben.
Auf dem abgetrennten Zungenstück, das in Weingeist auf-
bewahrt worden, waren keine solchen sichtbar; dies Stück
war ungefähr 2¹/₂ Zoll lang.

Bei offenem Munde konnte Herr R. den Zungenstumpf
nicht weiter nach vorne bringen, als bis in die Lage, in der ich
ihn sah; er theilte mir aber mit, dass er ihn bei geschlossenem
Munde sehr viel weiter nach vorn bringen könne.

Herrn R.'s Unterhaltung war vollkommen verständlich,
und viele Worte wurden gut und deutlich ausgesprochen,
in anderen wurden gewisse Laute durch andere ersetzt. In
der That war nur die Aussprache derjenigen Laute, deren
Hervorbringung mittelst der Zunge stattfindet, verändert,
und unter diesen waren auch nur diejenigen, welche die
Anwendung der Zungenspitze erfordern (T und D) vollkommen unmöglich. Herr R. ersetzte sie durch F, P, W.
Die anderen Zungenbuchstaben waren nur mehr oder weniger
im Klange verändert. Auch die Gaumenbuchstaben, bei
welchen der Verschluss zwischen Zungenwurzel und Gaumensegel zu Stande kommt, waren etwas, aber doch nur wenig,
in ihrer Bildung behindert und demgemäss im Klange verändert.

ACHTE VORLESUNG.

Empfindungen und Empfindungs-Organe.

1. Das Werkzeug, durch welches alle in der vorhergehenden Vorlesung beschriebenen Bewegungsorgane (die Wimperhärchen ausgenommen) in Thätigkeit versetzt werden, ist die Muskelfaser. Aber im lebenden Körper tritt die Zusammenziehung der Muskelfaser nur in Folge einer Veränderung ein, welche in dem ihr zugetheilten, ableitenden oder Bewegungs-Nerven vor sich geht. Diese Veränderung wird wiederum nur durch die Thätigkeit des Central-Nerven-Organs bewirkt, mit welchem der Bewegungsnerv zusammenhängt. Das Centralorgan seinerseits wird nur in Thätigkeit versetzt durch die Einwirkung von Veränderungen in der Molecular-Beschaffenheit der sogenannten Zuleitungs- oder Empfindungs-Nerven, welche einerseits mit dem Centralorgan, andererseits mit verschiedenen anderen Theilen des Körpers in Zusammenhang stehen. Diese Veränderungen in den zuleitenden Nerven selbst endlich werden nur bewirkt durch Veränderungen in dem Zustand des Körpertheils, mit dem jener verbunden ist, welche letztere gewöhnlich von äusseren Eindrücken herrühren.

2. So ist also die grosse Mehrzahl der Bewegungen des Körpers, (wenn nicht alle) und seiner Theile die Wirkung einer mittelbar oder unmittelbar auf die Enden der zuleitenden Nerven ausgeübten Einwirkung, eines sogenannten Reizes (stimulus), welcher eine Veränderung ihrer Molecularbeschaffenheit veranlasst, die sich bis in das Central-

Nerven-Organ fortpflanzt, mit welchem der Nerv zusammenhängt. Die Molecular-Thätigkeit des Zuleitungs-
Nerven theilt sich nun dem Centralorgan mit, und wird dann
auf die Bewegungsnerven übertragen, welche von dem
Centralorgan zu den betheiligten Muskeln verlaufen. Hat
die Störung in der Molecular-Beschaffenheit der ableitenden
Nerven deren Endpunkte erreicht, so theilt sie sich den
Muskelfasern mit und veranlasst die Theilchen derselben
eine neue Lage einzunehmen, durch welche jede Faser kürzer
und dicker wird.

3. Eine solche Reihe von Molecular-Veränderungen, wie
die eben beschriebene, heisst eine Reflex-Bewegung; —
indem die durch den Reiz verursachte Störung gleichsam vom
Centralorgan vermittelst der Bewegungs-Nerven zu den
Muskeln reflectirt, d. h. zurückgeworfen wird.

Eine Reflexbewegung, im strengsten Sinn des Wortes,
findet ohne unser Wissen statt, und hunderte solcher Bewegungen gehen fortwährend in unserem Körper vor sich, ohne
dass wir das Geringste davon merken. Aber sehr häufig
erfahren wir auch, dass etwas vorgeht, wenn ein Reiz auf
unsere zuleitenden Nerven ausgeübt wird; — nämlich wenn
wir ein Gefühl oder eine Empfindung haben. Wir
stellen die Empfindung in eine Reihe mit Erregungen,
Wollen und Denken unter dem Gesammtbegriff „Zustände
des Bewusstseins" zusammen. Aber was Bewusstsein ist,
das wissen wir nicht; und wie es zugeht, dass etwas so
Merkwürdiges wie ein Zustand des Bewusstseins durch eine
blosse Reizung des Nervengewebes hervorgebracht wird, ist
noch ebenso unerklärlich, wie Aladins Wunderlampe in den
Märchen von Tausend und einer Nacht, oder besser gesagt:
wie die letzten Ursachen von der Natur der Dinge.

4. Die Empfindungen sind sehr verschieden nach dem
Grade ihrer Bestimmtheit. Einige steigen in uns auf, ohne
dass wir wissen wie oder woher, und bleiben schwankend
und unbestimmt. Solcher Art sind die Empfindungen des
Unbehagens, der Mattigkeit, der Abspannung und
der Unruhe. Wir können diesen Empfindungen keine
besondere Stelle anweisen; und sie rühren wahrscheinlich

von einer Einwirkung auf die zuleitenden Nerven im Allgemeinen her, die von einem Zustande des Blutes oder der
Gewebe, in denen jene sich verzweigen, ausgeht. So unbestritten aber auch das wirkliche Vorhandensein dieser Empfindungen ist, und einen so grossen Spielraum sie immerhin
im Gebiete unserer Freuden und Leiden einnehmen, können
sie uns doch nicht das Geringste von der Aussenwelt mittheilen. Es sind nicht nur unbestimmte, sondern auch
allein uns einwohnende, d. h. subjective Empfindungen.

5. Das sogenannte Muskel-Gefühl ist weniger unbestimmt begrenzt als die eben beschriebenen Empfindungen,
wenn gleich auch sein Sitz nicht ganz genau festgestellt
werden kann. Diese Muskelempfindung ist das Gefühl des
Widerstandes, welches entsteht, wenn der Bewegung des
Körpers oder eines Körpertheils irgend ein Hinderniss ent-
gegentritt; es ist aber etwas ganz Anderes als das Gefühl
der Berührung oder des Druckes.

Legt man eine Hand mit dem Rücken flach auf den Tisch
und auf die Spitzen der ausgestreckten Finger ein Kartenblatt, so wird einzig und allein die Empfindung einer
Berührung erfolgen, da ein so leichter Körper keinen
merklichen Druck ausübt. Stellt man nun aber ein Zwei-
pfund-Gewicht auf das Kartenblatt, so wird die Empfindung
einer Berührung sofort von dem sehr verschiedenen Gefühl
des Druckes begleitet oder vielmehr verdunkelt werden.
Bis jetzt haben die Finger und der Arm ruhig auf dem Tisch
gelegen; hebt man nun die Hand vom Tische auf, so kommt
ein neues Gefühl zum Vorschein: das des Widerstandes
gegen die Anstrengung. Dieses Gefühl tritt mit der
Thätigkeit der den Arm aufhebenden Muskeln ins Dasein:
— es ist das durch den Muskelsinn vermittelte Bewusstsein
jener Anstrengung.

Jedermann, der eine Last aufhebt oder trägt, weiss sehr
gut, dass er diese Empfindung hat; aber es sollte ihm
schwierig werden, zu sagen, wo er sie hat. Trotzdem ist
dieser Sinn selbst ein sehr zarter und befähigt uns, ziemlich
genaue Angaben über die verhältnissmässige Stärke von
Widerständen zu machen. Personen, welche mit Waaren

handeln, die nach dem Gewicht verkauft werden, sind stets im Stande, eine sehr genaue Schätzung des Gewichtes solcher Waaren durch ein blosses Wägen in der Hand anzustellen, und in diesem Falle verlassen sie sich hauptsächlich auf den Muskel-Sinn.

6. In einer dritten Gruppe von Sinneswahrnehmungen wird eine jede Empfindung, sobald sie entsteht, einem bestimmten Körpertheil zugewiesen und ist durch einen auf diesen Körpertheil ausgeübten Reiz hervorgerufen. Aber die Körper oder Kräfte, welche das Vermögen haben, als Reize zu wirken, sind sehr verschiedener Art. Hierher gehören die Empfindungen des Tastens, Geschmacks und Geruchs, welche auf die Häute beschränkt sind, mit denen der Körper bedeckt ist, Mund- und Nasenhöhlen ausgekleidet sind.

Schliesslich kann in einer vierten Gruppe von Empfindungen eine jede nur durch die Einwirkung einer besonderen Art von Reiz auf einen bestimmten, besonders dazu eingerichteten Theil der Haut hervorgebracht werden. Letzterer dient als Vermittler zwischen der physischen Ursache der Empfindung und dem Empfindungsnerven, welcher dem Gehirn den Antrieb zuführt zur Erweckung jenes Zustandes des Bewusstseins in demselben, den wir Empfindung nennen. Hierher gehören die Empfindungen des Gesichts und Gehörs. Die physischen Ursachen, welche (unter gewöhnlichen Umständen) einzig und allein diese Empfindungen bewirken können, sind das Licht und der Schall. Die besonderen Theile der Oberhaut, welche allein die Fähigkeit haben, zwischen diesen Ursachen und den Gesichts- und Gehörnerven zu vermitteln, sind das Auge und das Ohr.

7. Bei jedem Sinnes-Organ ist es nothwendig zu unterscheiden zwischen der Endausbreitung des zuleitenden oder Empfindungs-Nerven und den Gebilden, welche die Vermittlung zwischen dieser Ausbreitung und der physischen Ursache der Empfindung zur Aufgabe haben.

Denn in jeder Gruppe von Empfindungen giebt es gewisse Erscheinungen, welche durch den Bau des Organs bedingt sind, und andere, welche von der Einwirkung des Central-

Apparats des Nervensystems auf die ihm durch das Sinnesorgan zugeführten Materien herrühren.

8. Der Tastsinn (einschliesslich des Gefühls für Wärme und Kälte) ist, mehr oder weniger scharf, über alle Theile der freien Oberfläche des Körpers und die Wände der Mund- und Nasengänge verbreitet.

Ueberall, wo dieser Sinn vorhanden ist, besteht die Haut (Deckhaut und Schleimhaut) aus einer tieferen Schicht von Binde-Gewebe, in welchem sich ein Netzwerk von Capillargefässen und die Ausläufer der Empfindungsnerven befinden, und einer oberen Schicht von Epithel- oder Oberhaut-Zellen, welche weder Nerven noch Blutgefässe enthält.

An Stellen, wo der Tastsinn besonders fein ist, breitet sich die tiefere Schicht nicht flach aus, sondern erhebt sich in Mengen kleiner, dicht aneinander sitzender, kegelförmiger Erhebungen, welche Papillen oder Tastwärzchen heissen. In der Haut richtet sich die Decke von Epithel- oder Oberhaut-Zellen aber nicht nach den Umrissen dieser Wärzchen, sie verdickt sich vielmehr zwischen ihnen und bildet so einen ziemlich ebenen Ueberzug. Auf diese Weise treten die Spitzen der Tastwärzchen viel näher an die Oberfläche als sonst die Fläche der tieferen Schicht, aus der diese Tastwärzchen hervorragen.

Gefässschlingen treten in die Tastwärzchen ein und die äussersten Enden der in der Haut vertheilten Fasern der Empfindungsnerven laufen in ihnen aus, aber in welcher Weise, ist noch nicht hinreichend aufgeklärt.

In gewissen Fällen erweitert sich die zarte faserige Scheide des Nerven, das Neurilemma, wenn es in das Tastwärzchen eingetreten ist, zu einer eiförmigen Anschwellung, welche Tastkörperchen genannt wird. Diese Tastkörperchen sind aber nur in den Tastwärzchen solcher Körpertheile zu finden, welche ein ganz besonders feines Tastgefühl besitzen, wie die Spitzen der Finger, die Zungenspitze u. s. w.

9. Aus dem Gesagten ist deutlich zu ersehen, dass zwischen einem betasteten Körper und dem Empfindungsnerven keine unmittelbare Berührung stattfindet, indem

überall eine dünnere oder dickere Schicht von Epithel oder Oberhaut zwischen beiden liegt. Und in der That, wenn diese Schicht entfernt ist, z. B. wenn die Oberhaut in Blasenform abgehoben ist, so veranlasst die Berührung der rauhen Fläche eine Empfindung von Schmerz und nicht von eigentlichem Tastgefühl. Daraus folgt, dass beim Tastgefühl eben die Epidermis oder das Epithelium der Vermittler zwischen dem Nerven und der physischen Ursache der Empfindung ist, indem der äussere Druck erst durch die Hornzellen der Oberhaut den darunter liegenden Nervenenden zugeführt und auf diesem Wege sowohl durch die Dicke und Beschaffenheit der Zellen-Schicht als durch die Form und Anzahl der Tastwärzchen verändert werden muss.

10. Gewisse im Bereich des Tastgefühles auftretende, sehr sonderbare Erscheinungen sind wahrscheinlich die Folge dieser wechselnden anatomischen Anordnung. Nicht allein ist an einigen Stellen die Empfindlichkeit gegen einen einzelnen Eindruck viel geringer als an andern, — ein durch die verschiedene Dicke der Zellenschicht leicht erklärlicher Umstand, — sondern auch die Fähigkeit, zwei gleichzeitige Eindrücke getrennt wahrzunehmen, ist nicht überall dieselbe. Wenn nämlich die Enden eines Zirkels (auf dessen Spitzen man kleine spitze Korkstückchen aufsetzen kann, um das Stechen zu verhindern) nur ein Zehntel oder ein Zwölftel Zoll weit auseinander stehen, so werden bei Berührung mit den Fingerspitzen deutlich beide Spitzen gefühlt; bei einer Berührung des Handrückens mit denselben wird nur ein Eindruck empfunden werden und auf dem Arm wird selbst bei einem Abstande der Zirkelspitzen von einem Viertel Zoll und darüber nur ein einfacher Eindruck wahrgenommen.

Genaue Versuche an den verschiedenen Theilen des Körpers haben ergeben, dass die Zunge noch bei einer Oeffnung von ein Vierundzwanzigstel Zoll, — die Fingerspitzen bei ein Zwölftel Zoll weiter Trennung beide Enden gesondert wahrnehmen, während auf der Wange die um einen ganzen Zoll weit entfernten, auf dem Rücken die drei Zoll weit getrennten Zirkelspitzen nur eine einfache Empfindung hervorrufen.

11. Das Gefühl der Wärme und Kälte entsteht durch eine Erregung von in der Haut vertheilten Empfindungs-nerven, welche wahrscheinlich von den das Tastgefühl erzeugenden verschieden sind.

Allem Anschein nach muss auch die Wärme erst durch die Zellenschicht vermittelt werden, um jenes Gefühl hervorzubringen; denn wie die Berührung eines nackten Nerven oder eines Nervenstammes nur Schmerz verursacht, so giebt auch die Erwärmung oder Erkältung eines entblössten Nerven oder eines Nervenstammes nicht die Empfindung von Wärme oder Kälte, sondern von Schmerz.

Ferner ist die Wärme- und Kälte-Empfindung mehr eine vergleichende als eine unbedingte. Man fülle z. B. drei Gefässe, das eine mit eiskaltem, das zweite mit erträglich heissem Wasser und das dritte mit einer Mischung von beiden. Taucht man nun die Hand in das heisse Wasser und gleich darauf in die Mischung, so wird letztere sich kalt anfühlen; hält man die Hand aber erst einige Augenblicke in das eiskalte Wasser und dann in die Mischung, so fühlt sich dieselbe warm an.

Wie das Tastgefühl ist auch das Wärmegefühl nicht gleichmässig frei an den verschiedenen Theilen des Körpers. Die Wangen sind sehr empfindlich, mehr als die Lippen; Die Handflächen sind empfindlicher für die Wärme, als der Rücken der Hand. Eine Waschfrau hält daher ihr Bügeleisen an die Wange, um dessen Temperatur zu erproben, und wer friert, streckt die Handflächen über dem Feuer aus.

12. Das Organ des Geschmackssinnes ist die Schleimhaut, welche die Zunge, besonders ihre obere Fläche, und den hinteren Theil des Gaumens bedeckt. Wie bei der Haut erhebt sich die tiefere, gefässreiche Schicht dieser Schleimhaut der Zunge in Form von Wärzchen, aber diese sind grösser, stehen getrennt und haben jedes eine besondere Epithelial-Bekleidung. Nach der Zungenspitze zu sind sie zum grösseren Theil lang und spitz und werden fadenförmige Papillen genannt; auf der übrigen Zungenfläche sind diese mit anderen gemischt, welche grösser sind, breite Oberflächen und schmale Grundflächen haben und wegen

ihrer Gestalt pilzförmige Papillen genannt werden.
Nach der Zungenwurzel zu endlich befindet sich auf einem
Raum von der Gestalt eines *V*, dessen Spitze nach hinten
sieht, eine Anzahl aneinander gereihter grösserer Wärzchen,

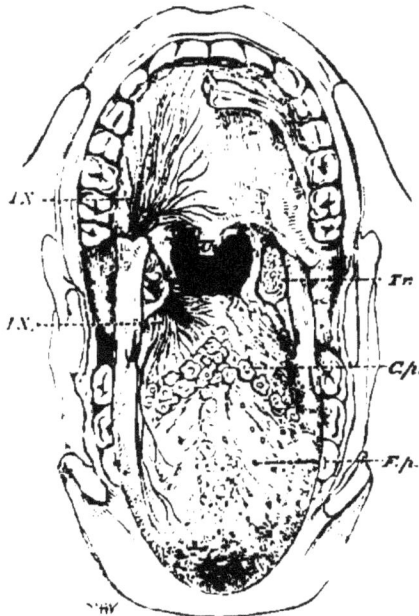

Fig. 53.

Der Mund, weit geöffnet, um Zunge und Gaumen zu zeigen. —
Uv. das Zäpfchen; *Tr.* die Mandel zwischen den vorderen und hinteren Schlundpfeilern: *C.p.* die umwallten Papillen; *F.p.* die pilzförmigen Papillen. Die
kleinen fadenförmigen Papillen bedecken die Zwischenräume zwischen diesen.
Auf der rechten Seite sind die Zunge und der Gaumen theilweise präparirt, um
den Verlauf der Fasern des Zungenschlundnerven, IX, zu zeigen.

deren jedes einem von einem Wall umringten, pilzförmigen
Wärzchen ähnlich ist. Diese heissen die umwallten Wärzchen, (Papillae circumvalatae). (s. Fig. 53 *C.p.*)

Die grösseren dieser Wärzchen tragen untergeordnete,
kleine auf ihren Oberflächen. Sie sind sehr gefässreich und

erhalten Nervenfasern von zwei Stämmen, einerseits von dem Zungenschlundkopfnerven (*glossopharyngeus*) andererseits von dem fünften Hirnnerven. Letzterer versieht hauptsächlich die Vorderseite der Zunge, ersterer die hinteren Theile und den anliegenden Theil des Gaumens; und wir haben Ursache anzunehmen, dass dieser Theil hauptsächlich der Sitz des Geschmackssinnes ist.

Die grosse Mehrzahl der Empfindungen, welche wir Geschmack nennen, sind indessen in der Wirklichkeit zusammengesetzte Empfindungen, unter denen der Geruch und sogar das Tastgefühl keine geringe Rolle spielen.

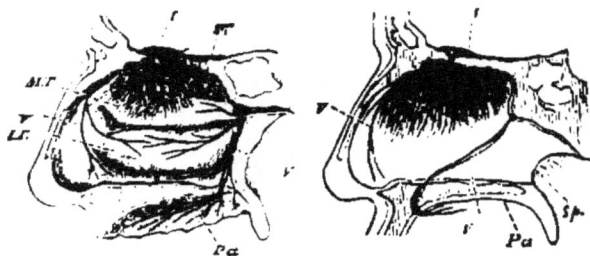

Fig. 51.

Lothrechte Längsschnitte der Nasenhöhle. Die linksstehende Figur stellt die äussere Wand der rechten Nasenhöhle vor; die rechtsstehende Figur die linke Seite der mittleren Nasenscheidewand, welche die rechte Wand der linken Nasenhöhle bildet. *I* der Riechnerv mit seinen Verzweigungen; *V* Zweige des 5. Hirnnerven; *Pa* der Gaumen, welcher die Nasenhöhle von der Mundhöhle trennt; *S.T.* die obere Nasenmuschel; *M.T.* die mittlere Muschel; *I.T.* die untere Muschel. Die Ziffer *I* steht in der Schädelhöhle, und die Scheidewand zwischen dieser und der Nasenhöhle, auf welcher der Riechlappen des Gehirns aufruht und durch welche die Fasern des Riechnerven hindurchtreten, ist die sogenannte Siebbeinplatte.

13. Das Organ des Geruchsinnes ist ein Theil der die Nasenhöhlen auskleidenden, zarten Schleimhaut, welcher sich von der übrigen Nasenschleimhaut dadurch unterscheidet, dass er keine Wimperhärchen hat und dass er seine Nervenfasern von dem Riechnerven (*n. olfactorius*) oder ersten Gehirnnervenpaar, und nicht wie jene von dem fünften Paar zugeführt bekommt.

Jedes Nasenloch führt in eine geräumige Nasenkammer oder -Höhle; beide Höhlen sind in der Mitte der Nase durch eine zum Theil aus Knochen und zum Theil aus Knorpel gebildete Scheidewand, das Septum, welches mit der äusseren Scheidewand der Nasenlöcher zusammenhängt, von einander getrennt. Beide Nasenkammern sind nach unten von der Mundhöhle durch einen festen Boden, den harten Gaumen (Fig. 54. 55.) geschieden, und wo diese Scheidewand endigt, setzt sie sich in einem fleischigen Vorhang, dem schon beschriebenen weichen Gaumen fort, welcher nach unten bis an die Zungenwurzel hinunterreicht. Der weiche Gaumen und die Zungenwurzel bilden unter gewöhnlichen Umständen eine bewegliche Querwand zwischen dem Mund und dem Schlundkopf; die Oeffnung der Luftröhre, die Stimmritze (Glottis) liegt aber hinter dieser Querwand, so dass jene Querwand den Weg für die Luft

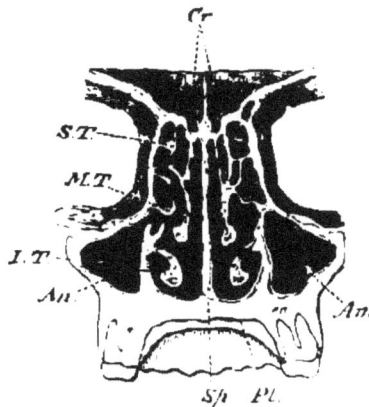

Fig. 55.

Verticaler Querschnitt durch die knöchernen Wandungen der Nasenhöhle, ungefähr an der Stelle, wo die Ziffer *I* in der vorhergehenden Figur steht. — *Cr*. die Siebbeinplatte; *S. T.* und *M. T.* die obere und mittlere Nasenmuschel, auf welchen wie auf der Scheidewand *Sp*. die Fasern des Riechnerven sich ausbreiten. *I. T.* die untere Nasenmuschel; *Pl.* der Gaumen; *An.* die Highmorshöhle, welche den grössten Theil des Oberkieferknochens einnimmt und sich in die Nasenhöhle öffnet.

zwischen Mund und Luftröhre abschliessen kann. Ueber
und hinter dieser Querwand liegen indessen die sogenannten hinteren Nasenlöcher, zwei innere Oeffnungen der
Nasenhöhlen, von einander getrennt durch das Ende des
Septums; und mittelst dieser weiten Oeffnungen geht die Luft
mit Bequemlichkeit durch die Nasenlöcher und unteren Nasenkammern in die Stimmritze und umgekehrt. Mit Hilfe dieser, der Luft stets frei geöffneten Zugänge können wir, wie
wir gewöhnlich auch thun, bei geschlossenem Munde athmen.

Jede Nasenkammer steigt in hoher Wölbung, weit über
die Höhe der hinteren Nasenöffnungen, fast bis zur Nasen-
wurzel auf. Der oberste und vordere Theil ihres Daches
zwischen den Augen besteht aus einer dünnen, wagerechten
Knochenplatte, welche wie ein Sieb von vielen kleinen
Löchern durchbohrt ist und desshalb die Sieb-Platte genannt
wird (Fig. 55, Cr). Durch diese Platte (und die sie bekleidenden Schleimhäute) allein wird die Nasenhöhle von der
Höhle, welche das Gehirn umschliesst, getrennt. Die Riechlappen, welche unmittelbar mit dem Gehirn verbunden, ja
eigentlich ein Theil desselben sind, verbreitern sich an ihren
Enden und diese breiten Ausläufer ruhen auf der oberen
Fläche der Sieb-Platte, durch deren Löcher sie der geruch-
fähigen Nasenschleimhaut die Riechnerven in zahllosen
kleinen Fäserchen zusenden. (s. Fig. 54.)

Auf den Wänden des Septums breitet sich jene Schleimhaut flach aus, aber auf den Seitenwänden der Nasenhöhlen
folgt sie den Erhebungen und Senkungen der inneren Flächen,
den sogenannten oberen und mittleren Nasenmuscheln. Dieselben sind schwammige Knochen, welche mit Luft gefüllte,
nur durch sehr dünne Zwischenwände geschiedene Höhlungen enthalten, die mit den Nasenhöhlen in Verbindung
stehen. Deshalb heissen diese Knochen, welche sehr massiv
aussehen und in der That ungemein leicht und zart sind,
auch wohl die schwammigen Knochen (Fig. 55).

Von diesen beiden zu unterscheiden ist noch ein dritter,
dünner, schneckenähnlicher Knochen, welcher am Kiefer-
knochen befestigt ist und die untere Muschel heisst, weil
er unterhalb der beiden anderen liegt. Diese trennt die

Athmungsluftwege nicht vollkommen von den eigentlichen
Riechkammern und ist mit der gewöhnlichen, mit Wimpern
besetzten Nasenschleimhaut bekleidet, welche keine Geruchs-
nervenfasern enthält (s. Fig. 54).

14. Aus den beschriebenen Einrichtungen geht klar hervor, dass unter den gewöhnlichen Umständen die schwachen
Luftströme der Ein- und Ausathmung ihren Weg durch die
verhältnissmässig weiten und geraden Gänge der unterhalb
der mittleren Muschel liegenden Nasenkammer nehmen, dass
aber die Luft in dem engen Raum zwischen der Nasenscheidewand und den oberen und mittleren Muschelbeinen,
der eigentlichen Riechkammer, kaum mitbewegt wird.

Sind die Luftströme mit Theilchen riechender Materien
geschwängert, so können diese die mit Geruchssinn begabte
Schleimhaut der Riechkammer nur erreichen, indem sie durch
Gasdiffusion in diesen engen Raum eindringen. Ist die Anzahl der Theilchen aber nur gering, so werden sie schwerlich
bis zu diesem Theil der Schleimhaut gelangen, wenn nicht
die Luft, welche diese umspielt, mit der äusseren riechenden
Luft ausgetauscht wird. Wenn wir daher einen schwachen
Geruch deutlich wahrnehmen wollen, schnupfen wir die
Luft auf. Jedes Aufschnupfen ist nämlich eine heftige Einathmung, deren Wirkung die Luft in der Riechkammer
ebenso schnell oder noch früher als die Luft in den Nasen-
löchern in Bewegung setzt und dadurch ein wenig Luft aus
jener Kammer von hinten her aussaugt. Gleichzeitig oder
unmittelbar darauf dringt nun die durch die Nasenlöcher
eingezogene Luft in einem so starken senkrechten Strom ein,
dass ein Theil davon unmittelbar in die Riechkammer ein-
strömen muss und so die von hinten ausgesogene Luft
ersetzt.

Der Verlust des Geruches im Verlauf eines starken
Schnupfens rührt hauptsächlich von dem geschwollenen Zustande der die unteren Muscheln bekleidenden Schleimhaut
her, indem dadurch der riechenden Luft der Zugang zu
der Riechkammer abgeschnitten wird.

15. Das Hauptorgan des Gehörsinns besteht auf jeder
Seite aus zwei Theilen, dem häutigen Labyrinth und

der mittleren Windung der Schnecke *(scala media cochleae)*; diese beiden kleinen Organe sitzen in der Mitte einer dichten und festen (daher Felsenbein genannten) Knochenmasse, welche einen Theil des Schläfenbeins ausmacht und zur Basis des Schädels gehört.

Jedes dieser Haupt-Bestandtheile des Gehör-Organs ist im Wesentlichen ein mit Flüssigkeit gefüllter und von Flüssigkeit umgebener häutiger Sack, in welchem kleine, bewegliche, harte Körperchen enthalten sind, und auf dessen Wänden die letzten Fasern der Gehörsnerven so vertheilt sind, dass ihre Endungen von den Schwingungen der harten Körperchen, wenn diese irgendwie in Bewegung gerathen, geklopft werden müssen. Es ist auch möglich, dass die Schwingungen des flüssigen Inhalts der Säcke allein ausreichen, um die Fasern des Gehörnerven zu erregen; aber wie dem auch sein mag, so muss doch jeder derartige Eindruck durch die Mitwirkung der festen Theilchen erheblich an Kraft gewinnen.

Wer in ziemlich glatter See, an felsigem Ufer badend, sich auf den Boden legt, wird die Bewegung der über ihn hin- und herströmenden kleinen Wellen kaum fühlen; aber wenn der Strand sandig und kieselig ist, werden die den Badenden überschüttenden Mengen Sandes und kleiner Steinchen, welche jede kleine Welle aufhebt und fallen lässt, auf seine Hautnerven einen sehr entschiedenen Eindruck ausüben.

Nun ist eben die Membran, auf welcher die Endungen der Gehörnerven ausgebreitet sind, eigentlich ein empfindender Strand, und Wogen, welche an sich nicht gefühlt werden, werden sofort wahrgenommen, wenn sie stark genug sind, um harte Theilchen aufzuheben und fallen zu lassen.

In dem häutigen Labyrinth sind diese harten Körperchen haarähnliche Fasern oder kleine Körnchen von kalkartigem Sand; letztere werden Otolithen oder Gehörsteinchen genannt.

Das Epithelium, (s. Fig. 56 *a*), welches die Endungen der Nerven in den Ampullen (s. § 16) bedeckt, setzt sich in lange, steife, haarähnliche Auswüchse fort (s. Fig. 56, *b*),

welche natürlich durch jede Schwingung der Endolymphe
(inneren Flüssigkeit) sofort ergriffen werden und so den
Nervenendungen den Eindruck mittheilen. In dem Vorhofsäckchen (s. § 16) finden sich diese Härchen nur spärlich
oder sie fehlen, und hier dienen die kleinen eckigen Gehör-
steine demselben Zweck.

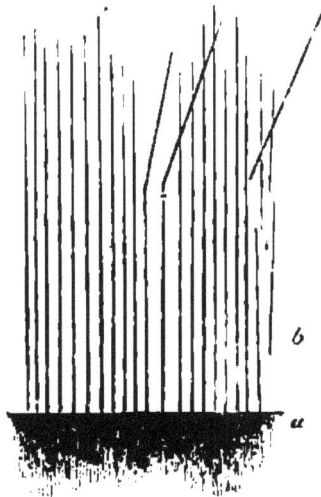

Fig. 56.

Die zarten, steifen Härchen, *b*, welche auf die Innenwand der Ampullen, *a*,
aufgesetzt sind.

In der mittleren Schneckenwindung (*scala media cochleae*)
scheinen kleine stäbchenförmige Körper, die sogenannten
Corti'schen Fasern zu demselben Zweck zu dienen. Sie
sind eigenthümlich veränderte Zellen des die Windung
bekleidenden Epithels (s. § 1 7).

16. Der grösseren Einfachheit wegen ist bisher von dem
häutigen Labyrinth und der mittleren Schneckenwindung nur
als von einfachen Säckchen gesprochen worden; in der That
sind sie dies nicht, denn jedes dieser Säckchen hat eine sehr
sonderbare und etwas verwickelte Gestalt (Fig. 57, 58).

14*

So hat das häutige Labyrinth (Fig. 57) die Form eines
ovalen Vorhof-Säckchens, aus zwei Theilen bestehend, deren
einer Utriculus, deren anderer halbkugeliges Säckchen
genannt wird. Die bogenförmigen halbzirkelförmigen
Kanäle öffnen sich in den Utriculus. Von diesen giebt es
drei; — zwei lothrechte, welche der vordere und hintere
(canalis semicircularis anterior und c. s. posterior) Bogengang
heissen, während der dritte, ausserhalb liegende, wagerecht
ist und äusserer oder wagerechter Bogengang (can.
sem. externus oder horizontalis) genannt wird. Das eine Ende
eines jeden dieser Bogengänge erweitert sich kugelförmig in
die sogenannte Ampulle (s. Fig. 57 A).

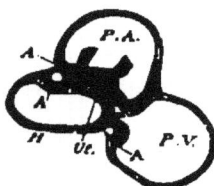

Fig. 57.

Das häutige Labyrinth, zweimal vergrössert. Ut. der Utriculus oder der
Theil des Vorhofsäckchens, in welchen sich die halbzirkelförmigen Kanäle öffnen; A, A, A die Ampullen; P. A. der vordere lothrechte, P. V. der hintere
lothrechte, H. der wagerechte halbzirkelförmige Kanal.

Die Wände dieser Ampullen und die des Vorhofsäckchens
sind es nun aber, auf denen die Endigungen des Hörnerven
sich ausbreiten.

Die Flüssigkeit, welche die Höhlungen der Bogengänge
und des Säckchens ausfüllt, heisst Endolymphe, zum
Unterschied von der Perilymphe, welche diese zarten
Gebilde von der sie umschliessenden knochigen Kammer
trennt. Beide Flüssigkeiten sind wenig mehr als Wasser.

17. In der mittleren Treppe der Schnecke ist der
ursprüngliche Sack in eine lange, bandartige Röhre ausgezogen, welche in zwei und einer halben Windung (ähnlich
einer Wendeltreppe) in kegelförmiger Spirale um sich selbst
gewickelt ist; dieselbe liegt in einer im Felsbein ausgehöhlten

weiteren Kammer von entsprechender Form, der Art, dass
in der Mittelaxe eine Knochensäule stehen bleibt, welche die
Spindel *(modiolus)* genannt wird. Die mittlere Schneckenwindung hat einen dreieckigen Querschnitt (Fig. 58) und
wird nach oben und unten von häutigen Wänden begränzt,
welche nach innen sich einander nähern, nach aussen sich
von einander entfernen. An der inneren Seite sind diese
Häute an einer dünnen Knochenplatte befestigt, der Spiralplatte (*L. S.* Fig. 58), welche sich um die Spindel herum-
windet. An der äusseren Seite sind sie an den Wänden der
Knochenhöhlung befestigt, welche auf diese Weise in zwei
Gänge getheilt wird, welche an der Spitze der Schnecke
zusammenhängen, sonst aber allerwärts getrennt sind. Diese
beiden Gänge heissen beziehentlich die Paukenhöhlentreppe und die Vorhofstreppe und sind mit Perilymphe
gefüllt.

Die mittlere Treppe, welche demnach zwischen den beiden anderen Treppen liegt, öffnet sich mittelst eines engen
Ganges in das halbkugelige Säckchen, am anderen Ende
aber endet sie blind. (Fig. 62.)

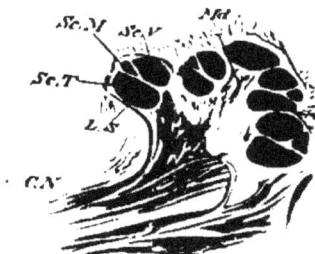

Fig. 58.

Schnitt durch die Axe der Schnecke, dreimal vergrössert. *Sc. M.* mittlere Treppe; *Sc. V.* Vorhofstreppe; *Sc. T.* Paukenhöhlentreppe; *L. S.* Spiralplatte; *Md.* Spindel oder Axe, um welche die Treppen sich herumwinden.
C. N. Schneckennerv.

Die Fasern des Gehörnerven (VII. Fig. 59) sind in der
ganzen Länge der mittleren Treppe vertheilt. Sie treten in
diese längs der Anheftung an die Spiralplatte ein.

Die Wand der mittleren Treppe, welche sie von der Vorhofstreppe trennt, heisst die Reissner'sche Membran; die andere Wand, welche sie von der Paukenhöhlentreppe

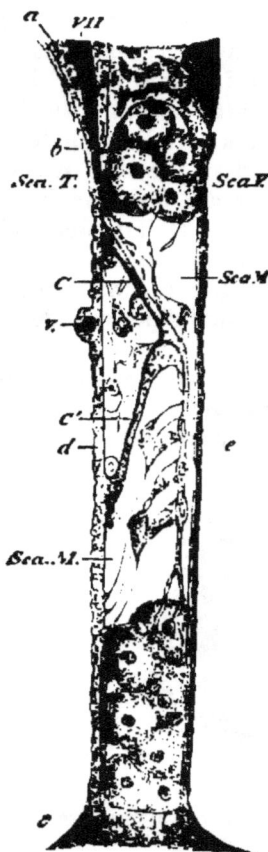

Schnitt durch die mittlere Treppe der Schnecke. *a*, der mittlere Pfeiler oder die Spindel der knöchernen Schnecke; *c*, ihre äussere Wand; *Sca. T.* die Paukenhöhlentreppe; *Sca. V.* die Vorhofstreppe; *Sca. M.* der Theil des mittleren Treppenraumes, welcher zwischen der Grundmembran und der Corti'schen Haut liegt; *d.* die elastische Grundmembran, welche die mittlere Treppe von der Paukenhöhlentreppe trennt; *V.* Querschnitt eines in der Grundmembran verlaufenden Gefässes; *e*, die sogenannte Corti'sche Membran; *C'*, die Corti'schen Fasern. *VII.* die Fasern des Hörnerven. Es ist zweifelhaft, ob eine Corti'sche Haut in der Form, wie sie in der Figur dargestellt ist, überhaupt besteht. Die Reissner'sche Haut, welche die mittlere Treppe von der Vorhofstreppe trennt, ist in der Figur nicht dargestellt. Anderenfalls würde man sehen, dass die Buchstaben *Sca. V.* in der mittleren Treppe und nicht in der Vorhofstreppe stehen.

trennt, heisst die Grund-Membran; letztere ist sehr elastisch und auf ihr ruhen die Corti'schen Fasern, deren jede aus zwei in einem Winkel verbundenen Fäserchen besteht.

Eine ungeheure Menge dieser Fasern sitzen in regelmässiger Reihe in der ganzen Länge der mittleren Treppe, so dass diese, von der Seite der Vorhofstreppe oder der Paukenhöhlentreppe aus betrachtet, einen ähnlichen Anblick wie das Tastenbrett eines Klaviers darbietet. Die Endigungen der Nerven sind noch nicht vollkommen bekannt, doch kommen sie sicherlich in nahe Beziehung zu diesen Fasern, welche wahrscheinlich schon durch sehr schwache Stösse erschüttert werden können.

18. Diese wesentlichen Theile des Gehörorgans liegen in Kammern des Felsenbeines, das einen Theil des Schläfenbeines ausmacht. So steckt das häutige Labyrinth in einer Höhlung von entsprechender Form, von welcher der das Säckchen bewahrende Theil Vestibulum oder Vorhof heisst, der die Bogengänge umschliessende Theil den Namen der knöchernen Bogengänge erhält. Ferner ist schon gezeigt worden, dass die mittlere Treppe in einer spiralisch gewundenen Kammer, der Schnecke (cochlea), liegt, welche durch sie in zwei Gänge getheilt wird. Von diesen heisst nun der eine Scala Vestibuli oder Vorhofstreppe, weil er unmittelbar in den Vorhof mündet, und daher kommt es auch, dass diese Gänge oder Treppen eben so wie der Vorhof und die Bogengänge mit Perilymphe gefüllt sind, indem die weite Oeffnung, welche aus dem Vorhof in die Vorhofstreppe führt, zwischen allen diesen die Verbindung herstellt.

Im frischen Zustande ist das knöcherne Labyrinth, wie diese Reihe von Höhlungen im Felsenbein genannt wird, vollkommen geschlossen, aber im trockenen Schädel findet man an der äusseren Wand des Labyrinths, zwei weite Oeffnungen, die Fenster genannt. Von diesen liegt das eine, das ovale Fenster, in der Wand der Vorhofshöhlung, das andere, das runde Fenster, welches hinter und unterhalb des ersteren liegt, ist das offene Ende der Paukenhöhlentreppe. Im frischen Zustande ist jedes dieser Fenster mit einer Faserhaut überzogen, welche eine Fortsetzung der Knochenhaut darstellt.

Das runde Fenster ist nur durch die Faserhaut geschlossen; aber am ovalen Fenster ist in der Mitte, nur

einen schmalen Rand lassend, eine ovale Knochenplatte, die
Basis des Steigbügelknochens (*stapes*) befestigt.

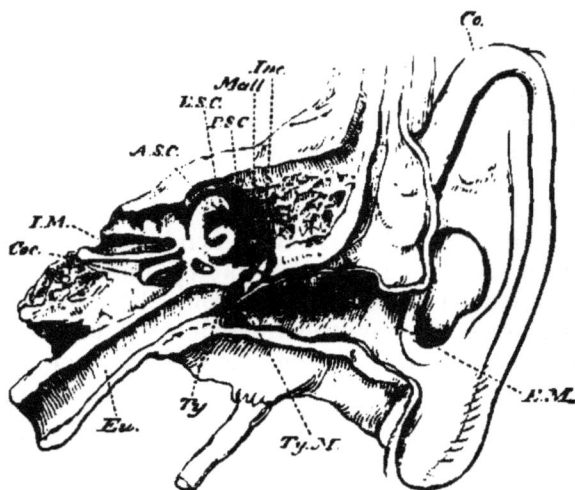

Fig. 60.

**Querschnitt durch die Seitenwand des Schädels, um die Theile
des Ohres zu zeigen.** *Co.* Ohrmuschel oder äusseres Ohr; *E. M.* äusserer Ge-
hörgang; *Ty. M.* Trommelfell; *Inc.* Ambos; *Mall.* Hammer; *P. S. C., E. S. C., A.
S. C.*, hinterer, äusserer und vorderer halbzirkelförmiger Kanal; *I. M.* Innerer
Gehörgang, durch welchen der Gehörnerv zum Gehörorgan gelangt; *Coc.* Schnecke;
Eu. Eustachische Röhre. *Ty,* Paukenhöhle.

19. Die äussere Wand des knöchernen Labyrinths ist von
der Aussenfläche des Schädels noch weit entfernt. Zwischen
ersterem und der sichtbaren Oeffnung des Ohres erstrecken
sich in gerader Linie erstens die Trommelhöhle (*tympa-
num*), zweitens der lange äussere Gehörgang (*meatus
auditorius externus*) (Fig. 60.)

Die Trommelhöhle und der äussere Gehörgang würden
nur einen Hohlweg bilden, wäre nicht eine zarte Membran,
das Trommelfell (*membrana tympani*), in schräger Richtung so querdurch ausgespannt, dass sie die verhältnissmässig
enge Trommelhöhle von dem äusseren Gehörgang trennt.
(Fig. 60. *Ty. M.*)

Das Trommelfell verhindert also jegliche Verbindung der Trommelhöhle mit der Aussenwelt vermittelst des äusseren Gehörganges; aber eine solche Verbindung ist, wenn auch auf einem Umwege, vorgesehen durch die Eustachi'sche Röhre oder Trompete (*tuba Eustachii*) welche unmittelbar aus dem Vordertheil der Trommelhöhle (s. Fig. 60. *Eu.*) nach innen bis unter die Decke des Schlundkopfes führt und sich dort öffnet.

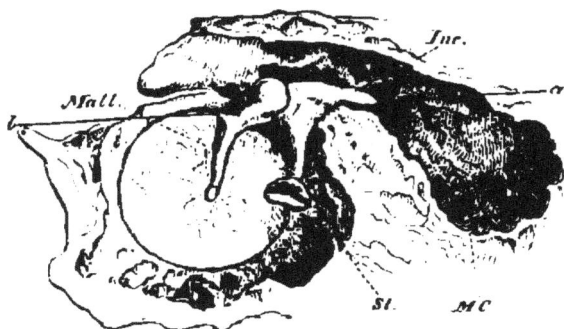

Fig. 61.

Das Trommelfell, von innen gesehen, mit den Gehörknöchelchen, und die Wände der Trommelhöhle mit den Luftzellen im Zitzenfortsatz des Schläfenbeins. *M. C.* Luftzellen des Zitzenfortsatzes; *Mall.* Hammer; *Inc.* Ambos; *St.* Steigbügel; a, b. wagerechte Axe, um welche die Drehungen des Hammers und des Amboses stattfinden.

20. Drei kleine Knochen, die Gehörknöchelchen, haben in der Trommelhöhle ihren Sitz. Der eine heisst nach seiner Gestalt der Steigbügel (*stapes*). Seine Fussplatte ist, wie schon gesagt, an der Membran des ovalen Fensters befestigt, während sein Bogen nach aussen in die Trommelhöhle hineinragt (Fig. 62).

Ein anderer dieser Knochen ist der Hammer (*malleus*), dessen langer Stiel an der inneren Seite des Trommelfelles befestigt ist (Fig. 62). Die abgerundete Oberfläche des Hammerkopfes passt in eine entsprechende Vertiefung am anderen Ende des dritten Knöchelchens, des Ambos (*incus*), welcher zwei Stiele (Fortsätze) hat. Der eine dieser Fort-

sätze ist wagerecht und ist an der Wandung der Trommel-
höhl ebefestigt, während der andere, senkrechte, fast parallel
mit dem langen Stiel des Hammers nach unten verläuft und
mit dem Steigbügel durch einen kleinen linsenförmigen
Knochen (*os orbiculare*) zu einem Gelenk verbunden ist.
(S. Fig. 61 u. 62.)

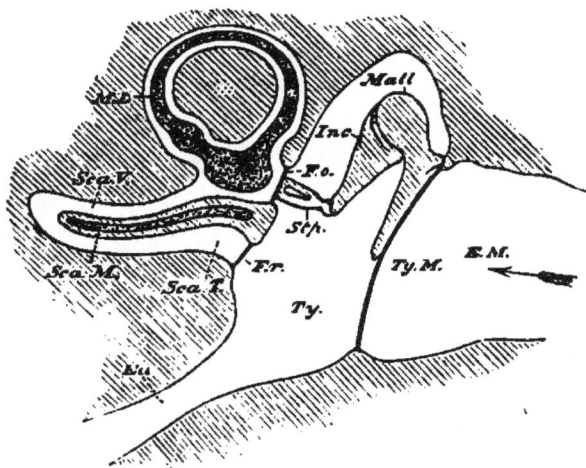

Fig. 62.

**Schematische Darstellung der Anordnung der einzelnen Theile
des Ohres.** *E. M.* äusserer Gehörgang; *Ty. M.* Trommelfell; *Ty.* Trommelhöhle;
Mall. Hammer; *Inc.* Amboss; *St.* Steigbügel; *F. o.* ovales Fenster; *F. r.* rundes
Fenster; *Eu.* Eustachi'sche Röhre; *M. L.* häutiges Labyrinth, von welchem nur
ein Bogengang mit seiner Ampulle dargestellt ist ; *Sca. V.*, *Sca. M. Sca. T.* die drei
Treppen der Schnecke, der Einfachheit wegen gestreckt dargestellt.

Auf diese Weise bilden die drei Knöchelchen eine Kette
zwischen dem ovalen Fenster und dem Trommelfell und die
ganze Reihe dreht sich um eine wagerechte Axe, deren beide
Enden, von dem wagerechten Fortsatz des Ambos und dem
kurzen Stiel des Hammers gebildet, an den Wänden der
Trommelhöhle ruhen. Die Hauptrichtung dieser Axe wird
durch die Linie *a b* in Fig. 61 dargestellt oder durch

eine Linie, welche in Fig. 62 durch den Kopf des Hammers lothrecht auf die Ebene des Papiers fallend gedacht wird. Hieraus ergiebt sich, dass wenn auf irgend eine Weise das Trommelfell veranlasst wird, hin- und herzuschwingen, der Stiel des Hammers jede Bewegung mitmachen muss. Dies verursacht eine entsprechende Bewegung des langen Ambos-Fortsatzes, dessen anderes Ende nun den Steigbügel ebenfalls hin- und herzieht. Und da letzterer an der Membran des ovalen Fensters befestigt ist, welche mit der Perilymphe in Berührung ist, so muss nothwendig auch die ganze Masse dieser Flüssigkeit in Schwingungen gerathen, indem jeder Stoss des ovalen Fensters nach Innen durch einen dem entsprechenden Stoss des runden Fensters nach Aussen und umgekehrt ausgeglichen wird.

Die also hervorgebrachten Schwingungen der Perilymphe theilen sich der Endolymphe und durch diese den Gehörsteinchen mit; von letzteren werden dann schliesslich die Gehörnerven selbst erregt.

21. Die Membran des ovalen Fensters und das Trommelfell werden natürlich um so leichter schwingen je lockerer sie sind und umgekehrt. Hierauf wirken aber zwei Muskeln ein, der eine, Steigbügelmuskel (*M. stapedius*) genannt, verläuft vom Boden der Trommelhöhle zu dem linsenförmigen Knöchelchen (*os orbiculare*), der andere, der Trommelfellspanner (*M. tensor tympani*), entspringt an der vorderen Wand der Trommelhöhle und setzt sich am Hammer an. Jeder dieser Muskeln spannt, wenn er sich zusammenzieht, die Membranen straffer an und hemmt ihre Schwingungen; oder mit anderen Worten, der Zweck dieser Muskeln ist es, die Wirkung einer jeden Ursache, welche diese Membranen in Schwingungen versetzt, abzuschwächen.

22. Das äussere Ende des äusseren Gehörganges ist von der Muschel (*concha*) oder dem äusseren Ohr umgeben. (S. Fig. 60, *Co.*) Dieselbe ist eine breite, eigenthümlich gestaltete und zum grössten Theil aus Knorpel-Gewebe gebildete Schaale, deren Durchmesser mit der Axe des Gehörganges einen rechten Winkel beschreibt. Durch

von der Seite des Kopfes kommende Muskeln kann die
Muschel in verschiedenen Richtungen bewegt werden;
[doch haben nur wenige Menschen diese Muskeln hinlänglich geübt, um jene Bewegungen willkürlich ausführen zu
können].

23. Es soll nun betrachtet werden, auf welche Weise
die Vermittlung zwischen der physischen Ursache, die die
Schall-Empfindung bedingt, und der Nervenausbreitung,
deren Reizung allein nur diese Empfindung erregen kann,
zu Stande kommt.

Alle Körper, welche Schall hervorbringen, sind in einem
Zustande des Schwingens; sie theilen die Schwingungen ihrer
eigenen Substanz der sie berührenden Luft mit und versetzen
auf diese Art die Luft in eine wellenförmige Bewegung,
gerade wie ein im Wasser hin- und hergeschwungener Stock
im Wasser Wellen erregt.

Die Luftwellen, welche durch die Schwingungen tönen-
der Körper hervorgebracht werden, treten theilweise in den
äusseren Gehörgang ein, theilweise treffen sie die Ohrmuschel
und die äussere Fläche des Kopfes. Es kann sein, dass auch
von diesen letzteren Eindrücken einige durch die feste
Masse des Schädels dem Gehörorgan zugeführt werden, aber
ehe sie es erreichen, müssen sie unter gewöhnlichen Umständen so spärlich und schwach geworden sein, dass sie nicht
mehr in Betracht kommen dürften.

Die Luftwellen, welche in den äusseren Gehörgang eindringen, stossen alle auf das Trommelfell und versetzen es
ins Schwingen, indem gespannte Häute mit grosser Leichtigkeit die Schwingungen der Luft aufnehmen.

24. Die so im Trommelfell erzeugten Schwingungen
werden theilweise der Luft in der Trommelhöhle und theilweise dem Hammer und hierdurch den anderen Gehörknöchelchen mitgetheilt.

Die Schwingungen der Luft in der Trommel stossen an
die innere Wand der Höhle, auf deren grösseren Theil sie
wegen ihrer Festigkeit nur wenig Wirkung haben können. Indessen, wo diese Wand durch die Membran des runden Fensters

FORTPFLANZUNG DER SCHALLSCHWINGUNGEN. 221

gebildet wird, muss nothwendig die Fortpflanzung der Bewegung eine grössere sein.

Die dem Hammer und der Kette von Gehörknöchelchen
mitgetheilten Schwingungen können von zweierlei Art sein;
entweder findet ein Schwingen der kleinsten Theilchen der
Knöchelchen statt oder die Knochen schwingen als ein Ganzes.
Wenn man einen Holzbalken frei aufhängt und mit einer
Nadel krazt, so werden seine Theilchen in einen schwingenden Zustand versetzt, wie man an dem entstehenden Tone
deutlich wahrnimmt; aber der Balken selbst bleibt be-
wegungslos. Wenn jedoch ein starker Windstoss den Balken
trifft, wird er sichtbar hin- und herschwingen, ohne dass seine
Theilchen unter einander schwingen. Schlägt man hingegen
mit einem Hammer auf den Balken, so wird er nicht nur
einen Ton von sich geben, welcher beweist, dass seine Theilchen schwingen, sondern er wird auch, durch den auf die
ganze Masse ausgeübten Anstoss, in eine schwingende Bewegung versetzt werden.

In dem letzten Falle würde ein dabeistehender Blinder
nur zum Bewusstsein des Tones gelangen, welcher durch
die unsichtbaren Theilchen-Schwingungen des Balkens
erzeugt wird; während ein Tauber, der an derselben Stelle
stände, nichts als das sichtbare Schwingen des ganzen
Balkens (wie es auch vom Wind bewirkt wird) wahrnehmen
könnte.

25. Kehren wir nun zu der Kette der Gehörknöchelchen
zurück, so scheint es kaum zweifelhaft, dass, wenn das
Trommelfell schwingt, diese sowohl als ein Ganzes als auch
in ihren Theilchen ins Schwingen gerathen, und es hängt
von anderen mitwirkenden Umständen ab, ob es die grossen
Schwingungen oder die kleinen (molecularen) sind, die sich
dem Gehörnerven, welcher hier die Stelle des Blinden oder
Tauben einnimmt, bemerklich machen.

Vorläufig ist der Augenschein der Schlussfolgerung
günstig, dass die Schwingungen der ganzen Knochen die
hauptsächlichen Vermittler bei Uebertragung des Eindrucks
der Luftwellen sind.

Denn erstens spricht die Beschaffenheit dieser Knochen
und die Art ihrer Gelenkverbindung sehr gegen die Annahme
einer Uebertragung molecularer Schwingungen durch ihre
Substanz, während sie andrerseits für das Schwingen als
Masse äusserst günstig angelegt sind. Die langen Fortsätze
des Hammers und des Amboses schwingen wie Pendel um die
von ihren kurzen Fortzätzen gebildete Axe; während die
Art, wie der Ambos mit dem Steigbügel und letzterer mit
den Rändern des ovalen Fensters verbunden ist, letzterem
Knochen zur Bewegung nach innen und nach aussen freies
Spiel gestattet. Ausserdem ist durch Versuche festgestellt,
dass der columella genannte Knochen, welcher bei Vögeln
die Stelle der Gehörknöchelchen des Menschen vertritt, in
der That als ein Ganzes und stets in dem Maasse wie das
Trommelfell schwingt, wenn letzteres von Schwingungen
der Luft getroffen wird.

26. Es ist also Grund vorhanden, anzunehmen, dass das
Trommelfell, wenn es in Schwingung versetzt wird, den
daran befestigten Fortsatz des Hammers in demselben Maasse
zu schwingen veranlasst, in Folge dessen der Kopf des
Hammers sich in einen kleinen Bogen um seine Axe, den
kurzen Fortsatz dreht. Wenn sich aber der Kopf des
Hammers bewegt, wird der Kopf des Ambos gleichfalls um
seine Axe, den kurzen Fortsatz, gedreht. Hieraus folgt, dass
der lange Fortsatz des Ambos in einem Bogen schwingt,
welcher dem von dem Stiele des Hammers beschriebnen
möglichst gleich kommt. Der lange Fortsatz des Ambos ist
aber so an dem Steigbügel befestigt, dass er nicht schwingen
kann, ohne diesen in demselben Maasse und in entsprechendem Umfang abwechselnd aus dem ovalen Fenster fortzu-
zerren und in dasselbe hinein zu stossen. Ein jedesmaliges
Zerren und Stossen bewirkt nun aber eine entsprechende
Reihe von Erschütterungen in der Perilymphe, welche das
knöcherne Labyrinth und die Schnecke, ausserhalb des
häutigen Labyrinths und der Scala media, erfüllt. Diese
Erschütterungen theilen sich der Endolymphe und der Flüssigkeit in der mittleren Treppe mit und werden mit Hilfe der
Gehörsteinchen und der Corti'schen Fasern zu Eindrücken,

welche als Reize auf die Endungen der Vorhof- und Schnecken-Aeste des Gehörnerven einwirken.

27. Der Unterschied zwischen den Verrichtungen des häutigen Labyrinths, in welchem sich der Vorhofnerv verzweigt, und denen der Schnecke ist zwar nicht mit vollkommener Sicherheit festgestellt worden, indessen haben die folgenden Angaben einen hohen Grad von Wahrscheinlichkeit.

Das häutige Labyrinth ist ein Apparat, vermittelst dessen Töne nach ihrer Stärke geschätzt und unterschieden werden; aber es besitzt nicht die Fähigkeit, ihre Beschaffenheit (Höhe, Tiefe, Klangfarbe) zu erkennen. Der Vorhofsnerv sagt uns, ob Töne laut oder leise sind, aber er giebt uns keinen Eindruck von Klang, Melodie oder Harmonie.

Die Schnecke hingegen giebt uns das Vermögen, die Töne viel mehr nach der Beschaffenheit als nach der Stärke zu unterscheiden. Es lässt sich sogar mit Grund vermuthen, dass die Reizung jeder einzelnen Faser des Schneckennervenastes im Bewusstsein eine bestimmte musikalische Ton-Vorstellung hervorruft, und dass jeder Bruchtheil einer Tonstufe, welchen ein geübtes Ohr zu unterscheiden im Stande ist, durch eine entsprechende besondere Nervenfaser dargestellt wird. So lässt sich die mittlere Schneckentreppe sowohl ihrem Zwecke als auch ihrer Gestalt nach dem Tastenbrett eines Klaviers vergleichen, indem die Corti'schen Fasern die Tasten und die Nervenausläufer die Saiten darstellen, welche durch die Tasten angeschlagen werden. Wenn es möglich wäre, im Versuche eine jede dieser Nervenfasern einzeln zu reizen, so könnten wir bei der Person, mit welcher der Versuch gemacht würde, die Empfindung eines jeden beliebigen musikalischen Tones hervorrufen, gerade wie auf dem Klavier jeder Ton durch Anschlagen der betreffenden Taste hervorgebracht wird.

28. Eine Stimmgabel kann in Schwingung versetzt werden, wenn der ihr eigenthümliche Ton oder ein mit diesem harmonirender in ihrer Nähe angeschlagen wird. Mit anderen Worten, sie schwingt nur unter dem Einfluss

einer bestimmten Reihe von Schwingungen und keiner
anderen. Wären die schwingenden Enden der Stimmgabel
so eingerichtet, dass sie an einen Nerven stossen könnten, so
würden die wiederholten kleinen Schwingungsschläge zugleich diesen Nerven in Erregung versetzen.

Denkt man sich von einer Reihe von Stimmgabeln, die
nach allen Noten und hörbaren Bruchtheilen von Noten der
ganzen Tonleiter abgestimmt sind, je eine in der beschriebnen Weise mit einer Endfaser des Schneckennerven in Verbindung gebracht, so wird jede der Perilymphe mitgetheilte
Schwingung nur die ihr entsprechende Stimmgabel mit-
schwingen machen, während die übrigen bei dieser Schwingung ganz oder vergleichsweise unbetheiligt bleiben. Mit
andern Worten, die Schwingung würde die Empfindung
eines bestimmten Tones und keines anderen hervorrufen, und
jede musikalische Tonstufe würde durch einen bestimmten
Eindruck auf das Empfindungsorgan dargestellt sein.

29. Man hat angenommen, dass die Corti'schen Fasern
die Fähigkeit besitzen, ähnlich wie solche Stimmgabeln zu
wirken, dass jede einzelne in ihrer vollen Kraft durch eine
entsprechende besondere Art von Wellen der Perilymphe
in Schwingung versetzt wird und dann nur eine besondere
entsprechende Faser des Schneckennerven in Erregung
versetzt.

Die Fasern des Schneckennerven können jedoch auch
durch innere Ursachen, wie durch den wechselnden Andrang
des Blutes und ähnliche Zustände erregt werden. Bei einigen Personen rufen solche innere Ursachen wahre musikalische Phantasievorstellungen, zuweilen von sehr entschied-
nem Charakter, hervor. Aber für die Schätzung ausser uns
hervorgebrachter Musik hängen wir von der Vermittelung
der mittleren Treppe und ihrer Corti'schen Fasern ab.

30. Es ist schon erklärt worden, dass der Steigbügelmuskel (*M. stapedius*) und der Trommelfellspannmuskel (*M. tensor
tympani*) im Stande sind, die Membranen des ovalen Fensters
und des Trommelfells straffer zu spannen und es ist wahrscheinlich, dass sie in Thätigkeit kommen, wenn Schallein-

drücke zu heftig sind und zu ausgedehnte Schwingungen dieser Membranen verursachen würden. Sie sind also bestrebt, die Wirkung von starkem Schall zu mässigen, in ähnlicher Weise wie die Zirkelfasern der Regenbogenhaut durch Zusammenziehung die Wirkung starken Lichtes auf das Auge mässigen (s. folgende Vorlesung).

Die Aufgabe der Eustachischen Röhre *(tuba Eustachii)* ist es wahrscheinlich, die Luft in der Trommelhöhle, oder an der inneren Wand des Trommelfells, in ziemlich gleicher Spannung mit der auf der äusseren Seite zu erhalten, was nicht der Fall sein könnte, wenn die Trommelhöhle eine geschlossene Höhle wäre. —

NEUNTE VORLESUNG.

Das Sehorgan.

1. Bei der Untersuchung des Organs des Gesichtssinnes, des Auges, muss man sich bekannt machen: erstens, mit dem Bau der empfindungsfähigen Ausbreitung, in welcher der Sehnerv endigt, und mit deren Eigenschaften; zweitens, mit der physikalischen Ursache der Empfindung, und drittens, mit dem Mittels-Apparat, durch welchen der physikalischen Ursache eine Einwirkung auf die Nervenausbreitung ermöglicht wird.

Der Augapfel ist ein kugeliger Körper, welcher in einer hierzu bestimmten Kammer des Schädels, der Augenhöhle (orbita) sich frei bewegt.

Der Sehnerv, der seine Wurzel im Gehirn hat, verlässt die Schädelhöhle durch ein Loch an der hinteren Wand der Augenhöhle und tritt von hinten in den Augapfel, aber nicht in der Mitte, sondern ein wenig nach der inneren, der Nase zugekehrten Seite zu. Auf der inneren Fläche der Wand des Augapfels breitet er sich dann in einer sehr zarten Haut aus, die Netzhaut (retina) genannt wird. Sie erstreckt sich nach vorn nahe bis zum Rande der Krystalllinse und hat eine Dicke, welche von nahe $1/80$ Zoll bis weniger als halb so viel schwankt. Die Netzhaut ist die einzige Endigung von Empfindungsnervenfasern, deren Erregung Lichtempfindung vermittelt, was auch die Ursache der Erregung sei.

2. Wenn der Augapfel durch einen Querschnitt in eine vordere und eine hintere Hälfte getheilt wird, so sieht man,

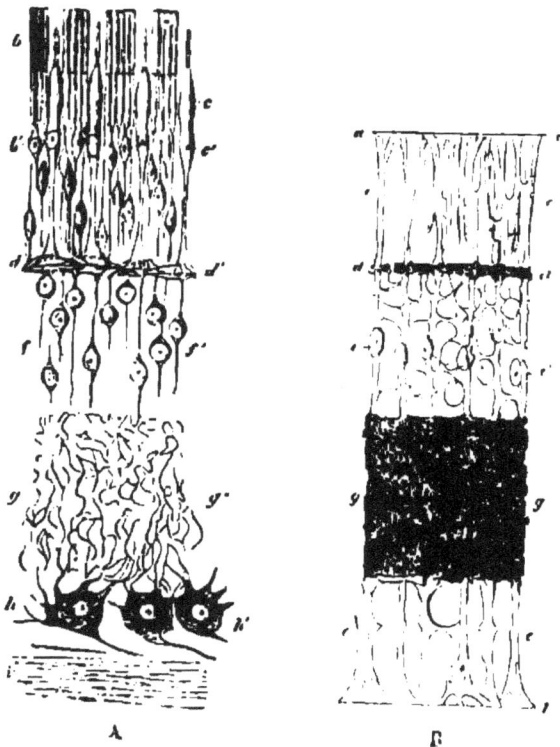

Fig. 63.

Schematische Darstellung der nervösen (*A*) und bindegewebigen (*B*) Bestandtheile der Netzhaut, gesondert von einander dargestellt. *A*. Die nervösen Bestandtheile: *b*, die Stäbchen; *c*, die Zapfen; *b'c'* die äussere Körner - schicht, deren Körner mit den Stäbchen und Zapfen zusammenhängen; *d d'* sehr zarte verflochtene Nervenfasern, von denen feine Nervenfäden, welche die inne- ren Körner, *ff'*, tragen, nach der vorderen Fläche auslaufen; *g g'* die Fortsetzung dieser Nervenfäden, welche gewunden sind und sich mit den Fortsätzen der Ganglienkörperchen, *h h'*, verflechten; *i i* die Ausbreitung der Sehnervenfasern. — *B*. Die bindegewebigen Bestandtheile der Netzhaut: *a a* äussere oder hintere Grenzhaut; *e e* Fasern, welche strahlenartig zur inneren oder vorderen Grenzhaut gehen; *e' e'* Kerne; *d d* die Zwischenkörnerschicht; *g g* feine Körnchenschicht; *l* die vordere Grenzhaut.

15*

dass die Netzhaut gleich einer Haut von grosser Zartheit,
meist gleichmässigem Aussehen und glatter Oberfläche die
hohle Wand der hinteren Halbkugel auskleidet. Nur gerade
in der Mitte der hinteren Wand zeigt sie eine seichte, rundliche Einsenkung von gelblicher Farbe, den gelben Fleck
(*macula lutea*), und nicht weit von diesem, an der inneren, der
Nase zugekehrten Seite des Augapfels sieht man ein Strah-
lenbild, welches den Eintritt des Sehnerven und die Ausbreitung seiner Fasern in der Netzhaut bezeichnet.

3. Ein sehr dünner Schnitt durch die Netzhaut an irgend
einer Stelle ausserhalb des gelben Flecks und des Sehner-
ven-Eintritts kann in die Bestandtheile zerlegt werden,
welche in Fig. 63 gesondert dargestellt sind. Die eine der
beiden Figuren nimmt die ganze Dicke der Netzhaut ein
und stellt ihre wesentlichen oder nervösen Bestandtheile dar.
Das äussere (oder hintere) Viertel, oder vielmehr etwas weniger ihrer Dicke besteht aus einer grossen Menge kleiner
stäbchen- und zapfenförmiger Körperchen, eines neben dem
anderen aufgereiht, senkrecht auf die Fläche der Netzhaut.
Dieses heisst die Stäbchen- und Zapfenschicht (*b c*).
Von den vorderen Enden der Stäbchen und Zapfen gehen
sehr feine Fasern aus, und in jeder derselben ist ein kern-
ähnliches Körperchen (*b'c'*) enthalten, welche einen Theil
der sogenannten äusseren Körnerschicht bilden. Es ist
wahrscheinlich, dass diese Fasern in das dichte Maschenwerk sehr feiner Nervenfasern übergehen, welches man bei
dd' (Fig. 63, *A*) sieht. Von der vorderen Fläche dieses
Maschenwerks entspringen andere Fasern, welche eine zweite
Lage von Körnern enthalten, die innere Körnerschicht
(*ff'*). Vor dieser Schicht ist ein Lager feiner gewundener
Nervenfasern (*g g'*) und vor diesem wiederum sind zahlreiche
Ganglienkörperchen gelagert (*h h'*). Fortsätze dieser Ganglienkörperchen erstrecken sich einerseits in die Schicht der
gewundenen Nervenfasern und stehen andererseits wahr
scheinlich mit dem Lager der Sehnervenfasern in Verbindung.

Diese zarten nervösen Gebilde werden getragen von
einer Art Gitterwerk von Bindegewebe, welches sich von
der inneren oder vorderen Grenzhaut (*l*), welche die

Netzhaut begrenzt und in Berührung mit der Glasflüssigkeit ist, zu einer äusseren oder hinteren Grenzhaut erstreckt, welche an den vorderen Enden der Stäbchen und Zapfen liegt ungefähr an der Linie b'c' der Fig. 63. Das Gitterwerk ist also dünner als die nervösen Bestandtheile der Netzhaut und erstreckt sich nicht zwischen die Stäbchen und Zapfen, welche zwischen ihm und dem Farbstoff der Aderhaut (§ 16) liegen.

Die Fasern des Sehnerven breiten sich zwischen der Grenzhaut (l) und den Ganglienkörperchen (h') aus, und die Gefässe, welche zugleich mit dem Sehnerven eintreten, verästeln sich zwischen der Grenzhaut und der inneren Körnerschicht (ff'). So sind nicht nur die Nervenfasern, sondern auch die Gefässe sämmtlich vor den Stäbchen und Zapfen gelegen.

An dem Eintrittspunkt des Sehnerven selbst sind die Nervenfasern vorherrschend und die Stäbchen und Zapfen fehlen ganz. Im gelben Fleck hingegen sind die Zapfen häufig und dichtgedrängt, sind zugleich hier länger und schmaler, während Stäbchen hier spärlich und nur gegen den Rand des Fleckes hin gefunden werden. Die Schicht der Sehnervenfasern fehlt ganz, und alle anderen Schichten mit Ausnahme der Zapfen werden gegen die Mitte des gelben Fleckes hin ausserordentlich dünn (Fig. 64).

4. Die bedeutungsvollste Eigenschaft der Netzhaut ist ihr Vermögen, die Schwingungen des Aethers, welche den physikalischen Grund des Lichtes ausmachen, in einen Reiz für die Fasern des Sehnerven zu verwandeln, — welche Fasern ihrerseits die Fähigkeit besitzen, wenn sie erregt werden, im Gehirn oder vermittelst des Gehirnes die Empfindung von Licht zu erwecken. Es muss aber festgehalten werden, dass die Lichtempfindung das Werk des Gehirnes und nicht der Netzhaut ist; denn selbst wenn das Auge ausgenommen ist, wird ein Schlag, ein elektrischer Strom oder jeder andere, auf den Sehnerven ausgeübte Reiz immer noch eine Lichtempfindung erregen, weil er die Fasern des Sehnerven in Thätigkeit versetzt und die Thätigkeit derselben, einerlei wie sie zu Stande kommt, bringt stets im Gehirn

gewisse Veränderungen hervor, welche Lichtempfindungen zur Folge haben.

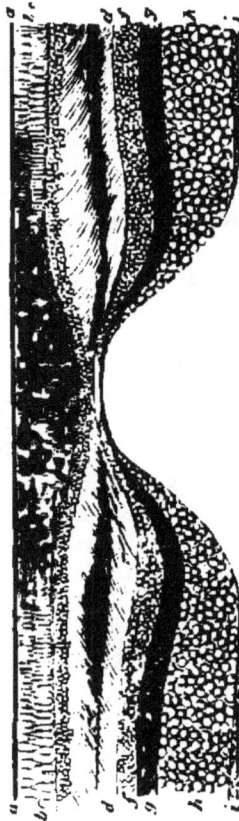

Fig. 64.

Schematischer Durchschnitt der Netzhaut in der Gegend des gelben Fleckes. — *aa*, der Farbstoff der Aderhaut; *bc*, Stäbchen und Zapfen; *dd*, äussere Körnerschicht; *ff*, innere Körnerschicht: *gg*. feine Körnchenschicht; *hh*, Ganglienkörperschicht; *ii*. Fasern des Sehnerven.

Vergrösserung etwa 60 mal.

Licht, welches auf den Sehnerven selbst fällt, kann ihn nicht erregen; denn die Fasern des Sehnerven sind an und für sich ebenso blind wie jeder andere Körpertheil. Aber gerade wie die feinen Fasern der Ampullen, die Gehörsteinchen im Vorhofsäckchen oder die Corti'schen Fasern der Schnecke Vorrichtungen sind, um die zarten Schwingungen der inneren und äusseren Flüssigkeit in die Gehörnerven erregende Eindrücke zu verwandeln (s. VIII. Vorles.), so scheinen auch ·die Anordnungen im Gewebe der Netzhaut darauf angelegt, die unendlich viel zarteren Stösse des lichttragenden Aethers in Reize für den Sehnerven umzusetzen.

5. Der Grad der Empfindlichkeit für das Licht an den verschiedenen Theilen der Netzhaut ist sehr ungleich. Der Punkt, wo der Sehnerv eintritt, ist vollkommen blind, was sich durch einen sehr einfachen Versuch beweisen lässt. Man schliesse das linke Auge und blicke mit dem rechten unverrückt auf folgendes Kreuz, indem man das Buch zehn bis zwölf Zoll weit von sich entfernt hält.

✠   ●

Der schwarze Punkt wird dann ebenso deutlich gesehen werden als das Kreuz. Nun nähere man das Buch langsam dem Auge, das unverrückt auf das Kreuz gerichtet bleiben muss; an einer bestimmten Stelle wird der schwarze Punkt verschwinden, aber wenn das Buch näher an das Auge gebracht wird, kommt er wieder zur Ansicht. Es folgt aus optischen Prinzipien, dass in der ersten Stellung des Buches das Bild des Punktes zwischen das des Kreuzes (welches durchweg gerade auf dem gelben Fleck der Netzhaut liegt) und den Eintritt· des Sehnerven fällt, während es in der zweiten Stellung auf den Eintritt des Sehnerven selbst fällt und in der dritten nach innen von diesem Punkt. So lange das Bild des schwarzen Punktes auf dem Eintrittspunkte des Sehnerven liegt, wird es nicht wahrgenommen, und daher wird diese Stelle der Netzhaut der blinde Fleck genannt.

6. Der Eindruck, welchen Licht auf die Netzhaut ausübt, besteht nicht nur während der ganzen Dauer des ihn erregenden Lichtes, sondern er hat noch ausserdem eine gewisse eigene Zeitdauer, wie kurz auch immer die Zeit gewesen sein mag, welche das Licht selbst gedauert hat. Ein Blitz ist in der Wirklichkeit im Nu vorüber, aber die durch den Blitz hervorgerufene Lichtempfindung hat eine zu berechnende Zeitdauer. In der That ist festgestellt worden,

dass ein Lichteindruck ungefähr während des achten Theiles einer Secunde andauert; woraus folgt, dass zwei Lichteindrücke, die durch einen geringeren Zeitraum getrennt sind, nicht mehr von einander unterschieden werden.

Aus diesem Grund erscheint eine schnell mit der Hand im Kreise geschwungene glühende Kohle wie ein feuriger Kreis; und die Speichen eines dahineilenden Wagenrades sind nicht einzeln sichtbar, sondern erscheinen wie eine durchscheinende, innerhalb der Radschiene ausgespannte Haut.

7. Die Erregbarkeit der Netzhaut wird leicht erschöpft. Sieht man also in ein helles Licht, so wird der Theil der Netzhaut, welchen das Licht trifft, schnell unempfindlich, und sieht man dann von dem hellen Licht auf eine schwach beleuchtete Fläche, so erscheint in dem Sehfeld ein schwarzer Fleck, der von einer zeitweiligen Blindheit der Netzhaut an jener Stelle herrührt. Wenn das helle Licht eine Farbe hat, wird die Stelle der Netzhaut, auf welche es fällt, unempfindlich für Strahlen dieser Farbe, aber nicht für die anderen Strahlen des Spektrums. Dies liefert die Erklärung für die Erscheinung der sogenannten Complementär- oder Ergänzungs-Farben. Klebt man z. B. eine hellrothe Oblate auf ein Blatt weisses Papier und blickt mit einem Auge eine Zeit lang unverrückt auf die Oblate, so wird bei einer seitlichen Wendung des Blickes auf dem weissen Papier ein grünlicher Fleck von der Grösse und der Form der Oblate erscheinen. Das rothe Bild hat in der That die Stelle der Netzhaut, auf welche es fiel, für rothes Licht abgestumpft, aber für die übrigen Farbenstrahlen, aus welchen das weisse Licht zusammengesetzt ist, empfindlich gelassen. Wenn nun weisses Licht auf diese Stelle fällt, so haben die rothen Strahlen im weissen Licht keine Wirkung und das Ergebniss des Eindruckes der anderen ist ein grünlicher Schimmer. Ist die Oblate grün so ist das Complementärbild, wie es genannt wird, roth.

8. Bei einigen Personen scheint die Netzhaut durch die Lichtstrahlen ganz verschiedener Farben oder selbst aller Farben stets in einer und derselben Weise erregt zu werden.

Solche farbenblinden Menschen sind nicht im Stande, Früchte und Blätter an einem Kirschbaum durch die Farbe zu unterscheiden und sehen auch keinen Unterschied zwischen blauem und gelbem Tuch.

Diese Eigenthümlichkeit, welche für die meisten Betroffenen nur ein Missgeschick ist, aber gefährlich werden dürfte, wenn Eisenbahnwärter oder Seeleute, ohne es zu wissen, damit behaftet sind, kann entweder von einem Fehler in der Netzhaut herrühren, welcher dieselbe unfähig macht, durch verschiedene Arten von Lichtschwingungen erregt zu werden, oder die Folge irgend einer ungewöhnlichen Absorptionskraft der Flüssigkeiten des Auges sein.

9. Lichtempfindungen können auch durch andere Ursachen als das Eindringen der Schwingungen des leuchtenden Aethers auf die Netzhaut erregt werden. So verursacht ein durch das Auge geführter elektrischer Schlag einen scheinbaren Blitz; und ein Druck auf irgend einen Theil der Netzhaut bringt ein leuchtendes Bild hervor, welches so lange anhält als der Druck und welches ein Phosphen genannt wird. Drückt man mit dem Finger auf die Aussenseite des Augapfels, so nimmt man ein leuchtendes Bild wahr, — welches bei mir dunkel in der Mitte ist und einen hellen Ring im Umkreis hat (Newton beschreibt es wie „das Auge" in einem Pfauschwanz) — und dieses Bild bleibt so lange, als der Druck fortgesetzt wird. Die meisten Menschen haben auch schon an sich das merkwürdige Abspielen eines subjectiven Feuerwerkes erfahren, als Folge eines starken Schlages auf die Augen, welcher endweder durch einen Fall vom Pferde verursacht oder nach irgend einer anderen, der (englischen) Jugend wohlbekannten Methode ausgeführt sein mag.

Es ist indessen fraglich, ob diese Wirkungen von Druck oder Stoss wirklich durch eine Erregung der Netzhaut selbst entstehen, oder ob sie nicht vielmehr nur das Ergebniss der den Fasern des Sehnerven angethanen Gewalt, abgesehen von der Netzhaut, sind.

10. Der letzte Paragraph führt eine Unterscheidung an zwischen den „Fasern des Sehnerven" und der „Netzhaut",

welche nicht vorausgesetzt worden sein mag, aber doch von
grosser Wichtigkeit ist.

Wir haben gesehen, dass die Fasern des Sehnerven in
dem innern Viertel der Dicke der Netzhaut sich verästeln,
während die Schicht der Stäbchen und Zapfen ihr äusseres
Viertel ausmacht. Das Licht muss daher zuerst auf die
Fasern des Sehnerven fallen und erst nach Durchschreitung
derselben kann es die Stäbchen und Zapfen erreichen.
Wenn folglich die Fasern des Sehnerven selbst fähig sind,
durch Licht erregt zu werden, können die Stäbchen und
Zapfen nur eine Art optischer Ergänzungs-Apparat sein.
Aber in der That sind es gerade die Stäbchen und Zapfen,
welche durch Licht erregt werden, während die Fasern des
Sehnerven selbst unempfindlich dafür sind. Der Beweis für
diese Behauptung liegt in Folgendem : —

a) Der blinde Fleck ist voller Nervenfasern, aber er enthält keine Stäbchen oder Zapfen.

b) Der gelbe Fleck, wo die schärfste Sehkraft liegt, ist
voll dicht aneinander sitzender Zapfen, hat aber keine
Nervenfasern.

c) Wenn man mit einem einzigen kleinen aber hellen
Kerzenlicht in ein dunkles Zimmer geht und, auf eine dunkle
Wand blickend, das Licht dicht vor der äusseren Seite des
einen Auges auf und nieder bewegt, so dass die Strahlen ganz
schräg ins Auge fallen können, wird man die sogenannte Pur-
kinje'sche Figur sehen. Dies ist eine Erscheinung einer
Reihe wie Zweige auseinander laufender rother Linien auf
einem dunklen Grunde und in dem Zwischenraum von zweien
dieser Linien eine Art napfförmiger Scheibe. Die rothen
Linien sind die Blutgefässe der Netzhaut und die Scheibe
ist der gelbe Fleck. Wird das Licht auf und nieder bewegt,
so verändern die rothen Linien ihren Platz, ebenso wie
Schatten es thun, wenn das Licht, welches sie wirft, seinen
Platz verändert.

Da nun das Licht auf die innere Fläche der Netzhaut
fällt und die Bilder der Gefässe, welche es entstehen lässt,
bei der Bewegung des Lichtes ihren Platz wechseln, so muss
das, was diese Bilder wahrnimmt, nothwendig auf der andern

oder äusseren Seite der Gefässe liegen. Aber die Fasern des
Sehnerven liegen zwischen den Gefässen und die einzigen
Gewebetheile der Netzhaut, welche nach aussen oder nach
hinten von derselben liegen. sind die Körner-Schichten und
die Zapfen und Stäbchen.

d) Gerade wie es bei der Haut eine Schranke des Raumes
giebt, innerhalb deren zwei Punkte nur e i n e n Eindruck
verursachen, so giebt es hier eine kleinste Entfernung, durch
welche zwei auf die Netzhaut fallende Lichtpunkte getrennt
sein müssen, um noch als zwei Punkte zu erscheinen. Und
diese Entfernung entspricht ziemlich genau dem Durchmesser
der Zapfen.

11. Die physikalische Ursache der Gesichtsempfindungen
ist das L i c h t, nach der jetzigen Auffassung eine sehr dünne
Flüssigkeit, der Aether, welche in einer eigenen Weise
schwingt. Seine Eigenschaften, sowie die Grundlehren der
Optik sind Gegenstand einer anderen Wissenschaft. Hier ist
es nur nothwendig, auf einige Thatsachen aufmerksam zu
machen, von denen sich Jeder durch einfache Versuche überzeugen kann. Ein gewöhnliches Brillenglas ist ein durch-
sichtiger Körper, dichter als die Luft und convex, d. h. rund-
erhaben gewölbt auf beiden Seiten. Hält man eine solche
L i n s e in einem dunklen Zimmer in einer gewissen Entfernung von einem Vorhang oder einer Wand und stellt
hinter dieselbe ein Licht, so wird es leicht sein, die Entfernung zwischen Licht, Linse und Wand so einzurichten,
dass ein Bild der Flamme durch die Linse auf die Wand
geworfen wird. Dieses Bild ist verkehrt.

12. Der Punkt, in welchem das Bild entsteht, heisst ein
B r e n n p u n k t *(focus).* Wird das Licht nun näher an die
Linse gebracht, so wird das Bild an der Wand grösser, aber
verwaschen und trübe werden; es erhält jedoch seine Hellig-
keit und Schärfe wieder, wenn man die Linse mehr
von der Wand entfernt. Wenn bei der jetzigen Stellung
der Linse das Licht weiter von der Linse entfernt wird,
wird das Bild wieder undeutlich, und die Linse muss der
Wand näher gebracht werden, um seine Klarheit wieder
herzustellen.

So liefert also eine convexe Linse ein deutliches Bild von
leuchtenden Gegenständen, aber nur in ihrem Brennpunkt;
und jener Brennpunkt liegt um so näher, je ferner der Gegenstand von der Linse absteht, und um so ferner, je näher der
Gegenstand rückt.

13. Wenn man indessen das Licht unbewegt lässt, und
eine Linse mit stärker gekrümmten Flächen an die Stelle der
ersten setzt, so wird das Bild wieder trübe, und die Linse
muss näher an die Wand gerückt werden, um ihm Klarheit
zu geben. Setzt man hingegen eine schwächer convexe
Linse für die erste ein, so muss sie weiter von der Wand
abgerückt werden, um denselben Zweck zu erreichen.

Mit anderen Worten: je stärker convex die Linse, desto
näher liegt unter sonst gleichen Verhältnissen ihr Brennpunkt, je schwächer convex, desto ferner der Brennpunkt.

Wäre die Linse elastisch, so würde das Auseinander-
ziehen der Ränder sie flacher machen und dadurch ihren
Brennpunkt entfernen, während sie beim Loslassen wieder
stärker convex und ihr Brennpunkt näher gerückt würde.

Wenn ein Stoff, der stärker strahlenbrechend ist als das
Medium, in welchem er sich befindet, eine convexe Oberfläche hat, so veranlasst er die Lichtstrahlen, welche durch
jenes schwächer strahlenbrechende Medium auf seine Oberfläche fallen, gegen einen Brennpunkt zusammenzulaufen.
Fügt man in eine Schachtel auf einer Seite ein Uhrglas ein
und füllt dann die Schachtel mit Wasser, so kann ein Licht
ausserhalb des Uhrglases in solcher Entfernung aufgestellt
werden, dass ein Bild der Flamme auf die gegenüber-
liegende Wand der Schachtel fällt. Wenn unter diesen Umständen eine doppelt convexe Linse im Wasser auf dem
Weg der Lichtstrahlen angebracht wird, so werden durch
ihre Vermittlung (obgleich sie im Wasser schwächer als in
der Luft wirkt) die Strahlen früher in einen Brennpunkt
gebracht, weil Glas stärker lichtbrechend ist als Wasser.

Eine Camera obscura (dunkle Kammer) ist ein
Kasten, auf dessen einer Seite eine Linse zum Hin- und Herschieben eingefügt ist, so dass deutliche Bilder von Gegenständen aus verschiedener Entfernung auf einen Vorhang

an der hinteren Wand des Kastens geworfen werden. Die
Einrichtung, die wir eben beschrieben haben, dürfte also
eine Wasser-Kammer genannt werden.

14. Die Vermittlungsorgane, mit Hilfe welcher die physikalische Ursache der Gesichtsempfindung, das Licht, in den
Stand gesetzt wird, auf die Ausbreitung des Sehnerven einzuwirken, umfassen dreierlei Apparate: *a)* eine „Wasser-
kammer", den Augapfel; *b)* Muskeln zur Bewegung des
Augapfels; *c)* Organe zum Schutz für den Augapfel, als da
sind die Augenlider mit ihren Wimpern, Drüsen und Muskeln, die Bindehaut *(conjunctiva)*, und die Thränendrüsen
mit den Thränengängen.

Der Augapfel besteht in erster Linie aus einem zähen,
festen kugelförmigen Gehäuse von Bindegewebe, dessen
grösserer Theil weiss und undurchsichtig ist und die weisse
Haut *(sclerotica* oder *sclera*, s. *scl.* Fig. 65) genannt wird. An
der Vorderseite hingegen wird diese Faserkapsel des Auges,
ohne jedoch ihren wesentlichen Charakter zu verändern, durchsichtig und erhält den Namen Hornhaut *(cornea*, s. *Cn.* Fig.
65). Der Hornhaut-Theil des Augapfel-Gehäuses ist stärker
convex als der Theil mit der weissen Haut. Die Form des
ganzen Augapfels ist daher so beschaffen, als ob man von
der Vorderseite einer Kugel mit dem Durchmesser der weissen Haut ein Stück abgeschnitten und die Lücke durch ein
Stück von einer kleineren, und folglich stärker convexen
Kugel ausgefüllt hätte.

15. Das aus der Hornhaut und der weissen Haut zusammengesetzte Gehäuse des Augapfels wird prall erhalten durch
die sogenannten Flüssigkeiten oder Feuchtigkeiten,
wässrige oder halbflüssige Substanzen, von denen die eine,
die wässrige Feuchtigkeit, die Hornhaut-Kammer des
Auges und die andre, der Glaskörper oder Glasflüssigkeit, die Kammer der weissen Haut ausfüllt.

Die beiden Feuchtigkeiten werden aber getrennt durch
die sehr schöne, durchsichtige, doppelt convexe Krystalllinse *(Cry.* Fig. 65), welche dichter und stärker lichtbrechend
ist als beide Feuchtigkeiten. Die Krystalllinse besteht aus
Fasern von etwas verwickelter Anordnung und ist in hohem

Grade elastisch. Sie ist nach hinten stärker convex als nach
vorne, und wird an ihrer Stelle durch eine zarte, aber gleichzeitig starke und elastische Hautbildung, das Aufhänge-
Band, festgehalten, welches von den Rändern der Linse bis

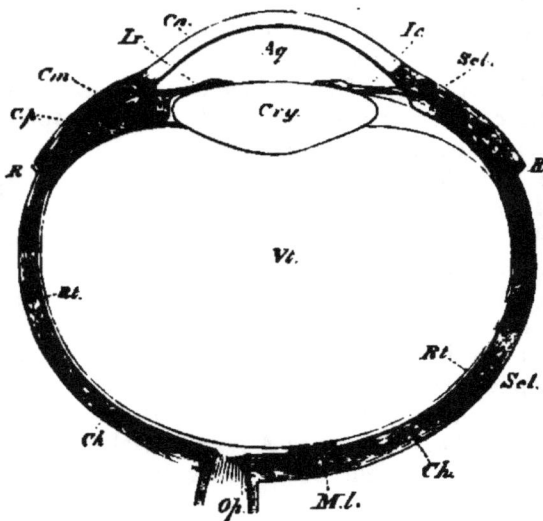

Fig. 65.

Wagerechter Durchschnitt durch den Augapfel. — *Scl.* Die weisse
Haut: *Cn.* die Hornhaut; *R.* die Ansätze der Sehnen der geraden Augenmuskeln;
Ch. die Aderhaut; *C. p.* die Ciliarfortsätze; *Cm.* der Ciliarmuskel; *Ir.* die Regenbogenhaut; *Aq.* die wässerige Feuchtigkeit; *Cry.* die Krystalllinse; *Vt.* der Glaskörper; *Rt.* die Netzhaut; *Op.* der Sehnerv; *M. l.* der gelbe Fleck. — Der Schnitt
ist an der linken Seite durch einen Ciliarfortsatz, an der rechten Seite zwischen
zwei Ciliarfortsätzen durchgeführt worden.

an die sogenannten Ciliarfortsätze (*c. p.* Fig. 65) der
Aderhaut reicht.

16. Diese Aderhaut (*chorioides* oder *chorioidea* s. Fig.
65 *Ch.*) ist eine sehr gefässreiche Haut, welche nach aussen
dicht an der weissen Haut anliegt, und nach innen mit einer
Schichte kleiner vieleckiger, mit Farbstoff angefüllter Körperchen, den Pigmentzellen, überzogen ist. Diese Pigmentzellen werden von dem Glaskörper nur durch die Netz-

haut getrennt, deren Zapfen und Stäbchen mit ihnen in unmittelbarer Berührung stehen. Die Aderhaut bedeckt die gesammte weisse Haut ausser an der Stelle, wo der Sehnerv eintritt, unter- und innerhalb des hinteren Mittelpunktes des Auges; aber wo sie den Vordertheil der weissen Haut erreicht, erhebt sich ihre innere Oberfläche in eine Anzahl länglicher Streifen mit dazwischenliegenden Senkungen, welche nach innen und nach vorne abgerundete Enden haben, aber nach aussen in die Regenbogenhaut übergehen. Diese Streifen heissen die Ciliarfortsätze (C. p. Fig. 65).

17. Die Regenbogenhaut (iris, Ir. Fig. 65) selbst ist, wie schon gesagt worden, ein Vorhang mit einem runden Loch in der Mitte, und mit runden und strahlenförmigen ungestreiften Muskelfasern versehen; mit Hilfe dieser Muskelfasern, die sich, abweichend von dem Verhalten anderer glatter Muskelfasern, ausserordentlich schnell zusammenziehen, kann sie ihre mittlere Oeffnung erweitern und verengern. Wo sich die Hornhaut mit der weissen Haut vereinigt, sind die Ränder der Regenbogenhaut mit der Kapsel des Auges durch Bindegewebe eng verbunden, welches einen Theil des sogenannten Ciliarbandes ausmacht. Glatte Muskelfasern, an der Vorderseite ebendaselbst befestigt, breiten sich nach hinten bis zur äusseren Fläche der Aderhaut aus und bilden den Ciliarmuskel (Cm. Fig. 65). Es ist klar, dass diese Muskelfasern, wenn sie sich zusammenziehen, die Aderhaut nach vorne ziehen; und da das Aufhängeband der Linse mit den Ciliarfortsätzen (welche einfach die vordere Endigung der Aderhaut bilden) verbunden ist, so kommt dieses Vorwärtsziehen der Aderhaut einem Nachlassen der Spannung in dem Aufhängeband gleich, welches, wie schon gesagt, ebenso wie die Linse selbst, in hohem Grade elastisch ist.

Die Regenbogenhaut hängt nicht senkrecht in dem Raum zwischen der vorderen Fläche der Krystalllinse und der hintern Wand der Hornhaut, welcher mit der wässrigen Feuchtigkeit angefüllt ist; sie legt sich vielmehr so dicht an die Vorderseite der Linse an, dass kaum ein Raum zwischen beiden bleibt (s. Fig. 65, 66).

18. Der Augapfel, dessen wichtigste Bestandtheile nun

beschrieben worden sind, ist im Grunde auch eine Kammer
von der oben beschriebenen Art: — eine Wasserkammer.
Die weisse Haut in ihrer Wölbung vertritt, so zu sagen, die
Schachtel, die Hornhaut das Uhrglas; die wässrige Feuchtigkeit und der Glaskörper entsprechen dem Wasser, womit
wir die Schachtel gefüllt hatten, und die Krystalllinse unsrer
eingesetzten Glaslinse. Der hinteren Wand der Schachtel
entspricht hier die Netzhaut.

Aber in einer gewöhnlichen Camera obscura ist es wünschenswerth, eine Scheidewand (eine undurchsichtige Platte
mit einem Loch in der Mitte) auf dem Wege der Strahlen zu
haben, einmal um das Licht zu mildern und dann besonders,
um die Randstrahlen abzuschneiden, welche in Folge gewisser optischer Eigenschaften kugelförmiger Flächen in dem
im Brennpunkt erzeugten Bilde Fehler verursachen.

In dem Auge tritt an die Stelle dieser Scheidewand die
Regenbogenhaut, welche den besondern Vortheil gewährt,
sich selbst regeln zu können, indem sie ihre Oeffnung erweitert und mehr Licht einlässt, wenn das Licht schwach ist;
hingegen bei starker Beleuchtung die Oeffnung verengert
und weniger Licht einlässt.

19. Die nach obiger Beschreibung eingerichtete Wasser-
kammer hat noch den Fehler, dass sie keine Vorrichtung
besitzt, um den Brennpunkt den verschiednen Entfernungen
der Gegenstände anzupassen. Ist die Schachtel so eingerichtet, dass die hintere Wand, auf welche das Bild geworfen
wird, deutliche Bilder von sehr entfernten Gegenständen
empfängt, so fallen die von nahen undeutlich aus. Und ist sie
wiederum für die Aufnahme der Bilder naher Gegenstände
in einer gegebenen Entfernung eingerichtet, so müssen die
noch näheren sowohl, als die entfernteren Gegenstände ver-
wischt und undeutlich zur Ansicht gelangen. In der gewöhnlichen Camera obscura wird diese Schwierigkeit durch Hin-
und Herschieben der Linse überwunden, welches Verfahren
jedoch bei unsrer Wasserkammer nicht anwendbar ist. Aber
es giebt unter vielen ein zweifelloses Mittel, durch welches
diese Anpassung bewirkt werden kann, nämlich durch Wechseln der Glaslinse: indem man eine schwächer convexe einsetzt,

wenn entferntere Gegenstände ein Bild werfen, und eine stärker convexe, sobald die Bilder von näheren Gegenständen auf der hinteren Wand der Schachtel erscheinen sollen.

Indessen würde es auf dasselbe hinaus kommen und bei Weitem bequemer sein, wenn wir, anstatt die Linse zu vertauschen, bei einer und derselben Linse die Convexität verändern könnten. Dies ist es in der That, was bei der Anpassung des Auges auf verschiedene Entfernung geschieht.

20. Folgende ist die einfachste Art eines Versuches, um sich die Anpassung des Auges zu vergegenwärtigen. Man steckt zwei starke Nadeln aufrecht auf ein grades Stück Holz und zwar annähernd, aber nicht ganz genau, in einer geraden Linie mit dem Augenmittelpunkt, so dass, wenn man das Auge an das eine Ende des Holzstückes legt, die eine Nadel *a* ungefähr sechs Zoll weit und die andere *b* etwas seitwärts von ersterer, etwa zwölf Zoll weit zur Ansicht gelangt.

Richtet man nun den Blick auf die Nadel *b*, so wird man dieselbe ohne die geringste Anstrengung sehr deutlich sehen, aber das Bild von *a* ist undeutlich und mehr oder weniger verbreitert. Jetzt versuche man dieses undeutliche Bild der Nadel *a* deutlich zu machen. Man wird leicht genug im Stande sein, dies zu thun, aber nicht ohne gleichzeitig eine gewisse Ermüdung zu empfinden. Und ferner wird in demselben Verhältniss -wie *a* deutlich wird, *b* undeutlich werden. Auch wird man mit der grössten Anstrengung niemals zu gleicher Zeit *a* und *b* deutlich und klar sehen können.

21. Die vielfachsten Erklärungen sind schon für dieses merkwürdige Anpassungsvermögen gegeben worden, aber erst seit einigen Jahren ist die Aufgabe gelöst worden durch eine genaue Bestimmung der Natur der Veränderungen, welche im Auge die Thätigkeit dieser Kraft begleiten. Wenn die Flamme einer Wachskerze etwas auf einer Seite und nahe vor das Auge einer Person gehalten wird, und man von einem geeigneten Punkt dieser Person in's Auge blickt, so sieht man drei Bilder von der Flamme, zwei aufrecht und eins verkehrt. Das eine aufrechte Bild wird von der Vorder-

seite der Hornhaut zurückgeworfen, welche wie ein convexer
Spiegel wirkt; das zweite rührt von der ebenso wirkenden
vorderen Fläche der Krystalllinse her; während das ver-
kehrte Bild von der hinteren Fläche der Krystalllinse hervorgebracht wird, die nach hinten convex, nach vorne also
concav ist, weshalb sie wie ein concaver Spiegel wirkt.

Nehmen wir an, das Auge würde auf einen entfernten
Gegenstand gerichtet und dann auf einen näheren in derselben
Gesichtslinie liegenden, während die Stellung des Augapfels
unverändert bleibt. In diesem Falle bleibt das von der Oberfläche der Hornhaut reflectirte aufrechte Bild und das ver-
kehrte Bild von der Rückseite der Linse unverändert, obgleich
es nachweisbar ist, dass ihre Grösse und scheinbare Lage sich
verändern müssen, wenn entweder die Hornhaut oder die

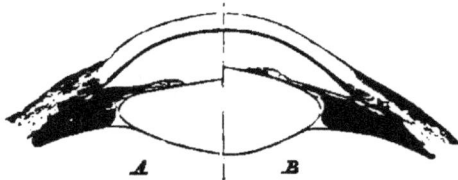

Fig. 66.

**Stellt die Veränderung in der Form der Linse bei der Anpassung
dar.** *A.* Anpassung für entfernte, *B* für nahe Gegenstände.

Rückseite der Linse ihre Form oder ihre Lage verändert;
aber das zweite aufrechte Bild, das von der Vorderfläche
der Linse entworfene, verändert sich sowohl in der Grösse
als in seiner Lage und zwar in einer Weise, welche
beweist, dass die Vorderfläche der Linse stärker convex
geworden ist. Die Veränderung in der Form der Linse ist
in der That eine solche, wie sie Fig. 66 zeigt.

Das ist es, was man als festgestellte Thatsache bezüglich
der Anpassung betrachten kann, mit welcher alle Erklärungen dieses Vorganges übereinstimmen müssen. Dieselben
schliessen ohne Weiteres folgende Annahmen aus: 1) dass
die Anpassung das Ergebniss der Zusammendrückung des
Augapfels durch seine Muskeln sei, — durch welche eine

Veränderung in der Form der Hornhaut verursacht würde; 2) dass die Anpassung durch eine Verschiebung der Linse im Ganzen bewirkt würde, — da ihre hintere Fläche sich doch gar nicht bewegt; 3) dass sie durch einen Druck der Regenbogenhaut auf die Vorderfläche der Linse zu Stande käme, — wobei wieder die hintere Fläche der Linse nicht unbewegt bleiben würde. Diese letzte Annahme wird ferner dadurch entkräftet, dass die Anpassung ebenso gut stattfindet, wo die Regenbogenhaut gänzlich fehlt.

Es bleibt eine andere Erklärung übrig, welche aller Wahrscheinlichkeit nach die richtige ist, obgleich sie noch allerlei Schwierigkeiten darbietet. Die Linse, die selbst sehr elastisch ist, wird gewöhnlich durch ihr elastisches Aufhängeband in einem Zustande der Spannung erhalten und hat folglich eine flachere Form, als wenn sie sich selbst überlassen bliebe. Wenn der Ciliarmuskel sich zusammenzieht, muss, wie wir gesehen haben, jenes Band nachgeben, und dadurch die elastische Anspannung der Linse sich verringern. Die Linse wird in Folge dessen stärker convex, nimmt aber ihre erste Gestalt wieder an, sobald die Zusammenziehung des Ciliarmuskels aufhört und die Aderhaut in ihre gewöhnliche Lage zurückkehren lässt.

Wenn dies die richtige Erklärung der Anpassung ist, so muss das Gefühl von Anstrengung, welches wir bei der Anpassung für die Nähe haben, von der Zusammenziehung des Ciliarmuskels herrühren.

22. Immerhin kann die Anpassung nur innerhalb gewisser Grenzen stattfinden, welche bei verschiedenen Personen in hohem Grade verschieden sein können. In der Regel wird kein Gegenstand ohne Anstrengung deutlich gesehen, der nicht mindestens acht Zoll weit vom Auge absteht.

Aber bei vielen Personen ist von der Geburt an die Oberfläche der Hornhaut stärker gekrümmt als gewöhnlich, oder das Strahlenbrechungsvermögen im Auge auf irgend eine andere Weise erhöht; während mit zunehmendem Alter sehr häufig die Hornhaut flacher wird. Im ersten Falle werden Gegenstände in der gewöhnlichen Enterfung nur undeutlich gesehen, weil ihre Bilder nicht auf, sondern vor die Netz-

16*

haut fallen; während im zweiten Fall Undeutlichkeit dadurch
erfolgt, dass die Lichtstrahlen auf die Netzhaut fallen, bevor
sie in einem Brennpunkt zusammengehen. Dem Fehler der
ersteren, der kurzsichtigen Leute, wird durch das Tragen
concâver Gläser, welche die Strahlen auseinandergehen
lassen, abgeholfen, dem der letzteren, der Weitsichtigen,
durch convexe Gläser, welche die Strahlen zum Zusammen-
laufen zwingen.

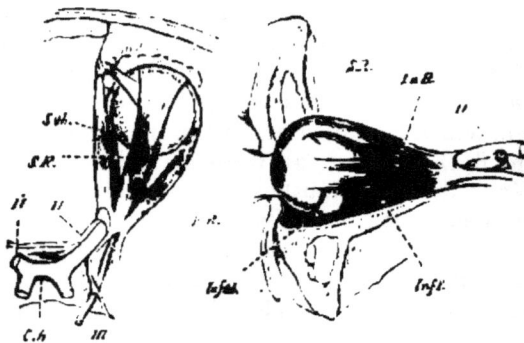

Fig. 67.

**Die Muskeln des Augapfels von oben und von der Aussenseite
gesehen.** *S. R.* der obere gerade; *Inf. R.* der untere gerade; *E. R.* der äussere
gerade; *In. R.* der innere gerade; *S. Ob.* der obere schräge; *Inf. Ob.* der untere
schräge. *Ch.* das Chiasma der Sehnerven (*II*); *III.* der dritte Hirnnerv, welcher
alle Augenmuskeln mit Ausnahme des oberen schrägen und des äusseren geraden
versorgt.

23. Die Muskeln, welche den Augapfel bewegen, sind
sechs an der Zahl: vier gerade Muskeln (*mm. recti*) und
zwei schiefe Muskeln (*mm. obliqui*). Die geraden Muskeln
sind an der hinteren Wand der Augenhöhle, rund um die
Ränder des Loches, wo der Sehnerv eintritt, befestigt und
laufen in gerader Richtung nach vorne bis an ihre Ansatzstellen in der weissen Haut, — einer, der obere gerade
Muskel, in der Mittellinie oben, einer, der untere,
ersterem gegenüber unten, und einer auf jeder Seite gerade
in der Mitte zwischen den beiden ersteren, der äussere und

der innere gerade Muskel. Der Augapfel ist hinten und an den Seiten vollständig in Fettmasse gebettet und diese Muskeln wälzen ihn wie auf einem Polster herum: der obere gerade zieht die Axe des Auges hinauf, der untere hinunter, der äussere nach aussen, der innere einwärts.

Die beiden schiefen Muskeln sind beide an der äusseren Seite des Augapfels befestigt und weit hinter seinem Mittelpunkt; sie ziehen ihn beide von dem Befestigungspunkt in der Richtung nach der inneren Wand der Augenhöhle: — der untere, weil er hier entspringt, der obere, obgleich wie die geraden von hinten aus der Augenhöhle kommend und nach vorne zu laufend, weil er an der oberen und inneren Ecke der Augenhöhle sehnig geworden, durch eine rollenartige Sehnenschlinge läuft und sich dann nach unten und auswärts zur Einfügungsstelle wendet. Die Thätigkeit der schiefen Muskeln ist etwas verwickelt, aber ihre allgemeine Bestimmung ist es, den Augapfel um seine Axe zu drehen und ein wenig vorwärts oder einwärts zu ziehen.

24. Die Augenlider sind Hautfalten, welche dünne Knorpelplättchen enthalten, an ihren Rändern mit Haaren, den Augenwimpern, befranst und mit einer Reihe kleiner Drüsen, den Meibom'schen Drüsen, versehen sind. Im Kreis gelagerte Fasern quergestreifter Muskeln liegen unter der Oberhaut der Augenlider und bilden den Kreismuskel, welcher sie schliesst. Das obere Augenlid wird durch einen besonderen Muskel erhoben, durch den Hebemuskel des oberen Lids, welcher im Hintergrund der Augenhöhle entspringt und nach vorne läuft, um in dem Lid zu enden.

Das untere Augenlid hat keinen besonderen Niederziehmuskel.

25. An dem Rande der Augenlider setzt sich die Oberhaut in eine zarte gefäss- und sehr nervenreiche Schleimhaut, die Bindehaut, fort, welche das Innere der Augenlider und die Vorderseite des Augapfels bekleidet, und deren Epithelschicht sich sogar über die Hornhaut erstreckt. Die zahlreichen kleinen Ausführungsgänge einer Drüse, welche in der Augenhöhle an der äusseren Seite des Augapfels liegt,

(s. Fig. 68.) der Thränendrüse, ergiessen beständig ihre wässrige Absonderung in den Zwischenraum zwischen dem das obere Lid bekleidenden und dem den Augapfel bedeckenden Theil der Bindehaut. An der inneren Seite des Auges sitzt eine röthliche Falte, die Thränenkarunkel,

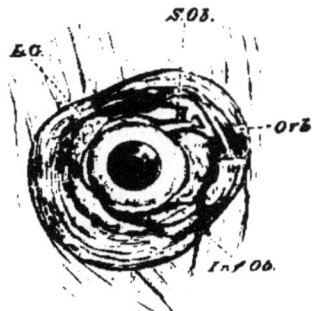

Fig. 68.

Vorderansicht des Auges nach Abtragung der Oberhaut der Augenlider. *Orb.* Kreismuskel der Augenlider; *S.Ob.* der obere schräge Augenmuskel mit seiner Rolle; Inf. *Ob.* der untere schräge Augenmuskel; *L.G.* die Thränendrüse.

eine Art Ansatz zu einem dritten Augenlid, wie es bei vielen Thieren gefunden wird. Oben und unten zeigt

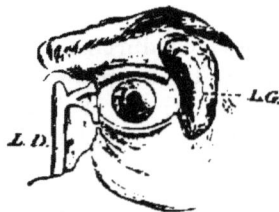

Fig. 69.

Vorderansicht des Auges mit den Augenlidern. *L.G.* die Thränendrüse; *L.D.* Der Thränengang.

jedes Augenlid noch eine kleine Oeffnung, den Thränenpunkt, als Mündung eines kleinen Kanals. Die Kanäle von oben und von unten laufen zusammen und öffnen sich in den Thränensack, dem oberen blinden Ende des Thränenganges (L. D. Fig. 69), welcher von der Augenhöhle nach der Nase herunter führt und sich unterhalb der unteren Muschel öffnet (s. Fig. 34. h). Durch dieses Kanalsystem setzt sich die Bindehaut in die Nasenschleimhaut fort und wird die Absonderung des Thränenorgans gewöhnlich ebenso schnell fortgeführt, als sie entsteht.

Aber unter gewissen Umständen, wenn die Bindehaut etwa durch stechende Dämpfe gereizt wird, oder bei schmerzhaften Erregungen des Bewusstseins, übersteigt die Absonderung der Thränendrüse das Abfuhrvermögen des Thränenganges und die zwischen den Lidern angesammelte Flüssigkeit fliesst endlich in der Form von Thränen über.

ZEHNTE VORLESUNG.

Die Vereinigung von Empfindungen unter einander und mit andern Zuständen des Bewusstseins.

1. Bei der Erklärung der Thätigkeiten der Sinnesorgane habe ich mich bisher darauf beschränkt, die Mittel zu beschreiben, durch welche die physische Ursache einer Empfindung befähigt wird, auf einen gegebenen Empfindungsnerven einzuwirken, und die so zu Stande gebrachten einfachen Empfindungen einigermassen zu erläutern.

Einfache Empfindungen dieser Art sind diejenigen, welche durch Reizung einer einzelnen Nervenfaser, oder mehrerer Nervenfasern durch dieselbe Ursache hervorgebracht werden. Solches sind die Empfindungen von Berührung, Wärme, Süssigkeit, von einem Geruch, einem musikalischen Ton, von Weiss oder Roth.

Aber sehr wenige unserer Empfindungen sind derartig einfach. Sogar die meisten von denen, welche wir gewöhnlich für einfache halten, sind in der That Zusammensetzungen von verschiedenen Empfindungen oder von Empfindungen mit Vorstellungen oder Urtheilen. Zum Beispiel in den angeführten Fällen ist es sehr schwer, die Empfindung von Berührung zu trennen von dem Urtheil, dass etwas uns berührt, die Empfindung von Süssigkeit von der Vorstellung von Etwas im Mund befindlichen, die von Ton oder Licht von dem Urtheil, dass Etwas ausser uns tönt oder leuchtet.

2. Die Empfindungen des Geruchssinnes sind am wenigsten mit derartigen Beigaben vermischt. So verbreiten sich

z. B. Moschustheilchen mit grosser Schnelligkeit in den
Nasengängen und verursachen die Empfindung eines starken
Geruchs. Aber ausser der etwas unbestimmten Erkenntniss
eines Geruchs in der Nase wird diese Empfindung von
keinen Vorstellungen von Oertlichkeit oder Richtung be-
gleitet. Noch weniger veranlasst sie irgend welche Vor-
stellung von Gestalt, Grösse, Kraft, Aufeinanderfolge oder
Gleichzeitigkeit. Wenn ein Mensch keinen andern Sinn als
den Geruchssinn hätte, und Moschus die einzige riechbare
Substanz wäre, — so könnte er keine Vorstellung von der
Aussenwelt haben: kein Vermögen zwischen sich und der
Aussenwelt zu unterscheiden.

3. Man stelle dem gegenüber die, allem Anschein nach,
ebenso einfache Empfindung, welche man hat, wenn man
bei geschlossenen Augen mit dem Finger über die Tischplatte
führt. Diese Handlung giebt einem die Empfindung einer
ausser uns befindlichen, ebenen, harten Fläche, welche ebenso
einfach zu sein scheint wie der Geruch von Moschus, aber in
der That ein verwickelter Zustand des Bewusstseins ist und
zusammengesetzt ist aus:

a) Einfachen Epfindungen von Berührung.

b) Einfachen Muskel-Empfindungen von zweierlei Art,
die einen von dem Widerstand des Tisches — die andern
von der Thätigkeit der den Finger entlang ziehenden Muskeln herrührend.

c) Vorstellungen von der zeitlichen Aufeinanderfolge
dieser einfachen Empfindungen.

d) Vergleichungen dieser Empfindungen und ihrer Reihenfolge mit der Erinnerung ebensolcher, ähnlich angeordneter
Empfindungen, welche bei früheren Gelegenheiten entstanden
waren.

e) Erinnerungen der Eindrücke von Ausdehnung, Glätte
u. a. m., welche das Gesichtsorgan empfing, als jene früheren
Tast- und Muskel-Empfindungen entstanden waren.

So sind in diesem Falle die einzigen reinen Empfindungen die der Berührung und der Muskel-Thätigkeit. Der
grössere Theil dessen, was wir für Empfindung halten, ist

eine zusammengesetzte Masse gegenwärtiger und ins Gedächtniss zurückgerufener Vorstellungen und Urtheile.

4. Sollte noch irgend ein Zweifel bleiben, dass wir so unsere Empfindungen mit unsern Urtheilen zu einem untrennbaren Ganzen vermischen, so schliesse man die Augen wie vorher und anstatt den Tisch zu berühren, nehme man einen runden Bleistift zwischen die Finger und streiche damit über den Tisch. Die „Empfindung" einer ebenen harten Oberfläche wird dann ebenso deutlich sein als bei dem vorigen Versuch; dennoch berühren wir nichts weiter als die runde Oberfläche des Bleistiftes, und die einzigen reinen Empfindungen, die wir dem Tisch verdanken, sind die durch den Muskelsinn vermittelten. In der That ist in diesem Fall unsere „Empfindung" einer ebenen harten Fläche ganz und gar nur ein Urtheil, begründet auf das, was uns der Muskelsinn über einen Vorgang in gewissen Muskeln mittheilt.

Ein noch auffallenderes Beispiel von der Beharrlichkeit, mit welcher wir zusammengesetzte Urtheile als reine Empfindungen auffassen, ohne sie anders als durch ein abstractes Denkverfahren in ihre Bestandtheile zerlegen zu können, giebt uns die Wahrnehmung der Rundung.

Jeder, der eine kleine Kugel (Murmel) zwischen zwei Finger nimmt, wird behaupten, er fühle einen einfachen, runden Körper; er wird aber wahrscheinlich ebenso wenig die Frage beantworten können, wieso er weiss, dass der Körper rund, als wenn man ihn früge, wieso er weiss, dass ein Geruch ein Geruch ist.

Nichts desto minder ist dieser Begriff der Rundung in der That ein sehr zusammengesetztes Urtheil, und dass dem so ist, mag durch einen sehr einfachen Versuch erläutert werden. Kreuzt man den Zeige- und den Mittelfinger und legt die Murmel dazwischen, so dass beide Finger sie berühren, so wird es ganz unmöglich sein, die Vorstellung zu vermeiden, dass, anstatt einer, zwei Murmeln da sind. Selbst wenn man hinsieht und sich durch den Augenschein von dem Vorhandensein nur einer Murmel überzeugt, wird der vom

Tastgefühl geführte Schein-Beweiss, dass zwei da sind, nicht abgeschwächt.*

In Wahrheit sind nämlich unsere Vorstellungen von Einfachheit und Rundung wirklich sehr verwickelte, auf einige einfache Empfindungen gegründete Urtheile; wenn nun die gewöhnlichen Bedingungen dieser Urtheile umgekehrt werden, so wird das Urtheil auch verkehrt.

Bei der gewöhnlichen Stellung des Zeige- und Mittelfingers, ist es freilich unmöglich, dass die Aussenseiten beider mit entgegengesetzten Flächen eines kugelförmigen Körpers in Berührung kommen. Wenn bei der natürlichen und gewohnten Stellung der Finger die Aussenflächen beider uns gleichzeitig den Eindruck einer Kugelform geben, welcher an und für sich schon ein zusammengesetztes Urtheil ist, so liegt es in der Natur der Dinge, dass zwei Kugelformen da sein müssen. Aber wenn die Finger über einer Murmel gekreuzt werden, so berührt· wirklich die Aussenseite eines jeden Fingers eine Kugelform,· und das Bewusstsein, das von der Kreuzung nicht Kenntniss nimmt, urtheilt in Uebereinstimmung mit seiner allgemeinen Erfahrung, dass die wahrgenommenen Empfindungen nicht von einer, sondern von zwei Kugelformen herrühren.

5. Erscheinungen dieser Art werden gemeiniglich Sinnes-Täuschungen genannt; aber solch ein Ding wie eine eingebildete oder vorgetäuschte Empfindung giebt es nicht. Eine Empfindung muss vorhanden sein, um eine Empfindung zu sein; und wenn sie vorhanden ist, dann ist sie wirklich und keine Täuschung. Aber die Urtheile, welche wir uns über die Ursachen und Bedingungen wahrgenommener Empfindungen bilden, sind sehr oft irrig und täuschend genug; und solche Urtheile können in dem Gebiet eines jeden Sinnes zu Stande gebracht werden, entweder durch künstlich ersonnene Vereinigungen von Empfindungen, oder durch den

---

* Eine scherzhafte Art dieses Versuches besteht darin, dass man die gekreuzten Finger an die Nasenspitze legt, die sofort doppelt erscheint; und so thöricht diese Vorstellung ist, kann das Bewusstsein sie doch nicht los werden, so lange die Empfindung anhält.

Einfluss ungewöhnlicher Zustände im Befinden des Körpers
selbst. Die letzteren geben Anlass zu den sogenannten subjectiven Empfindungen.

Die Menschheit würde weniger Täuschungen unterworfen
sein als sie ist, wenn sie sich beständig an ihren Hang zu falschen Urtheilen erinnerte, welche auf ungewöhnlichen, entweder künstlichen oder natürlichen, Verbindungen wahrer Empfindungen beruhen. Die Menschen sagen „ich fühlte", „ich
hörte", „ich sah" dies oder das, wenn in neun und neunzig
Fällen von hundert ihre wahre Meinung ist, dass nach ihrem
Urtheil gewisse, dem Bewusstsein zugeführte Empfindungen
des Gefühls, Gehörs oder Gesichts von diesen oder jenen
Dingen verursacht seien.

6. Zu den subjectiven Empfindungen im Gebiet
des Gefühls gehören die Empfindungen von Kriechen und
Prickeln der Haut, welche bei gewissen Zuständen des Blut-
umlaufes nicht ungewöhnlich sind. Der subjective üble Geruch und schlechte Geschmack, welcher einige Krankheiten
begleitet, kommt sehr wahrscheinlich von ähnlichen Störun-
gen in der Blutströmung in den Organen des Geruchs- und
Geschmackssinnes her.

Manche Personen werden von einer Art Ohrengespenster
behelligt, einer mehr oder weniger verworrenen Musik, welche
bei völligem Wachsein, ohne jede äussere Ursache, in ihren
Ohren ertönt. Ich weiss nicht, ob andere Personen etwas
Aehnliches kennen, aber wenn ich ein von einer mir bekannten Person geschriebenes Buch lese, so werde ich zuweilen dadurch geplagt, dass ich die Worte aussprechen
höre, genau als ob jene Person sie spräche und auch jede
Eigenthümlichkeit in der Stimme und Gebärde wahrnehme,
die sie nach ihrer Gewohnheit dabei anwenden würde. Indessen glaube ich, dass schon Jedermann zu Zeiten betroffen
gewesen ist, von der ausserordentlichen Deutlichkeit, mit
welcher seine Gedanken sich in scheinbaren Stimmen verkörpert haben.

Die wunderbarsten Beispiele von subjectiver Empfindung
werden jedoch durch den Gesichtssinn geliefert.

Wer je Zeuge der Leiden eines vom Delirium tremens (einer durch Trunksucht verursachten Krankheit) befallnen Menschen war, von der erstaunlichen Deutlichkeit seiner Visionen, welche zuweilen die Gestalt von Teufeln, zuweilen von kriechenden Thieren, aber fast immer von etwas Erschreckendem oder Beängstigendem annehmen, wird keinen Zweifel hegen über die Stärke subjectiver Empfindungen im Gebiet des Gesichtssinnes.

7. Aber damit täuschende Visionen von grosser Deutlichkeit auftreten, ist es nicht nöthig, dass das Nervensystem so unverkennbar gestört sei. Menschen im Vollbesitz ihrer Kräfte und von hoher geistiger Begabung können solchen Erscheinungen, für welche sich keine bestimmte Ursache angeben lässt, unterworfen sein. Der beste Beleg hierfür ist der berühmte Fall der Frau A., den Sir David Brewster in seiner „Natürlichen Magie" anführt, und dessen Hauptpunkte ich hier folgen lasse: —

„1) Die erste Täuschung, welcher die Frau A. unterworfen war, betraf nur das Gehör. Am 21. Dezember 1830, ungefähr um halb fünf Uhr Nachmittags, stand sie am Kaminfeuer in ihrem Vorsaal und war eben im Begriff zum Ankleiden hinauf zu gehen, als sie sich (wie sie urtheilte) von ihres Mannes Stimme bei ihrem Namen rufen hörte: „— —, — —, komm her! komm zu mir! —" Sie glaubte, dass er an der Thür stände und rufe, damit geöffnet werde; aber als sie hinging und die Thür öffnete, fand sie zu ihrer grossen Ueberraschung keinen Menschen. An das Kaminfeuer zurückgekehrt hörte sie wieder dieselbe Stimme sehr deutlich und laut ausrufen: „— —, komm, komm her!" Sie öffnete nun zwei andere Thüren desselben Zimmers und da sie Niemand sah, kehrte sie an den Kamin zurück. Nach wenigen Sekunden hörte sie noch einmal dieselbe Stimme rufen: „Komm zu mir, komm! komm mit weg!", dieses Mal in einem lauten, klagenden und etwas ungeduldigen Ton. Sie antwortete ebenso laut: „Wo bist du? ich weiss nicht, wo du bist", — immer noch in der Meinung, dass er sie irgendwo suche, aber da sie keine Antwort erhielt, ging sie in ihre Gemächer im oberen Geschoss. Als Herr A. ungefähr eine halbe Stunde

später nach Hause kam, frug sie, warum er sie so oft gerufen
habe und wo er gewesen sei, — und war natürlich höchlich
überrascht, zu erfahren, dass er zu der Zeit gar nicht in der
Nähe des Hauses gewesen war.

Eine ähnliche Täuschung, welche zu jener Zeit nicht
besonders beachtet wurde, erfuhr Frau A. schon zehn Jahre
früher, als sie in Florenz wohnte und sich der besten Gesundheit erfreute. Während des Auskleidens nach einem Ball
hörte sie auch eine Stimme wiederholt ihren Namen rufen,
ohne dass sie es sich damals erklären konnte.

2) Die nächste Täuschung, welche der Frau A. begegnete,
hatte einen mehr erschreckenden Charakter. Am 30. Dezember ungefähr um 4 Uhr Nachmittags kam Frau A. aus
dem oberen Stock in das Wohnzimmer, das sie nur wenige
Minuten vorher verlassen hatte. Bei dem Eintritt in das
Zimmer sah sie ihren Mann, wie sie glaubte, mit dem Rücken
nach dem Feuer gekehrt am Kamin stehen. Da er kaum
eine halbe Stunde vorher spazieren gegangen, war sie überrascht, ihn da zu sehen und frug, warum er so bald heimge-
kehrt sei. Die Gestalt sah sie mit ernstem und nachdenk-
lichem Gesichtsausdruck starr an, sprach aber nicht. Da
sie glaubte, er sei in Gedanken versunken, setzte sie sich
in einen Sessel, der nahe am Feuer, höchstens zwei Fuss
weit von der Gestalt stand, welche sie immer noch vor sich
stehen sah. Als auch die Augen derselben fest auf sie
gerichtet blieben, sagte sie nach Verlauf einiger Minuten:
„Warum sprichst Du nicht?" Darauf bewegte sich die
Gestalt sofort nach dem Fenster am äussersten Ende des
Zimmers zu, behielt aber die Augen auf sie gerichtet und
kam so dicht an ihr vorbei, dass sie betroffen war, keinen
Schritt und kein Geräusch zu hören, ja nicht einmal ein
Anstreifen der Kleider oder auch nur eine Bewegung der
Luft zu verspüren.

Obgleich sie nun überzeugt war, dass die Gestalt nicht
ihr Mann sei, glaubte sie doch nicht einen Augenblick, dass
es etwas Uebernatürliches wäre, und gelangte bald zu der
Ueberzeugung, es sei eine Augentäuschung. Sobald sich ihr
Verstand dieser Ueberzeugung bemächtigt hatte, erinnerte

sie sich des von mir empfohlenen Versuchs das Sehobject
doppelt zu machen; aber ehe sie im Stande war, dies deutlich
zu thun, hatte die Gestalt das Fenster erreicht und war verschwunden. Frau A. folgte ihr unmittelbar, schüttelte die
Gardinen und untersuchte das Fenster; der Eindruck war
so klar und so stark gewesen, dass sie ungern glaubte, es
nicht mit einem wirklichen Wesen zu thun zu haben. Als
sie aber hier keinen natürlichen Ausgang für die Gestalt
finden konnte, war sie ganz sicher, dass sie eine Erscheinung
gesehen hatte, gleich der in Dr. Hibbert's Werk beschriebenen
und sie fühlte folglich weder Angst noch Aufregung. Die
Erscheinung war bei hellem Tageslicht gesehen worden und
dauerte vier oder fünf Minuten lang. Als die Gestalt dicht
bei ihr stand, verdeckte sie die dahinter befindlichen wirklichen Gegenstände, sie war überhaupt ganz so lebendig und
körperhaft wie in Wirklichkeit.

3) Bei diesen beiden Gelegenheiten war Frau A. allein,
aber als das nächste Gespenst erschien, war ihr Mann zuge-
gen. Dies fand am 4. Januar statt. Ungefähr um zehn Uhr
Abends, als Herr und Frau A. im Wohnzimmer sassen, nahm
Herr A. das Eisen auf, um das Kaminfeuer zu schüren und
als er eben im Begriff war, dies zu thun, rief Frau A: Ei!
da ist ja die Katze im Zimmer!" „Wo denn," frug Herr A.
„Da, dicht bei dir" sagte sie. „Wo?" wiederholte er. „Nun,
auf der Decke da, zwischen dir und dem Kohlenschütter.
Herr A., der noch immer das Schüreisen in der Hand hielt,
zeigte damit nach der angegebenen Richtung, „Gieb Acht"
rief Frau A. „gieb Acht! du stössst sie mit dem Eisen."
Herr A. bat sie wieder, genau den Punkt anzugeben, wo sie
die Katze sah. Sie erwiederte: „Je, da sitzt sie ja; dicht vor
deinen Füssen auf der Decke, sie sieht mich an. Es ist
Kitty; — komm her, Kitty!" Es waren zwei Katzen im
Haus, von denen die eine mit diesem Namen belegt war,
aber sie wurden selten oder fast nie-in das Wohnzimmer
gelassen.

In dem Augenblick hatte Frau A. keine Ahnung, dass
der Anblick der Katze eine Täuschung war. Aufgefordert
sie anzufassen, erhob sie sich und that, als ob sie etwas sich

Fortbewegendes verfolgte. Sie that einige Schritte und sagte dann: „Sie ist unter den Stuhl gekrochen." Herr A. versicherte seiner Frau, es sei eine Täuschung, aber sie wollte es nicht glauben. Er nahm dann den Stuhl in die Höhe, und Frau A. sah nichts mehr. Das ganze Zimmer wurde nun durchsucht, und nichts gefunden. Uebrigens lag ein Hund am Kamin, der grosse Unzufriedenheit bezeigt hätte, wäre eine Katze im Zimmer gewesen, aber er lag ganz ruhig. Um sich völlige Gewissheit zu verschaffen, klingelte Herr A. und schickte nach den Katzen, welche beide im Zimmer der Haushälterin gefunden wurden.

4) Ungefähr einen Monat nach diesem Vorfall, hatte Frau A. eines Tages eine grössere, etwas ermüdende Ausfahrt gemacht und sass ungefähr um 11 Uhr Abends vor ihrem Toilettenspiegel, um ihr Haar für die Nachtruhe zu ordnen. Ihr Gedankengang war sorglos und träge, aber sie war noch völlig wach. Während ihre Finger in thätiger Bewegung bei dem Lockenwickeln waren, stutzte sie plötzlich, da sie im Spiegel die Gestalt eines nahen Verwandten sah, der zu jener Zeit in voller Gesundheit in Schottland lebte. Die Erscheinung ragte über ihrer linken Schulter vor und die Augen derselben begegneten im Spiegel den ihrigen. Sie war in Leichengewänder gehüllt, die, wie gewöhnlich bei Leichen geschieht, um den Kopf und unter dem Kinn dicht zugesteckt waren, und obgleich die Augen offen standen, waren die Züge ernst und starr. Das Gewand war augenscheinlich ein Todtenhemd, da Frau A. sogar das punktirte Muster bemerkte, das gewöhnlich in eigener Weise um die Ränder dieses Gewandes gearbeitet wird. Frau A. sagte später, dass sie dabei ein Gefühl hatte, gleich dem, was man sich unter einer Bezauberung denkt, welches sie zwang, eine Zeitlang auf diese traurige Erscheinung zu blicken, die so lebhaft und deutlich war, als irgend ein Spiegelbild eines wirklichen Körpers nur sein kann und deren Gesicht von dem Kerzenlicht, das vor dem Toilettenspiegel stand, hell beleuchtet wurde. Nach einigen Minuten drehte sich Frau A. um, die wirkliche Gestalt hinter ihrer Schulter zu sehen; aber da war nichts zu sehen; aus dem Spiegel war dieselbe

auch verschwunden, als sie wieder nach jener Richtung blickte.

. . . .

7) Am 17. März war Frau A. im Begriff, zu Bett zu gehen; sie hatte eben ihre Dienerin entlassen und sass ruhig, die Füsse in warmem Wasser haltend. Sie hatte ein ausgezeichnetes Gedächtniss und wiederholte sich eben im Gedanken eine treffliche Stelle der Edinburgh Review, als sie bei zufälligem Aufheben der Augen vor sich in einem grossen Lehnstuhl die Gestalt einer verstorbenen Freundin, der Schwester des Herrn A., sitzen sah. Die Gestalt war, wie gewöhnlich bei Lebzeiten, sehr sauber und nett gekleidet, trug aber ein Kleid von besonderer Art, wie es Frau A. niemals an ihr gesehen hatte, das aber genau der Beschreibung entsprach, die ein gemeinsamer Freund von der Kleidung der Schwester des Herrn A., bei ihrem letzten Besuch in England, gemacht hatte. Frau A. betrachtete mit besonderer Aufmerksamkeit Kleidung, Miene und Haltung der Gestalt, die in bequemer Stellung in dem Sessel sass und in einer Hand ein Taschentuch hielt. Frau A. versuchte nun, sie anzureden, empfand aber ein Hinderniss und innerhalb dreier Minuten ungefähr war die Erscheinung verschwunden.

Nur eine Minute darauf kam Herr A. in das Zimmer und fand Frau A. zwar ein wenig nervös erregt, aber völlig im Klaren über die täuschende Natur der Erscheinung. Nach ihrer Schilderung hatte dieselbe das ganze lebhafte Kolorit und die volle Wesenheit des Lebens. Sowohl vor dieser als vor anderen Visionen hatte Frau A. während einiger Stunden eine eigenthümliche Empfindung in den Augen gehabt, von der sie nach Aufhören der Vision befreit zu sein meinte.

. . . .

9) Am 11. October, als sie in ihrem Wohnzimmer an der einen Seite des Kamins sass, sah sie die Gestalt einer anderen verstorbenen Freundin, die sich von dem Fenster am andern Ende des Zimmers zu ihr hin bewegte. Dieselbe näherte sich dem Kamin und setzte sich ihr gegenüber auf einen Stuhl. Da gleichzeitig mehrere Personen im Zimmer waren, war ihr vorherrschender Gedanke, wie sie später sagte, die

Befürchtung, diese könnten durch ihren stieren Blick in's
Leere, dessen sie sich bewusst war, beunruhigt werden und
vielleicht glauben, ihr Verstand sei gestört. Unter dem
Einfluss dieser Befürchtung, erinnerte sie sich einer Geschichte von ähnlicher Wirkung in Ihrem*) Werk über
Dämonologie, welches sie kürzlich gelesen hatte, und nahm
nun ihre ganzen moralischen Kräfte zusammen, um zu versuchen, den Raum vor dem Kamin zu durchschreiten und
sich auf denselben Stuhl mit der Gestalt zu setzen. Die
Erscheinung blieb vollkommen deutlich bis sie sich gleichsam auf ihren Schooss setzte; da verschwand dieselbe."

Es dürfte erwähnt werden, dass Frau A. von Natur eine
sehr lebhafte Einbildungskraft besass, und dass ihre Gesundheit in der Zeit, als sie die bemerkenswerthesten dieser
Erscheinungen hatte, durch einen Luftröhrenkatarrh und
Verdauungsschwäche etwas angegriffen war.

Es ist klar, dass nur der seltene Muth und der helle Verstand der Frau A. sie davor schützten, eine Fundgrube vor-
trefflich beglaubigter Gespenstergeschichten zu werden. Der
besondere Werth ihrer Geschichte liegt eben in dem Beweis,
dass das klarste Zeugniss des allertadelfreiesten Zeugen
durchaus keinen Schluss zulässt auf die objective Wirklichkeit dessen, was der Zeuge gesehen hat.

Frau A. sah zweifellos das, was sie gesehen zu haben
aussagte. Das Zeugniss ihrer Augen in Bezug auf die
Existenz der Erscheinungen und ihrer Ohren betreffs der
Stimmen war an und für sich ebenso vollkommen glaub-
würdig, als es gewesen wäre, wenn die Dinge wirklich existirt
hätten. Denn es unterliegt keinem Zweifel, dass genau
dieselben Theile ihrer Netzhaut, welche durch das Bild einer
Katze erregt worden wären, und genau dieselben Theile ihres
Gehörorgans, welche ihres Mannes Stimme zum Schwingen
gebracht hätte, durch irgend eine innere Ursache in denselben Zustand versetzt worden sind.

*) Sir Walter Scott's, an den Sir David Brewster's Briefe über
natürliche Magie gerichtet waren.

Was die Sinne bezeugen, ist nichts mehr und nichts
weniger als die Thatsache ihrer eigenen Erregung. In
Betreff der Ursache dieser Erregung sagen sie uns durchaus
nichts, sondern überlassen es dem Denkvermögen, sich ein
eigenes Urtheil über den Gegenstand zu bilden. Eine eilfer-
tige und abergläubische Person an Frau A.'s Stelle würde
ein falsches Urtheil gebildet haben und würde dabei verharrt
sein, mit dem Beweisgrund, dass „sie ihren Sinnen trauen
müsse."

8. Die Täuschungen der Urtheilskraft, welche nicht nur
durch unregelmässige Zustände des Körpers, sondern durch
ungewohnte oder künstliche Verbindungen von Empfindungen, wie auch durch Eingebung von Gedanken hervorgebracht werden, sind ausserordentlich zahlreich und gelegentlich sehr beachtenswerth.

Einige davon, welche aus dem Tastgefühl entspringen,
sind schon angeführt worden. Ich kenne keine, die vom
Geruch oder Geschmack veranlasst würden, aber das Gehör
ist eine fruchtbare Quelle solcher Irrungen. Was man
Bauchreden nennt und nicht selten einer geheimnissvollen
Kraft, die Stimme wo anders als im Kehlkopf hervorzubringen, zuschreibt, beruht gänzlich auf der Genauigkeit,
mit welcher der Künstler Töne von besonderer Art nach-
ahmen kann und auf der Geschicklichkeit, mit welcher er
den Glauben an die Existenz der gewöhnlichen Ursachen
solcher Töne erregt. Wenn der Bauchredner z. B. glauben
machen will, dass eine Stimme aus einem unterirdischen
Gewölbe kommt, so ahmt er mit grosser Genauigkeit die
Töne solch einer halb-erstickten Stimme nach und deutet die
Existenz einer sie hervorbringenden Person an, indem er
seine Antworten und Geberden nach unten richtet. Diese
Geberden und Töne sind solche, wie sie durch eine gegebene
Ursache hervorgebracht würden; und da keine andere Ur-
sache zum Vorschein kommt, so urtheilt der Verstand des
Anwesenden unwillkürlich, dass die betreffende Ursache
existirt.

9. Die Täuschungen des Urtheils durch den Gesichtssinn,
die sogenannten optischen Täuschungen, sind weit

17*

zahlreicher als irgend welche andere, weil eine so grosse
Menge von dem, was wir für einfache Gesichtseindrücke
halten, in der That sehr verwickelte Anhäufungen von
Gesichtsempfindungen, Tastempfindungen, Urtheilen und
Erinnerungen früherer Empfindungen und Urtheile sind.

Es wird lehrreich sein, einige dieser Urtheile in ihre
Bestandtheile aufzulösen und die Täuschungen durch Anwendung dieser Grundprinzipien zu erklären.

10. Wenn ein äusserer Körper durch das Gefühl
als an einer bestimmten Stelle befindlich wahrgenommen wird, so fällt das Bild dieses Körpers auf
einen Theil der Netzhaut, welcher an dem einen
Ende einer geraden Linie liegt, die den Körper
mit der Netzhaut verbindet und an einer besonderen Stelle durch den Mittelpunkt des Auges
geht. Diese gerade Linie wird der Richtungs-
strahl genannt.

Wenn umgekehrt irgend ein Theil der Oberfläche der Netzhaut erregt wird, so wird die Lichtempfindung von dem Verstande auf irgend einen
ausserhalb des Körpers liegenden Punkt bezogen,
welcher in der Richtung dieses Richtungsstrahles liegt.

Hierin liegt der Grund dafür, dass, wenn eine Lichter-
scheinung durch Druck erzeugt wird, z. B. durch einen
Druck auf die äussere untere Seite des Augapfels, das
leuchtende Bild auf der oberen, inneren Seite des Auges
erscheint. Jeder äussere Gegenstand, welcher die Lichtempfindung auf dem gedrückten Theil der Netzhaut hervorbringen könnte, müsste in der That diese Lage einnehmen
und der Verstand bezieht daher das gesehene Licht auf einen
eben daselbst gelegenen Gegenstand.

11. Dieselbe Erklärungsweise ist auf den scheinbaren
Widersinn anwendbar, dass, obgleich alle Bilder von äusseren
Gegenständen durch die brechenden Medien unbestritten
verkehrt auf der Netzhaut entworfen werden, wir sie dennoch aufrecht sehen. Dies ist schwer zu begreifen, bis man
sich klar macht, dass die Netzhaut in sich keine Mittel hat,

um dem Verstande anzuzeigen, welcher ihrer Theile oben
und welcher unten liegt; und dass der Verstand einen Eindruck auf der Netzhaut hoch oder niedrig, rechts oder links
nennt, einfach auf Grund der Verbindung eines solchen Eindrucks mit gewissen gleichzeitig erfolgenden Eindrücken des
Tastgefühls. In andern Worten: bei Erregung eines Theils
der Netzhaut wird der die Erregung verursachende Gegenstand nahe zur rechten Hand liegend gefunden, bei Erregung
eines andern zur Linken; bei dem einen muss die Hand erhoben werden, um den Gegenstand zu erreichen, bei einem
andern muss sie gesenkt werden. So werden nun die jewei-
ligen Eindrücke auf die Netzhaut rechts, links, oben und
unten genannt, gänzlich unabhängig von ihrer wirklichen
Lage auf der Netzhaut, von der der Verstand keine Kenntniss hat, noch haben kann.

12. Wenn ein äusserer Körper durch Tasten als
einzeln erkannt wird, entwirft er nur ein Bild auf
der Netzhaut eines einzelnen Auges; und wenn
zwei oder mehr Bilder auf die Netzhaut eines einzelnen Auges fallen, so rühren sie gewöhnlich von
einer entsprechenden Anzahl Körper her, die auch
durch Tasten unterschieden werden können.

Umgekehrt wird also die Empfindung von zwei
oder mehr Bildern von dem Verstand als von zwei
oder mehr Gegenständen herrührend beurtheilt.

Wenn man mit einer Nadel in ein Kartenblatt zwei
Löcher macht, deren Abstand von einander kürzer als der
Durchmesser der Pupille ist, und man hält einen kleinen
Gegenstand, wie einen Stecknadelkopf, dicht vor das Auge
und betrachtet ihn durch diese Löcher, so wird man zwei
Bilder von dem Nadelkopf sehen. Der Grund hiervon ist,
dass die von dem Nadelkopf ausgehenden Lichtstrahlen
durch die Karte in zwei Büschel gespalten werden, welche
getrennt und neben einander in das Auge fallen und wegen
der grossen Nähe der Nadel am Auge nicht in einen Brennpunkt gebracht werden können. Sie fallen daher auf verschiedene Theile der Netzhaut, und da jeder Büschel sehr
klein ist, entwirft er ein ziemlich deutliches Bild an seinem

Platz. Jedes dieser Bilder wird nun in der Richtung seines
zugehörigen Richtungsstrahles nach aussen versetzt, und so
werden scheinbar zwei Nadeln anstatt einer einzigen gesehen.
Dieselbe Erklärung passt für die Vervielfältigungs-
gläser und die doppelt brechenden Krystalle, welche,
beide in ihrer Art, die von einem einzelnen Gegenstand her-
rührenden Lichtbüschel in zwei oder mehrere getrennte
Strahlenbündel spalten. Diese lassen dann ebenso viele
Bilder entstehen, von denen ein jedes von dem Verstand auf
einen besondern äussern Gegenstand bezogen wird.

13. Bestimmte Gesichts-Erscheinungen begleiten gewöhnlich jene Ergebnisse der Tastem-
pfindung, welchen wir die Namen Grösse, Entfernung und Gestalt geben. So kommt es, dass bei
sonst gleichen Verhältnissen der Raum der
Netzhaut, welcher von dem Bild eines grossen
Gegenstandes bedeckt wird, grösser ist als der von
einem kleinen Gegenstand bedeckte; dass ferner
der von einem nahen Gegenstand bedeckte grösser
als der von einem entfernten Gegenstand bedeckte
ist, und dass unter sonst gleichen Umständen ein
naher Gegenstand stärker leuchtend erscheint,
als ein entfernter. Ferner, dass die Schatten der
Gegenstände sich unterscheiden je nach der Gestalt ihrer Oberflächen, wie sie durch das Tastgefühl bestimmt worden ist.

Umgekehrt, wenn diese Gesichtserscheinungen
entstehen, rufen sie unvermeidlich die Vorstellung
von dem Vorhandensein von Gegenständen hervor, welche die entsprechenden Tastempfindungen hervorbringen könnten.

Was man Perspective nennt, einerlei ob an Körpern
oder in der Luft, ob bei Zeichnungen oder Malereien, beruht
auf der Anwendung dieser Grundsätze. Es ist eine Art
Bauchredekunst für das Gesicht — indem nämlich der Ma-
ler auf seine Leinwand alle nothwendigen Bedingungen für
die Erzeugung von Bildern auf der Netzhaut bringt, welche
die Form, die verhältnissmässige Grösse und Farbenkraft

von solchen Bildern haben, wie sie von den entsprechenden Gegenständen selbst hervorgebracht werden würden. Und die Wirkung des Gemäldes, was seine Naturtreue anlangt, hängt von dem Grade der Aehnlichkeit ab zwischen den Bildern, welche es auf der Netzhaut erzeugt und denen, welche von den dargestellten Gegenständen selbst hervorgebracht würden.

14. Den meisten Menschen erscheint das Bild einer Steckdadel, fünf oder sechs Zoll weit vom Auge, trübe und unneutlich, — indem das Auge der Anpassung auf einen so nahen Punkt nicht fähig ist. Macht man ein kleines Loch in ein Kartenblatt, so werden die Rand-Strahlen, welche die Undeutlichkeit verursachen, abgeschnitten und das Bild wird deutlich. Aber gleichzeitig wird es vergrössert oder erscheint grösser, weil das Bild der Nadel eine grössere Ausdehnung auf der Netzhaut hat, wenn die Nadel nahe, als wenn sie fern ist. Alle convexen Gläser haben dieselbe Wirkung, während concave Linsen den scheinbaren Umfang eines Gegenstandes verringern, weil sie den Raum seines Bildes auf der Netzhaut verkleinern.

15. Der Mond oder die Sonne, wenn sie nahe am Horizont stehen, erscheinen viel grösser, als wenn sie hoch am Himmel sind. In der letzteren Stellung haben wir in der That nichts, womit wir sie vergleichen könnten, und der kleine Raum, welchen ihre Bilder auf der Netzhaut bedecken, lässt auf einen in Wirklichkeit kleinen Umfang schliessen. Aber beim Untergange erscheinen sie hinter hohen Bäumen und Gebäuden, die wir als sehr gross und fern kennen, und nehmen doch einen grösseren Raum als diese auf der Netzhaut ein. Daher die unbestimmte Vorstellung von ihrem grösseren Umfang.

16. Beleuchtet man eine convexe Fläche von einer Seite, so ist die dem Licht zugewandte Seite hell, die vom Licht abgewandte dunkel oder beschattet, — während bei einer concaven die zum Licht gekehrte Seite beschattet und die entgegengesetzte hell ist.

Wenn man einen neuen Thaler oder eine Medaille mit gut hervorragendem Kopfe seitwärts mit einer Kerze beleuchtet,

erkennt man an der Vertheilung von Licht und Schatten
sogleich, dass der Kopf erhaben (oder eine Camee) ist, und
bei einer in derselben Weise beleuchteten tiefgeschnittenen
Medaille (Intaglio), auf welcher der Kopf ausgehöhlt ist,
beurtheilt das Auge ebenso schnell die Beschaffenheit.

Wenn aber nun von einem der so beleuchteten Gegenstände durch eine convexe Linse ein umgekehrtes Bild
entworfen wird, werden auch seine hellen und dunkeln
Seiten vertauscht. Mit dieser Umkehrung wird sich auch
das Urtheil des Verstandes ändern, sodass die Camee für
ein Intaglio und das Intaglio für eine Camee angesehen
wird, denn das Licht kommt noch von derselben Stelle, aber
die Camee scheint die Schatten des Intaglio zu haben und
umgekehrt. Indessen ist die Auslegung der Thatsachen doch
so ganz und gar Sache des Urtheils, dass wenn eine Nadel
neben der Medaille aufgestellt wird, sodass sie einen Schatten
wirft, die Umkehrung der Nadel und ihres Schattens durch
die Linse daran erinnert, dass die Richtung des Lichtes auch
umgekehrt worden ist, worauf die Medaillen wieder als das,
was sie wirklich sind, erscheinen.

17. **Wenn ein äusserer Gegenstand bei schnellen Veränderungen seiner Gestalt betrachtet wird,
so fällt eine fortlaufende Reihe verschiedener
Bilder dieses Gegenstandes auf denselben Fleck
der Netzhaut.**

**Umgekehrt, wenn eine fortlaufende Reihe ver-
schiedener Bilder eines Gegenstandes auf einen
Theil der Netzhaut geworfen wird, urtheilt der
Verstand, dass sie von einem und demselben äusseren Gegenstande herrühren, welcher Veränderungen der Gestalt unterliegt.**

Dies ist das Prinzip des merkwürdigen Spielzeugs,
welches Thaumatrop oder Wunderkreisel genannt
wird und bei welchem man, durch ein Loch blickend, Bilder
von Gauklern, welche Bälle in die Höhe werfen und wieder
auffangen, oder von Knaben, die einer über den andern Bock
springen, sieht. Dies wird dadurch erreicht, dass man auf
eine kreisförmige Scheibe von Pappe in gewissen Zwischen-

räumen Bilder von Gauklern malt in den verschiedenen Stellungen des Ballauswerfens, des Wartens und Auffangens; oder Knaben, von denen einer den Rücken hinhält, der nächste springt und ein dritter in der Stellung nach dem Sprung dasteht. Man bringt nun die Scheibe vor einer kleinen Oeffnung in schnelle Drehung, sodass jedes Bild nur einen Augenblick sichtbar wird und seinem Vorgänger folgt, ehe der Eindruck des letzteren erloschen ist. Das Ergebniss ist, dass der Wechsel verschiedener Bilder unwiderstehlich die Vorstellung von einem oder einigen sich hintereinander verändernden Gegenständen erzeugt — indem die Gaukler die Bälle zu werfen und aufzufangen, die Knaben übereinander zu springen scheinen.

18. Wenn ein äusserer Gegenstand durch Tasten als einzeln erkannt ist, fallen die Mittelpunkte seiner Netzhautbilder auf die Mittelpunkte der gelben Flecke beider Augen, sobald beide Augen auf den Gegenstand gerichtet sind; wenn aber zwei äussere Gegenstände da sind, so können die Mittelpunkte ihrer beiden Bilder nicht zu gleicher Zeit auf die Mittelpunkte der gelben Flecke fallen.

Umgekehrt, wenn die Mittelpunkte von zwei, gleichzeitig in beiden Augen erzeugten Bildern auf die Mittelpunkte der gelben Flecke fallen, urtheilt der Verstand, dass die Bilder von nur einem äusseren Gegenstand herrühren; — aber wenn nicht — von zweien.

Dies scheint die einzige annehmbare Erklärung für die Thatsachen, dass ein Gegenstand, welcher beim Betasten und mit einem Auge gesehen einzeln erscheint, auch wenn er mit beiden Augen betrachtet wird, einzeln erscheint, obgleich nothwendig zwei Bilder von ihm entstehen; und andrerseits, dass, wenn die Mittelpunkte der beiden Bilder von einem einzelnen Gegenstand nicht auf die Mittelpunkte der gelben Flecke fallen, beide Bilder getrennt gesehen werden, d. h. dass wir doppelt sehen. Beim Schielen laufen die Axen beider Augen nicht gleichmässig in dem betrach-

teten Gegenstand zusammen. Die Folge davon ist, dass
wenn der Mittelpunkt des Netzhautbildes des einen Auges
auf dessen gelben Fleck fällt, der entsprechende Theil des
Bildes im andern Auge dies nicht thut, wodurch Doppel-
sehen entsteht.

19. Beim einfachen Sehen mit beiden Augen,
müssen sich die Axen der beiden Augen, von deren
Bewegung uns der Muskelsinn Kunde giebt, in
einem grösseren Winkel schneiden, wenn der Gegenstand sich nähert und in einem kleineren Winkel, wenn er sich entfernt.

Umgekehrt, wenn bei unveränderter Lage eines
Gegenstandes, die Axen der beiden ihn betrach-
tenden Augen zum Zusammen- oder Auseinander-
laufen veranlasst werden können, wird der Gegenstand sich zu nähern oder zu entfernen scheinen.

In dem Pseudoskop genannten Instrument sind Spiegel oder Prismen so angebracht, dass die von einem fest
liegenden Gegenstand ausgehenden Strahlen genöthigt werden können, in verschieden grossen Winkeln in die Augen
zu fallen, wodurch die Axen dieser Augen veranlasst werden,
mehr oder weniger grosse Winkel mit einander zu machen.
Im ersteren Fall scheint der Gegenstand sich zu nähern, im
letzten glaubt man, er entferne sich.

20. Wenn ein Körper von mässiger Grösse, der
durch Tasten als fest erkannt ist, mit beiden Augen gesehen wird, so sind die in den beiden Augen
entstandenen Bilder nothwendig verschieden (das
eine zeigt mehr von seiner rechten, das andere
mehr von seiner linken Seite). Dessen ungeachtet
vereinigen sich beide in einer Anschauung, welche
den Eindruck des Körperhaften macht.

Umgekehrt, wenn die zwei Bilder von der rechten und linken Ansicht eines festen Körpers auf
die Netzhäute beider Augen in der Weise geworfen werden, dass sie in eine Anschauung zusam-
menfliessen, so urtheilt der Verstand, dass sie von
dem einzelnen festen Körper herrühren, welcher

unter gewöhnlichen Umständen allein im Stande
wäre, sie hervorzubringen.

Das Stereoskop ist nach diesen Grundsätzen ausge-
sonnen. Einerlei in welcher Form, ist es immer so eingerichtet, dass es die Bilder von zwei Abbildungen eines festen
Körpers, wie sie das rechte und das linke Auge eines
Beschauers erhalten würden, auf diejenigen Theile der Netzhäute der das Stereoskop benutzenden Person wirft, welche
von diesen Bildern bedeckt würden, wenn sie wirklich von
einem festen Körper herrührten. Der Verstand urtheilt unmittelbar, dass sie von einem einfachen, äusseren, festen
Körper herrühren, und sieht solch einen festen Körper an
Stelle der beiden Abbildungen.

Die Thätigkeit des Verstandes bei den Empfindungen,
welche ihm von beiden Augen zugeführt werden, ist genau
vergleichbar mit der, welche vor sich geht, wenn man eine
Kugel zwischen dem Finger und dem Daumen hält und sie
sofort für eine Kugel erklärt. (s. § 4.) Das was thatsächlich
dem Verstand in diesem Falle durch das Tastgefühl zugeführt wird, ist keineswegs die Empfindung eines kugelförmigen Körpers, sondern zwei verschiedne Empfindungen von
zwei convexen Flächen. Dass diese beiden verschiedenen
Convexen einer Kugelform angehören, ist ein Urtheil oder
ein Vorgang des unbewussten Nachdenkens, welcher auf
mancherlei Umständen vergangener und gegenwärtiger Erfahrung beruht, von denen wir in dem Augenblick kein
bestimmtes Bewusstsein haben.

ELFTE VORLESUNG.

Das Nervensystem und seine Wirksamkeit.

1. Die Sinnesorgane sind, wie wir gesehen haben, die Kanäle, durch welche gewisse physikalische Vorgänge in den Stand gesetzt werden, die Empfindungsnerven zu erregen, mit denen diese Organe verbunden sind; und die Thätigkeit dieser Nerven wird erwiesen durch die Thätigkeit des Centralorgans des Nervensystems, die sich als ein Zustand des Bewusstseins, — als Vorstellung, kund macht.

Wir haben auch gesehen, dass die Muskeln Werkzeuge sind, mittelst deren ein Bewegungsnerv, wenn er von dem Centralorgan, mit dem er zusammenhängt, erregt wird, Bewegung zu erzeugen vermag.

Die Empfindungsnerven, die Bewegungsnerven und das Centralorgan bilden den grössern Theil des Nervensystems. Dieses selbst, sowie seine Wirksamkeit, müssen wir jetzt als ein Ganzes etwas näher betrachten.

2. Der Nervenapparat besteht aus zwei Arten von Nerven und Nervencentren, welche zwar innig mit einander verbunden sind, aber doch leichter getrennt betrachtet werden. Es sind dies das Gehirn-Rückenmark-System und das sympathische Nervensystem. Das erste besteht aus der Hirn-Rückenmarksaxe und den Gehirn- und Rükkenmarksnerven, welche mit dieser Axe verbunden sind. Das andere umfasst die Kette der sympathischen Ganglien, die Nerven, welche diese abgeben, und die Nervenstränge, durch welche sie untereinander und mit den Hirn-Rückenmarksnerven verbunden sind.

3. Die Hirn-Rückenmarksaxe liegt in der Höhlung
des Schädels und der Wirbelsäule, deren knöcherne Wände
innen mit einer sehr festen faserigen Membran bekleidet
sind, die den betreffenden Knochen als Knochenhaut dient
und die harte Hirnhaut (dura mater) genannt wird.
Das Hirn und das Rückenmark selbst sind von einem sehr
gefässreichen faserigen Gewebe, der dünnen Hirnhaut
(pia mater) dicht umhüllt. Die zahlreichen Blutgefässe,
welche diese Organe versehen, laufen eine Strecke in der
dünnen Hirnhaut, und wo sie in die Masse des Gehirnes oder
des Markes eintreten, werden sie mehr oder weniger tief von
dem faserigen Gewebe der dünnen Hirnhaut begleitet.

Die äussere Oberfläche der dünnen Hirnhaut und die
innere Fläche der harten Hirnhaut gehen über in ein
zartes, faseriges Gewebe, das mit einer Epithalschicht bedeckt
ist und Spinnwebehaut (tunica arachnoides) heisst.
So bekleidet also eine Schicht der Spinnwebehaut das Gehirn
und das Rückenmark und eine andere überzieht die harte
Hirnhaut. Da diese Schichten an verschiedenen Punkten in
einander übergehen, bildet die Spinnwebehaut eine Art
geschlossenen Sackes, wie der Herzbeutel ist, und scheidet
wie andere seröse Membranen in ihr Inneres eine Flüssigkeit,
das Hirnwasser oder die Spinnwebehautflüssigkeit,
aus. Der Zwischenraum zwischen den inneren und äusseren
Schichten der Spinnwebehaut des Gehirns ist meistens sehr
klein; der zwischen den entsprechenden Schichten dieser
Haut am Rückenmark ist grösser.

4. Das Rückenmark (Fig. 70) ist eine Säule von grau-
weisser, weicher Substanz, welche von der Spitze des Wir-
belkanals, wo es mit dem Gehirn zusammenhängt, ungefähr
bis zum zweiten Lendenwirbel reicht und dort in ein Bündel
von Fasern ausläuft. Ein tiefer Einschnitt, die vordere
Spalte, theilt es in der vorderen Mittellinie fast bis zur
Mitte; fast ebenso tief schneidet die ähnliche hintere Spalte
in der hinteren Mittellinie in das Rückenmark ein. Die dünne
Hirnhaut erstreckt sich in jede dieser Spalten und trägt die
Gefässe, welche das Mark mit Blut versehen. In Folge dieser
Spalten bleibt nur eine enge Brücke von Marksubstanz zur

Verbindung beider Hälften übrig und diese Brücke wird in
ihrer ganzen Länge von einer feinen Röhre, dem Centralkanal des Rückenmarks, durchzogen.

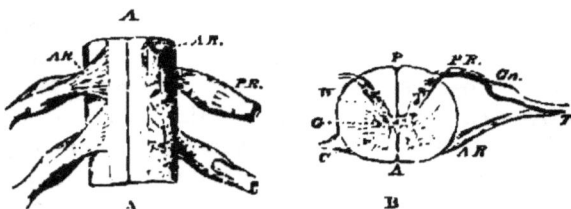

Fig. 70.

Das Rückenmark.

A. **Vorderansicht eines Stückes Rückenmark.** An der rechten Seite
[in der Figur links] sind die vorderen Wurzeln, *A R*, ganz; an der linken
Seite sind sie abgeschnitten, um die hinteren Wurzeln, *P R*, zu zeigen.

B. **Querschnitt durch das Rückenmark.** *A,* vordere Spalte; *P,* hintere
Spalte; *G,* Centralkanal; *C,* die graue Substanz; *W,* die weisse Substanz;
A R, vordere Wurzel; *P R,* hintere Wurzel; *G n,* Ganglion; *T,* Stamm eines
Rückenmarksnerven.

Jede Hälfte des Markes wird in der Länge in drei gleiche
Theile getheilt durch die Anheftungsstellen zweier parallel
laufender Reihen zarter Bündel von Nervenfasern, der
Wurzeln der Rückenmarksnerven. Die Nervenwurzeln, welche in der näher zur hinteren Oberfläche des Markes
gelegenen Linie entspringen, heissen die hinteren Wurzeln;
die in der anderen Linie entspringenden sind die vorderen
Wurzeln. Eine gewisse Anzahl in derselben Höhe auf
jeder Seite des Markes entspringender vorderer und hinterer
Wurzeln laufen zusammen und bilden vordere und hintere
Bündel und diese beiden Bündel, das vordere und das hintere,
vereinigen sich dann in den Stamm eines Rückenmarksnerven; aber vor dieser Vereinigung zeigt das
hintere Bündel eine Anschwellung oder Verdickung, welche
das Ganglion der hinteren Wurzel heisst.
Die Stämme der Rückenmarksnerven treten aus dem
Wirbelkanal durch Oeffnungen zwischen den Wirbeln, die
Zwischenwirbellöcher; dann theilen sie sich wiederholt

und ihre letzten Verzweigungen verbreiten sich schliesslich in den Muskeln und in der Haut.

Es giebt einunddreissig Paare solcher Rückenmarksnerven und folglich zwei Mal so viel Wurzelbündel, welche in zwei Seitenlinien von jeder Hälfte des Markes entspringen.

5. Ein Querdurchschnitt des Markes (Fig. 70. B.) zeigt, dass jede Hälfte zweierlei Substanzen enthält, eine weisse Substanz an der Aussenseite und eine graurothe Substanz im Innern. Und diese graue Substanz ist so angeordnet, dass sie im Querschnitt fast wie ein Halbmond aussieht, bei dem ein Horn dicker als das andere ist und dessen hohle Seite nach aussen liegt. Von diesen Hörnern heisst das nach vorne gerichtete das vordere Horn, das nach hinten gewendete das hintere Horn. Die gewölbten Seiten der Hörner der grauen Masse nähern sich und sind durch die Brücke verbunden, welche den Centralkanal umschliesst.

Eine Menge der Nervenfasern, aus denen die vorderen Wurzeln zusammengesetzt sind, lassen sich in das vordere Horn verfolgen und die der hinteren Wurzeln treten in das hintere Horn ein.

6. Die physiologischen Eigenschaften der eben beschriebenen Organe sind sehr merkwürdig.

Wenn der Stamm eines Rückenmarksnerven in irgend einer Weise, als durch Kneifen, Schneiden, durch einen elektrischen Strom oder durch Berührung mit einem heissen Körper gereizt wird, so geschehen zwei Dinge; erstens ziehen sich alle die Muskeln zusammen, in welchen Fasern desselben Nerven vertheilt sind, zweitens wird ein heftiger Schmerz empfunden und zwar wird dieser Schmerz in dem Theil der Haut gefühlt, in welchem Fasern jenes Nerven vertheilt sind. Mit anderen Worten, die Wirkung der Reizung eines Nervenstammes ist dieselbe, als wenn man die Fasern, aus denen er besteht, an ihren Endungen reizt.

Die eben beschriebenen Wirkungen erfolgen, sobald man irgend einen Theil der Aeste des Nerven reizt; indessen werden bei Reizung eines Nervenastes nur die Muskeln zusammengezogen und nur der Theil der Haut schmerzhaft empfunden, in welche dieser Ast seine Fasern aussendet. Und dieselben Wirkungen hat auch die Reizung irgend eines Theils des Nervenstammes, bis hinauf zu dem Punkt wo sich das vordere und das hintere Bündel der Wurzelfasern vereinigen.

7. Wenn das vordere Bündel der Wurzelfasern auf dieselbe Weise gereizt wird, wird nur die Hälfte der eben beschriebenen Wirkungen zu Stande kommen. Das heisst, alle Muskeln, in welchen der Nerv sich vertheilt, ziehen sich zusammen, aber es wird kein Schmerz empfunden.

Und wiederum, wenn das hintere, mit einem Ganglion versehene Bündel gereizt wird, so kommt auch nur die halbe Wirkung einer Reizung des ganzen Stammes zu Stande, aber die andere Hälfte jener Wirkung. Das heisst, keiner der Muskeln, in welchen der Nerv vertheilt ist, zieht sich zusammen, aber ein starker Schmerz wird in dem ganzen Bereich der Haut empfunden, in welchem Fasern dieses Nerven sich ausbreiten.

8. Es geht aus diesen Versuchen klar genug hervor, dass alles Vermögen, Muskel-Zusammenziehung zu verursachen, welches ein Rückenmarksnerv besitzt, in den Fasern seinen Sitz hat, welche seine vordere Wurzel ausmachen, und alles Vermögen, Empfindung hervorzubringen, in den Fasern der hinteren Wurzel. Daher auch die vorderen Wurzeln gewöhnlich bewegende, die hinteren empfindende Wurzeln genannt werden.

Dieselbe Wahrheit kann in anderer Weise beleuchtet werden. Wenn man z. B. bei einem lebenden Thiere, die vordern Wurzeln eines Rückenmarksnerven durchschneidet, verliert das Thier alle Herrschaft über die Muskeln, in welchen dieser Nerv sich verzweigt, obgleich die Empfindlichkeit der von dem Nerven versorgten Hautstelle vollkommen erhalten bleibt. Durchschneidet man hingegen die hinteren Wurzeln, so hört die Empfindung auf, aber die freiwillige Bewegung bleibt erhalten. Aber wenn man beide Wurzeln durchschneidet, so bleibt weder freiwillige Bewegung noch

Empfindung in dem von dem Nerven versorgten Theil des Körpers zurück. Die Muskeln sind dann gelähmt und die Haut kann geschnitten und gebrannt werden, ohne dass eine Empfindung erregt wird. Wenn nach Durchschneidung beider Wurzeln das an dem Stamm des Nerven bleibende Ende der bewegenden Wurzel gereizt wird, ziehen sich die Muskeln zusammen; während eine gleiche Behandlung des anderen Endes keine wahrnehmbare Wirkung hat. Wird andererseits das mit dem Stamm des Nerven verbunden gebliebene Ende der empfindenden Wurzel gereizt, so zeigt sich keine Wirkung, während bei gleicher Behandlung des am Rückenmark hängenden Endes unmittelbar heftiger Schmerz erfolgt.

Wenn auch auf die Reizung eines Nerven keine wahrnehmbare Wirkung erfolgt, ist es doch nicht wahrscheinlich, dass die Moleküle des Nerven unverändert bleiben. Im Gegentheil ist es wahrscheinlich, dass in allen Fällen dieselbe Veränderung eintritt; aber ein bewegender Nerv ist mit nichts verbunden, was diese Veränderung wahrnehmbar machen kann, ausser mit Muskeln; und ein empfindender Nerv mit nichts, was eine Wirkung zeigen kann, als mit dem Centralnervensystem.

9. Aus allen hier angeführten Versuchen geht der Beweis hervor, dass bei der Reizung eines Nerven, ein gewisses Etwas, wahrscheinlich eine Veränderung in der Anordnung seiner kleinsten Theilchen, durch die Nervenfasern fortgepflanzt wird. Wird ein bewegender oder ein empfindender Nerv in irgend einem Punkt gereizt, so erfolgt unmittelbar Zusammenziehung in dem entsprechenden Muskel oder eine Empfindung im Centralorgan. Ist der Nerv aber an irgend einem Punkt zwischen der gereizten Stelle und dem Muskel oder Centralorgan durchschnitten oder nur fest zusammengeschnürt, so hört die Wirkung sofort auf, gerade wie das Durchschneiden eines Telegraphendrahtes die Leitung des elektrischen Stromes aufhebt. Wenn ein Glied, wie man sagt, „eingeschlafen" ist, so kommt es daher, dass die ihm angehörigen Nerven einem Druck unterworfen worden sind, welcher stark genug ist, um den ner-

vösen* Zusammenhang ihrer Fasern zu vernichten. Wir
verlieren die Herrschaft des Willens über das Glied und die
Empfindung in demselben, und diese Vermögen kehren nur
allmählich wieder in dem Maasse als der nervöse Zusammenhang wieder hergestellt wird.

Sind wir erst zu diesem Begriff eines durch den ganzen
Nerven laufenden Antriebs gelangt, so können wir uns leicht
vorstellen, dass ein empfindender Nerv ein Nerv ist, welcher,
wenn thätig, dem Centralorgan einen Antrieb zuführt, und
dass ein bewegender Nerv ein Nerv ist, welcher von diesem
Organ einen Antrieb wegführt. Deshalb nennt man auch
die ersteren zuleitende und die letzteren ableitende
Nerven. Es ist sehr zweckmässig, diese Benennungen für
die Bezeichnung der beiden grossen Klassen von Nerven
anzuwenden, denn wie wir sehen werden (§ 12), giebt es
zuleitende Nerven, welche nicht empfindend sind, während
es vielleicht auch beim Menschen, sicher bei Thieren, ableitende Nerven giebt, welche nicht bewegend sind in dem
Sinne einer Herbeiführung von Muskelzusammenziehung.
Hierher gehören z. B. die Nerven, durch welche die elektrischen Fische Entladungen von Elektricität aus besonderen
Organen veranlassen, in welchen diese Nerven vertheilt sind.
Ferner diejenigen Nerven, durch welche die Absonderung in
den Drüsen angeregt wird.]

10. Im Bau, in chemischer oder physischer Beschaffenheit giebt es keinen Unterschied zwischen zuleitenden und
ableitenden Nerven. Der Antrieb, welcher sie durchläuft,
gebraucht eine gewisse Zeit für seine Fortpflanzung; und

---

*) Ihren „nervösen Zusammenhang" sagen wir, weil ihr körper-
licher (physikalischer) Zusammenhang als Ganzes nicht unterbrochen
worden ist, sondern nur der der Substanz, welche als Leiter des nervösen Einflusses thätig ist; vielleicht ist auch nur das Leitungsvermö-
gen eines Theiles dieser Substanz gestört worden.

Man denke sich ein Telegraphenkabel von feinen, mit Quecksilber
gefüllten Kautschukröhren — ein Kniff würde den „elektrischen Zusammenhang" des Kabels unterbrechen, ohne dessen physikalischen Zusammenhang zu zerstören.

Dieser Vergleich mag nicht genau sein, aber er ist doch zum bes-
sern Verständniss des Nervenvorganges sehr geeignet.

seine Geschwindigkeit ist geringer als die vieler anderer Bewegungen, sogar geringer als die des Schalls.

Man hat entdeckt, dass während des Lebens der Stamm eines Nerven in einem Zustande elektrischer Thätigkeit ist, indem die Enden eines Nervenabschnittes in elektrischem Gegensatz zu seiner Oberfläche stehen. Wenn man also das eine Ende eines Galvanometerdrahtes mit dem abgeschnittenen Ende eines Nerven, und das andere Ende mit seiner Oberfläche verbindet, so läuft ein Strom hindurch, und die Magnetnadel des Galvanometers wird etwas, wir nehmen an bis zu 20 Grad, abgelenkt. Wird unter diesen Umständen der Nerv einem Reiz unterworfen (dessen Folge natürlich die Verbreitung eines Antriebs durch seine Theilchen ist), so vermindert sich sofort die Ablenkung der Nadel, die dann, sagen wir, auf 15 Grad fällt.

Dies nennt man die negative Schwankung des Nervenstromes, und die Wichtigkeit des Versuches beruht in dem gelieferten Beweis einer nahen Verwandtschaft zwischen der eigenthümlichen Kraft der Nervenmasse und einer bekannten Naturkraft, der Elektricität; — obgleich man sich wohl hüten muss, anzunehmen, dass beide Kräfte durchaus ein und dasselbe wären.

11. Bis hierher haben unsere Versuche sich auf die Nerven beschränkt. Wir wollen nun die Eigenschaften des Rückenmarkes in ähnlicher Weise prüfen. Schneidet man das Mark quer durch (sagen wir in der Mitte des Rückens), so werden die Beine und alle Theile, welche von unter dem Schnitt entspringenden Nerven versehen werden, unempfindlich, und keine Anstrengung des Willens kann sie in Bewegung setzen; während alle Theile über dem Schnitt ihre gewöhnlichen Fähigkeiten behalten.

Erleidet ein Mensch durch einen Unglücksfall eine Verletzung seines Rückens, so wird nicht selten das Mark so beschädigt, dass es, der Wirkung nach, wie durchschnitten ist, und dann treten Lähmung und Unempfindlichkeit in dem untern Theil des Körpers ein.

Wenn nach Durchschneidung des Marks bei einem Thier das abgeschnittene Ende an dem unteren, vom Gehirn

18*

getrennten Theil gereizt wird, so finden heftige Bewegungen
aller der Muskeln statt, welche von dem unteren Theile des
Marks, ihre Nerven empfangen, aber keine Empfindung
kommt zu Stande. Wenn man andererseits die hintere
Wurzel eines Nerven an dem Theil des Marks, welcher noch
mit dem Gehirn verbunden ist, reizt, so erfolgt starker
Schmerz, aber keine Bewegung der Muskeln in den Körpertheilen unter dem Schnitt.

12. Man kann also sagen, dass in Beziehung zum Gehirn
das Mark ein grosser gemischter, bewegender und empfindender Nerv ist. Aber es ist noch weit mehr. Denn, wenn
der Stamm eines Rückenmarksnerven durchschnitten wird,
so dass seine Verbindung mit dem Mark aufhört, vermag
eine Reizung der Haut, in welcher die empfindenden Fasern
jenes Nerven vertheilt sind, ebensowenig die Wirkung einer
Bewegung als einer Empfindung hervorzubringen.

Wenn aber das Rückenmark durchschnitten wird, so dass
seine Verbindung mit dem Gehirn aufhört, und dann ein
Reiz auf die Haut der Theile unter dem Schnitt ausgeübt
wird, so entsteht zwar keine Empfindung, wohl aber vermag
derselbe eine heftige Bewegung der Körpertheile hervorzubringen, welche von dem unteren Markabschnitt mit bewegenden Nerven versehen werden.

Daher kommt es, dass bei einem Manne, dessen Beine,
wie in dem oben angeführten Beispiel durch Verletzung des
Rückenmarks gelähmt und empfindungslos geworden sind,
Kitzeln der Fusssohlen ein krampfhaftes Zucken der Beine
verursacht. Und es lässt sich im Allgemeinen als Thatsache
hinstellen, dass, so lange beide Wurzeln der Rückenmarksnerven mit dem Mark verbunden bleiben, die Reizung
irgend eines zuleitenden Nerven im Stande ist, eine Erregung in einigen oder sämmtlichen zu dieser Verbindung
gehörigen ableitenden Nerven hervorzubringen.

Durchschneidet man das Mark ein zweites Mal in einiger
Entfernung unterhalb des ersten Schnittes, so werden die
ableitenden Nerven unter dem zweiten Schnitt nicht länger
von einer Reizung der über dem Schnitt liegenden zuleitenden Nerven beeinflusst, sondern nur durch die darunter

liegenden. Oder in anderen Worten, damit ein zuleitender
Reiz durch das Rückenmark in einen ableitenden verwandelt
werde, muss der zuleitende Nerv mit dem ableitenden Nerven
in ununterbrochener Verbindung vermittelst der unverletzten
Masse der Rückenmarksubstanz stehen.

Dieses eigenthümliche Vermögen des Rückenmarkes,
zugeleitete in abgeleitete Erregungen zu verwandeln, ist das-
jenige, wodurch es sich, physiologisch betrachtet, als ein
Centralorgan von einem gewöhnlichen Nerven unterscheidet.
Man nennt diese übertragende Wirkung des Rückenmarks
Reflexthätigkeit [und die dadurch hervorgebrachten
Bewegungen Reflexbewegungen]. Nur die graue Masse
ist es, welche diese Fähigkeit besitzt, und nicht die weisse
Substanz des Rückenmarks.

13. Die Zahl der durch Reflexthätigkeit des Rückenmarks erregten ableitenden Nerven ist durchaus nicht abhängig von der Zahl der zuleitenden, welche der die Reflexthätigkeit hervorrufenden Reizung unterworfen worden sind.
Auch bringt eine einfache Erregung des zuleitenden Nerven
keineswegs eine entsprechende Einfachheit in Anordnung
und Folge der reflectirten Bewegungs-Antriebe mit sich.
Kitzeln der Fusssohle ist eine sehr einfache Erregung der
zuleitenden Fasern ihrer Nerven; aber um die Muskelthätigkeit zu erzeugen, durch welche die Beine heraufgezogen
werden, muss eine grosse Menge ableitender Fasern in
geregelter Vereinigung wirksam sein. In der That ist in der
Mehrzahl der Fälle eine Reflexthätigkeit eher wie ein Befehl zu betrachten, den ein zuleitender Nerv dem Rückenmark ertheilt, und den es ausführt, als wie ein blosses
Ueberspringen des zuleitenden Triebes in die ersten ihm
offenstehenden ableitenden Kanäle.

14. So ist das Rückenmark zum Theil ein blosser Vermittler von Eindrücken nach und von dem Gehirn, zum
Theil aber ein unabhängiges Nervencentrum mit der Fähigkeit, zusammengesetzte Bewegungen zu verursachen, sobald
es von einem zuleitenden Nerven einen Antrieb erhält.

Betrachten wir es als Leiter, so entsteht die Frage:
Leiten alle seine Theile gleichmässig alle Arten von Ein-

drücken? Oder werden gewisse Arten von Eindrücken nur
durch bestimmte Theile des Markes weitergeführt?

Die folgenden Versuche liefern eine theilweise Antwort
auf diese Fragen: — Wenn man die vordere Hälfte der
weissen Masse auf der Rückenseite des Markes durchschneidet, ist der Wille nicht länger fähig, irgend welchen Einfluss
auf die Muskeln auszuüben, welche mit Nerven von dem
unteren Mark-Abschnitt versehen sind. Ein ähnlicher Schnitt,
durch die hintere Hälfte der weissen Masse in dieser Gegend
geführt, hat keine Einwirkung auf die Vermittlung von
Willensantrieben. Es ist daher klar, dass im Rückentheile
des Markes Nervenerregungen von dem Gehirn nur durch
die vordere Hälfte der weissen Masse geleitet werden.

Man kann nun die hintere Hälfte der weissen Masse an
einem Punkt und die vordere Hälfte an einem etwas höheren
Punkt durchschneiden, so dass alle weissen Fasern durch
den einen oder den anderen Querschnitt getrennt werden,
ohne im Geringsten den stofflichen Zusammenhang des
Markstranges zu stören oder die graue Masse zu verletzen.
Wenn dies geschehen ist, wird Reizung der empfindenden
Nerven, welche mit Theilen unterhalb des Schnittes in Verbindung stehen, die Empfindung von Schmerz so stark wie
immer erregen. Daraus folgt, dass die zuleitenden Antriebe,
welche Schmerz erregen, wenn sie das Gehirn erreichen,
durch die graue Masse wandern und fortgeleitet werden.
Und man hat durch Versuche gefunden, dass, so lange nur
ein kleiner Theil der grauen Masse ganz bleibt, diese zuleitenden Triebe in wirksamer Weise vermittelt werden. Son-
derbar ist es dagegen, dass Reizung der grauen Masse selbst
keinen Schmerz verursacht. Wenn eine Hälfte des Rückenmarkes, sagen wir die rechte, gänzlich quer durchgeschnitten
wird, bis zur Mitte, so dass jeder Zusammenhang sowohl der
weissen als der grauen Masse zwischen seinem oberen und
unteren Theil unterbrochen wird, und man übt einen Reiz
auf die Haut der rechten Seite des Körpers unterhalb der
Schnittlinie aus, so verursacht dies ebenso sehr Schmerz wie
sonst, aber jede Willenskraft hört in den Muskeln der Seite
auf, welche von dem unteren Theil des Markes mit Nerven

versehen wird. Daraus ersieht man, dass die Kanäle, durch
welche die zuleitenden Reize befördert werden, von der Seite
des Markes, auf welcher sie eintreten, auf die entgegengesetzte
überspringen; während die ableitenden, vom Gehirn ausge-
sandten Antriebe an derselben Seite des Markes entlang
laufen, an der sie austreten.

Wenn dem nun so ist, dann ist es auch klar, dass ein
Längendurchschnitt, der genau durch die Mitte des Markes
geführt würde, in hohem Grade das Empfindungsvermögen
beider Körperseiten vermindern, wenn nicht sogar ganz
zerstören müsste, die Muskeln aber vollkommen unter der
Herrschaft des Willens liesse. Und allerdings ist durch
Versuche entdeckt worden, dass dies der Fall ist.*)

15. Wir haben nun die Verrichtungen des Rückenmarkes,
als ein Ganzes genommen, kennen gelernt. Aber gewisse
Stellen an diesem Organ scheinen mit der besonderen Aufgabe betraut, als Centren jener Gefässnerven zu dienen,
welche die Muskeln der Gefässe und vieler Eingeweide
versehen. So werden z. B. die Muskelwände der das Ohr
und die Kopfhaut im Allgemeinen versorgenden Blutgefässe,
wie schon erwähnt, durch Nervenfasern zum Zusammenziehen gebracht, welche unmittelbar vom Sympathicus her-
kommen. Dennoch entspringen diese Fasern nicht in den
sympathischen Ganglien, sondern durchschreiten diese nur
auf ihrem Wege vom Rückenmark, in dessen oberem Hals-
theile sie sich sämmtlich nachweisen lassen. Wenigstens
ist dies der einzige Schluss, der sich aus den Thatsachen
ziehen lässt, dass eine Reizung des Markes in dieser Gegend

----

*) [Anm. Die Angaben verschiedener Forscher über diese äusserst
schwierigen Punkte sind nicht ganz übereinstimmend, und die im
Text vorgetragene Lehre ist daher vielleicht in einigen Punkten ungenau, wenigstens was die vollständige Kreuzung der die Empfindung
leitenden Bahnen anlangt. Dahingegen findet sicher eine Kreuzung
aller Leitungsbahnen bei dem Uebergange aus dem Rückenmark ins
Gehirn statt, so dass alle Erregungen, welche rechts im Gehirn
entstehen, in der linken Körperhälfte zur Erscheinung kommen und
umgekehrt.]

dieselbe Wirkung hat wie eine Reizung der Gefässnerven selbst, und dass Zerstörung dieses Theiles des Rückenmarkes dieselben lähmt.

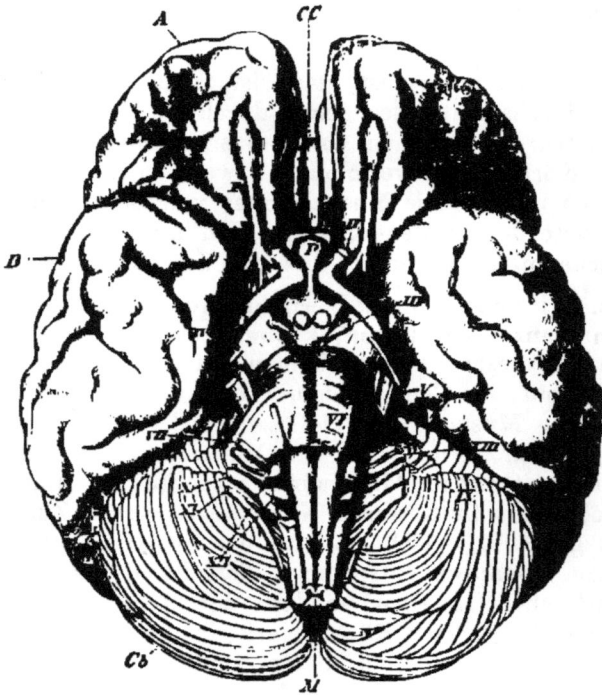

Fig. 71.

Die untere Fläche des Gehirnes. *A*, der Stirnlappen; *B*, der Schläfenlappen der Grosshirnhemisphären; *CC*, der Balken; *Cb*, das kleine Gehirn; *M*, das verlängerte Mark; *P*, der Hirnanhang; *I*, der Riechnerv; *II*, der Sehnerv; *III*, *IV*, *VI*, die Nerven der Augenmuskeln; *V*, Trigeminus oder Gefühlnerv des Gesichtes; *VII*, der Facialis oder Bewegungsnerv des Gesichtes; *VIII*, der Hörnerv; *IX*, der Zungen-Schlundkopfnerv; *X*, der Lungenmagennerv; *XI*, der Accessorius oder Beinerv; *XII*, der Zungenfleischnerv, welcher die Muskeln der Zunge versorgt. Die Nummer *VI* steht auf der Varolsbrücke; die breiten Bündel, welche man jederseits zwischen dem 3ten und 4ten Nerven sieht, sind die Hirnschenkel.

Die graue Masse des oberen Theiles des Rückenmarkes ist also ein gefässbewegendes Centrum für Kopf und Gesicht.*)

16. Das Gehirn (Fig. 71.) ist ein verwickeltes Organ, das aus mehreren Theilen besteht, dessen hinterster das verlängerte Mark heisst und an seinem unteren Ende unmerklich in das Rückenmark, dem es im Bau gleicht, übergeht.

Indessen nach oben hin verbreitet es sich sehr, und der Centralkanal, der sich mit ihm ausbreitet, wird zu einer grossen Höhlung, die (abgesehen von gewissen anatomischen Einzelheiten) nach oben weit geöffnet erscheint. Diese Höhlung wird die vierte Hirnhöhle genannt. Ueber derselben ist gelagert eine grosse, geschichtete Masse, das kleine Gehirn (s. Cb. Fig. 71. 72. 73). Dieses Organ sendet nach jeder Seite mehrere Schichten querverlaufender Fasern aus, welche unter dem Gehirn quer fortziehen und in der Mittellinie seiner untern Fläche zusammenstossend eine Art Brücke (die Varolsbrücke genannt, s. Fig. 71.) an der Vorderseite des verlängerten Markes bilden. Die Längsfasern des verlängerten Markes laufen unter und zwischen jenen Schichten von Querfasern nach vorne und werden vor der Brücke als zwei breite auseinandergehende Bündel, welche die Hirnschenkel heissen, sichtbar. (S. Fig. 71.) Ueber den Hirnschenkeln liegt eine Masse von Nervensubstanz, welche sich in vier halbkugelförmige Erhöhungen erhebt und welche den Namen der Vierhügel trägt (C. Q. Fig. 73). Zwischen diesen und den Hirnschenkeln führt ein schmaler Gang von der vierten Hirnhöhle in die sogenannte dritte oder Mittelhirnhöhle. Die Mittelhirnhöhle ist ein enger Hohlraum, eingeschlossen von zwei grossen Massen von Nervensubstanz, den Sehhügeln, in welche die Hirnschenkel übergehen. Das Dach der Mittelhirnhöhle ist eine einfache Haut, und ein eigenthümlicher Körper von unbe-

---

*) [Anm. Neuere Untersuchungen haben dargethan, dass alle Gefässnerven des ganzen Körpers sich durch das Rückenmark hindurch bis in das Gehirn verfolgen lassen, wo ein gemeinschaftliches Centralorgan für alle gelegen ist.]

kanntem Zweck, die Zirbeldrüse, steht in Verbindung mit ihm. Der Boden der Mittelhirnhöhle läuft in eine Art Trichter aus, der in einem andern unbekannten Organ, dem sogenannten Hirnanhang endigt. (*Pt.* Fig. 73.)

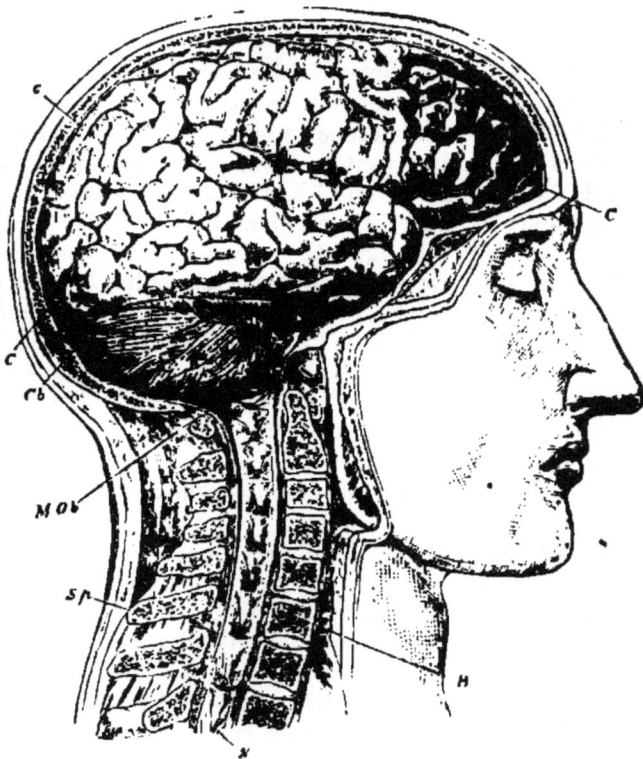

Fig. 72.

Seitenansicht des Gehirnes und des oberen Theiles des Rückenmarkes, nach Entfernung aller die Nervencentren bedeckenden Theile. *CC.* die gewundene Oberfläche der rechten Grosshirnhemisphäre; *Cb*, das Kleinhirn; *M. Ob.*, das verlängerte Mark; *B*, die Wirbelkörper; *Sp*, die Spitzenfortsätze der Wirbel; *N*, das Rückenmark mit seinen Nerven.

Die Mittelhirnhöhle ist an der Vorderseite durch eine dünne Schicht von Nervensubstanz verschlossen, aber nach aussen von dieser führt auf beiden Seiten durch die Grenzwand der Mittelhirnhöhle eine Oeffnung in zwei grosse Hohlräume, welche die Mitte der Grosshirnhemisphären einnehmen und die Seitenhirnhöhlen heissen. Jede Hirnhemisphäre breitet sich nach hinten, nach unten und nach vorne in ebenso viele Lappen aus und die Seitenhirnhöhlen zeigen entsprechende Verlängerungen oder Hörner.

Den Boden der Seitenhirnhöhle bildet eine Masse von Nervensubstanz, welche der Streifenhügel heisst und die aus dem Sehhügel kommenden Fasern empfängt. (Fig. 73 C. S.)

Die Hemisphären sind so gross, dass sie alle übrigen Theile des Gehirnes überragen und bei der Ansicht von oben bedecken. Ihre aneinanderstossenden Flächen sind in dem grösseren Theil ihrer Ausdehnung durch eine mittlere Spalte getrennt, aber nach unten sind sie durch eine dicke Masse von Querfasern, den sogenannten Balken, verbunden (s. Fig. 71. CC.).

Die äusseren Oberflächen der Hemisphären sind durch Aufrollungen oder Windungen, sowie zahlreiche tiefe Spalten oder Furchen, in welche die dünne Hirnhaut eindringt, ausgezeichnet. Eine grosse und tiefe Spalte trennt den vorderen von dem mittleren Theil der Hemisphäre und heisst die Sylvi'sche Grube. (Fig. 72.)

17. Im verlängerten Mark ist die Anordnung der weissen und der grauen Masse im Wesentlichen dieselbe wie im Rückenmark, das heisst die weisse Masse ist die äussere, die graue die innere. Aber im Kleinhirn und den Hirnhemisphären befindet sich die graue Masse von Aussen und die weisse im Innern, während im Sehhügel und Streifenhügel graue und weisse Masse abwechselnd untereinander gemischt sind.

18. Nerven gehen vom Gehirn paarweise aus; in der Anzahl von zwölfen folgen sie aufeinander, von vorne nach hinten gerechnet, folgendermassen:

Das erste Paar sind die Riechnerven und das zweite

die Sehnerven. Beider Verrichtungen sind schon beschrieben worden.

Die Nerven des dritten Paares heissen Augen-Bewegungsnerven, weil sie alle Augenmuskeln, ausser zwei, mit Bewegungsfasern versorgen.

Die Nerven des vierten und des sechsten Paares versehen je einen Augenmuskel auf jeder Seite; das vierte den oberen schrägen, und das sechste den äusseren geraden Muskel. Die Augenmuskeln, so klein und dichtgedrängt sie sind, erhalten also doch ihre Nervenreize von drei verschiedenen Nerven.

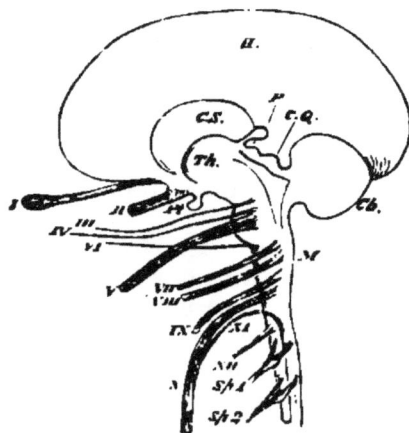

Fig. 73.

Schematische Darstellung der einzelnen Hirntheile in ihrer gegenseitigen Lagerung und des Ursprunges der Hirnnerven. — *H*, die Hirnhemisphären; *CS*, die Streifenhügel; *Th*, der Sehhügel; *P*, die Zirbeldrüse; *Pt*, der Hirnanhang; *C. Q.* die Vierhügel; *Cb.*, das Kleinhirn; *M.* das verlängerte Mark; I—XII die zwölf Hirnnervenpaare; *Sp.* 1, *Sp.* 2, die beiden obersten Rückenmarknervenpaare.

Die Nerven des fünften Paares sind sehr dick. Sie entspringen mit zwei Wurzeln, einer bewegenden und einer empfindenden, und gleichen auch darin einem Rückenmarksnerven, dass sie ein Ganglion an der empfindenden Wurzel

haben. Dieser Nerv versieht die Gesichtshaut [mit empfindenden Fasern] und die Kiefermuskeln [mit Bewegungs-
fasern] und heisst, wegen seiner Theilung in drei Aeste der
dreigetheilte Nerv (n. trigeminus).

Das siebente Paar versieht die Gesichtsmuskeln und
einige andere Muskeln mit bewegenden Nerven und heisst.
daher Gesichtsnerv.

Das achte Paar sind die Hörnerven. Da das siebente
und das achte Nervenpaar die Schädelhöhle zusammen verlassen, werden sie oft, und besonders von englischen Anatomen, als ein Paar gerechnet und als der harte Theil (Gesichtsnerven) und der weiche Theil (Hörnerven) des
„siebenten" Paares unterschieden.

Das neunte Paar, nach unserer Zählung, die Zungenschlundkopfnerven sind gemischte Nerven, indem ein
jeder theils Geschmacksnerven theils bewegende Nerven für
die Schlundkopfmuskeln enthält.

Das zehnte Paar wird durch die beiden herumschweifenden oder Lungen-Magen-Nerven (n. vagus
oder pneumogastricus) gebildet. Diese sehr wichtigen Nerven
und das nächste Paar sind die einzigen Gehirnnerven, welche
in vom Kopf entfernten Körperstellen sich ausbreiten. Die
herumschweifenden Nerven versehen den Kehlkopf, die
Lungen, die Leber und den Magen [und Darm], und Zweige
von ihnen stehen mit dem Herzen in Verbindung.

Das elfte Paar, die Rückenmarks-Beinerven
genannt, unterscheiden sich wiederum beträchtlich von allen
übrigen, indem sie aus den Seiten des Rückenmarkes, zwischen den vorderen und hinteren Wurzeln der Rückennerven
entspringen. Sie gehen, auf ihrem Wege Fasern aufnehmend,
zum verlängerten Mark hinauf und verlassen den Schädel
durch dieselbe Oeffnung wie die herumschweifenden und die
Zungenschlundkopfnerven. Sie sind [nach der Meinung
einiger Physiologen] nur bewegende Nerven, während die
herumschweifenden vorherrschend empfindend oder wenigstens zuleitende Nerven sind. Da auf jeder Seite die Zungen-
schlundkopf- die herumschweifenden und die Beinerven

zusammen den Schädel verlassen, werden sie häufig zu einem Paar zusammengefasst und demnach als „achtes" gezählt.

Die letzten beiden Nerven werden nach dieser Zählweise zum „neunten" Paar, sind aber in Wirklichkeit das zwölfte Paar und heissen Zungenfleischnerven. Sie sind die bewegenden Nerven für die Zungenmuskeln.

19. Von diesen Nerven verdienen die beiden vordersten Paare nicht eigentlich diesen Namen, sondern sie sind vielmehr Fortsätze des Gehirns. Die Riechnerven sind Verlängerungen der Hirnhemisphären, die Sehnerven Verlängerungen der Wände der Mittelhirnhöhle; und es ist bemerkenswerth, dass es nur diese beiden Paare, so zu sagen, falscher Nerven sind, welche in einem anderen Theil des Gehirns, als im verlängerten Mark entspringen — während alle anderen wahren Nerven unmittelbar oder mittelbar bis in diesen Theil des Gehirns sich zurückverfolgen lassen; nur bei den Riech- und den Sehnerven ist dies nicht möglich.

20. Dieser Umstand allein schon lässt erwarten, dass das verlängerte Mark ein äusserst wichtiger Theil der Hirn-Rückenmarkaxe ist und eine Verletzung desselben üble Folgen von der ernstesten Art nach sich zieht.

Ein blosser Nadelstich auf einer Seite des Bodens der vierten Hirnhöhle bringt sofort eine Vermehrung der Zuckermenge im Blute hervor so dass ein Theil des Zuckers unzersetzt durch die Nieren abgesondert wird. Und so verursacht diese geringe Verletzung des verlängerten Markes die Krankheit, welche Zuckerharnruhr genannt wird.

Eine ausgedehntere Verletzung hemmt die Athmungsvorgänge, indem das verlängerte Mark das Nervencentrum ist, welches die Zusammenziehungen der Athmungs-Muskeln bewirkt und die Athmungs-Pumpe in Thätigkeit erhält.

Sind die Verletzungen des verlängerten Marks von der Art, dass sie die Wurzeln des herumschweifenden Nerven heftig reizen, so tritt in der schon beschriebenen Weise

(s. Vorlesung II.) durch die Unterbrechung der Herzbewegung der Tod ein.

21. Die zuleitenden Antriebe, welche durch das Mark auf das Gehirn übertragen werden und daselbst Empfindung erwecken, kreuzen sich, wie wir gesehen haben, und gehen von einer Hälfte des Marks auf die andere über, unmittelbar nachdem sie durch die hinteren Wurzeln der Rückenmarksnerven hineingetreten sind [oder doch am unteren Ende des Gehirnes selbst]; während die ableitenden, die von dem Gehirn ausgehenden Willensantriebe durch das ganze Mark auf derselben Seite hindurchgehen, auf der sie durch die vorderen Wurzeln beziehentlich austreten sollen. Aber in dem unteren und vorderen Theile des verlängerten Markes kreuzen sich auch die Leitungsbahnen für diese, und man sieht, wie die weissen, sie leitenden Fasern in der sogenannten Kreuzung der vordern Pyramiden (Fig. 71.) von links nach rechts und von rechts nach links übergehen. Daher lähmt denn eine jede Verletzung der Nervenfasern, welche Bewegungsantriebe vom Gehirn ableiten, in einem Punkt oberhalb jener Kreuzung die Muskeln des Körpers und der Glieder auf der entgegengesetzten Seite des Körpers.

Eine Trennung eines der Hirnschenkel, sagen wir des rechten, verursacht also Lähmung der linken Seite des Körpers und der Glieder, und das so behandelte Thier fällt auf die linke Seite über, weil die Glieder dieser Seite nicht länger im Stande sind, sein Gewicht aufrecht zu halten.

Aber da die von dem Gehirn selbst abgegebenen bewegenden Nerven sich nicht in dieser Weise kreuzen, so folgt, dass eine Verletzung oder Krankheit in einem gegebenen Punkt auf einer Seite des verlängerten Marks, welche zugleich den Lauf der Willensantriebe leitenden Bahnen nach dem Rückenmark und die Anfänge der Hirn-Bewegungsnerven trifft, dieselbe Seite des Kopfes, auf der die Verletzung stattfand, aber die entgegengesetzte Seite des Körpers ergreift.

Wenn z. B. der linke Gesichtsnerv an seinem Ursprung verletzt wird und die Willensantriebe leitenden, bewegen-

den Fasern, die nach dem Rückenmark gehen, an dem oberen
Theile des verlängerten Marks zerstört sind, so werden die
Gesichtsmuskeln der linken Seite gelähmt und die Gesichts-
züge nach der andern Seite gezerrt, indem die Muskelthätigkeit der rechten Seite keinen Widerstand mehr findet. Aber
es ist der rechte Arm, das rechte Bein, überhaupt die rechte
Seite des Körpers, welche gleichzeitig gelähmt werden.

22. Die Verrichtungen der meisten Theile des Gehirns,
welche vor dem verlängerten Mark liegen, sind bis jetzt nur
ungenügend erkannt; aber es steht fest, dass ausgedehnte
Verletzung oder Entfernung der Hirnhemisphären dem
Verstand und der Willenskraft ein Ende macht und das
Thier in dem Zustand einer Maschine zurücklässt, welche
nur durch die Reflexthätigkeit der übrigen Hirn-Rückenmarksaxe noch in Thätigkeit geräth.

Es kann daher keinem Zweifel unterliegen, dass die
Hirnhemisphären der Sitz von Kräften sind, welche wesentlich zur Hervorbringung der Erscheinungen dienen, die wir
Verstand und Willen nennen; nur fehlt es an jedem aus-
reichenden Beweis dafür, dass die Offenbarung einer besonderen Seite der geistigen Befähigung auch jedesmal der
Thätigkeit einer besonderen Stelle der Hirnhemisphären
zuertheilt wäre.

23. Aber auch während die Hirnhemisphären vollständig
und im ungestörten Besitz ihrer Kräfte sind, bewirkt das
Gehirn Bewegungen, welche vollkommen der Reflexthätigkeit des Rückenmarkes gleichen.

Wenn die Augenlider bei einem Lichtblitz oder vor einem
angedrohten Schlag blinzeln, findet eine Reflexthätigkeit
statt, bei welcher die zuleitenden Nerven die Sehnerven, die
ableitenden die Gesichtsnerven sind. Wenn ein schlechter
Geruch eine Gesichts-Verzerrung verursacht, ist es eine
Reflexthätigkeit vermittelst derselben bewegenden Nerven,
während die Riechnerven die zuleitenden Bahnen bilden.
In diesen Fällen muss die Reflexthätigkeit also durch das
Gehirn bewirkt werden, da alle betheiligten Nerven Gehirnnerven sind.

Wenn der ganze Körper bei einem starken Geräusch plötzlich zusammenfährt, verursacht der zuleitende Hörnerv einen Antrieb, welcher auf das verlängerte Mark übergeht und von da aus die grosse Mehrzahl der bewegenden Nerven des Körpers erregt.

24. Man kann einwenden, dass dieses bloss mechanische Thätigkeiten sind und nichts mit den Verrichtungen zu thun haben, welche wir mit dem Verstand in Beziehung bringen. Aber man betrachte nur, was ·bei einer solchen Handlung, wie lautes Lesen ist, vorgeht. In diesem Fall muss oder sollte die ganze Aufmerksamkeit des Verstandes auf den Gegenstand des Buches gerichtet sein; während doch eine Menge feiner Muskelbewegungen vor sich geht, deren sich der Leser nicht im Geringsten bewusst ist. So wird das Buch in der Hand gehalten, in der richtigen Entfernung vom Auge; die Augen werden hin und her über die Zeilen und an den Seiten auf und nieder bewegt. Ferner gehören zur Hervorbringung der Sprache die auf das Genaueste ange-passten und äusserst schnellen Bewegungen der Muskeln der Lippen, der Zunge und der Kehle sowie der Kehlkopf- und Athmungs-Muskeln. Vielleicht steht auch der Leser und begleitet das Lesen mit entsprechenden Geberden. Und dennoch kann eine jede dieser Muskelthätigkeiten ausgeführt werden, ohne dass ihm das Geringste davon, ausser dem Sinn der Worte im Buch, zum Bewusstsein kommt. Mit anderen Worten, es sind Reflexthätigkeiten.

25. Die dem Rückenmark eigenen Reflexthätigkeiten sind natürliche und in dem Bau des Rückenmarks und den Eigenschaften seiner Bestandtheile bedingt. Mit Hilfe des Gehirnes können wir eine Unzahl künstlicher Reflex-thätigkeiten erlangen. Das heisst, eine Thätigkeit mag un-sere ganze Aufmerksamkeit und Willenskraft erfordern bei ihrer ersten oder zweiten oder dritten Ausübung, aber bei häufiger Wiederholung wird sie gewissermassen Theil unserer Organisation und wird dann ohne Willenskraft und selbst ohne Bewusstsein ausgeführt.

Wie Jedermann weiss, braucht ein Soldat lange Zeit, um sein Exercitium zu lernen — z. B. dass er sich in die richtige Stellung bringt, im Augenblick sowie der Befehl „Achtung!" gehört wird. Aber nach einiger Zeit folgt die That auf das Wort, ob der Soldat daran denkt oder nicht. Es giebt eine Geschichte, die glaublich genug ist, obgleich sie nicht wahr sein mag; wie ein Spassmacher, der einen entlassenen alten Soldaten sein Mittagbrod nach Hause tragen sieht, plötzlich „Achtung!" rief, worauf der Mann sofort seine Hände nach unten streckte und Fleisch und Kartoffeln in der Gosse verschwanden. Das Exercitium war gründlich gewesen, und seine Wirkungen hatten sich in dem Bau seiner Nerven verkörpert.

Die Möglichkeit jeglicher Erziehung und Ausbildung (militärisches Drillen ist nur eine besondere Form einer solchen) beruht in dem Vorhandensein dieses Vermögens des Nervensystems, bewusste Thätigkeiten in mehr oder weniger unbewusste oder Reflex-Verrichtungen umzugestalten. Es kann als eine Regel aufgestellt werden, dass wenn zwei geistige Zustände häufig und lebhaft zusammen oder hintereinander hervorgerufen werden, die spätere Hervorbringung des einen genügt, um den andern hervorzurufen, und zwar geschieht dies, ob wir es wünschen oder nicht.

Die Aufgabe der Erziehung des Verstandes ist es nun, solche unauflösliche Verbindungen von unseren Vorstellungen der Dinge zu schaffen in der Ordnung und Verbindung, in welcher sie in der Natur vorkommen; die Aufgabe der moralischen Erziehung ist es, ebenso fest die Vorstellungen böser Thaten mit denen des Schmerzes und der Erniedrigung und die guter Thaten mit denen der Freude und Veredelung zu vereinen.

26. Das sympathische Nervensystem besteht hauptsächlich aus einer doppelten Kette von Ganglien, die zu beiden Seiten vor der Wirbelsäule liegen und untereinander und mit den Rückenmarksnerven durch Verbindungsstränge verbunden sind. Von diesen Ganglien gehen Nerven aus, welche zum grössten Theil der Vertheilung der Gefässe folgen, aber in der Brust und der Bauchhöhle grosse Netzwerke oder Geflechte über das Herz und um den Magen bilden. Es ist wahrscheinlich, dass eine grosse Menge der

Fasern des sympathischen Nervensystems von dem Rückenmark herkommt; aber ein Theil entspringt auch aller Wahrscheinlichkeit nach in den Ganglien des sympathischen
Systems selbst. Die sympathischen Nerven beeinflussen die
Muskeln der Gefässe im Allgemeinen und die des Herzens,
des Darmkanals und einiger anderer Eingeweide, und es
scheint, dass ihre Ganglien Centren der Reflexthätigkeit der
von diesen Organen kommenden zuleitenden Nerven sind.
Aber die bewegenden Nerven der Gefässe stehen, wie wir
gesehen haben, unter dem Einfluss besonderer Theile des
Gehirns, wenn sie auch ihr Weg durch sympathische Ganglien führt.

ZWÖLFTE VORLESUNG.

Histologie oder der feinere Bau der Gewebe.

1. Die verschiedenen Organe und Theile des Körpers, deren Verrichtungen nun beschrieben worden sind, sind nicht nur durch das Auge und das Messer des Anatomen zu sondern in Häute, Nerven, Muskeln, Knochen, Knorpel u. s, w.; sondern jedes dieser Gewebe ist noch mit Hilfe des Mikroskops einer feineren Zerlegung fähig in eine gewisse Zahl kleinster Bestandtheile, welche, wenigstens für unsere heutige Kenntniss, die letzten Baubestandtheile des Körpers sind.

2. Es giebt eine Zeit, wo der menschliche Körper oder vielmehr die Anlage zu demselben durchweg von gleichem Bau ist, indem er aus einer mehr oder weniger durchsichtigen Grundsubstanz besteht, in welcher kleine, rundliche Theilchen von abweichendem Aussehen vertheilt sind. Diese Theilchen werden Kerne genannt. Die Grundsubstanz aber, in welcher diese Kerne eingebettet sind, zertheilt sich schon früh in kugelige Massen, deren jede einen Kern einschliesst und diese nehmen die Form von Bläschen oder Zellen an, sodass dann die ganze Masse aus Zellen besteht, deren jede einen Kern enthält.

Mit der fortschreitenden Entwickelung vermehren sich die Kerne dieses noch nicht Verschiedenheiten zeigenden Gewebes, indem sie sich theilen, und die getheilten wieder theilen und so fort; aber die Masse, in welche die Kerne eingebettet sind, verändert sich nun auf verschiedene Weise sowohl in chemischer Beziehung als auch in den Formen,

und so entstehen die Verschiedenheiten, durch welche die
vollkommen ausgebildeten Gewebe sich von einander unterscheiden.

[Zunächst verdichten sich die Massen, welche die einzelnen Kerne umgeben, häufig an ihrer Oberfläche und bilden eine festere Zellwand, welche sich vom Zelleninhalt
unterscheiden lässt. Stossen die Zellen nicht einfach aneinander, sondern bleibt noch zwischen den Zellen eine besondere Masse, so wird diese Zwischenzellenmasse (Inter-
cellularsubstanz) genannt.]

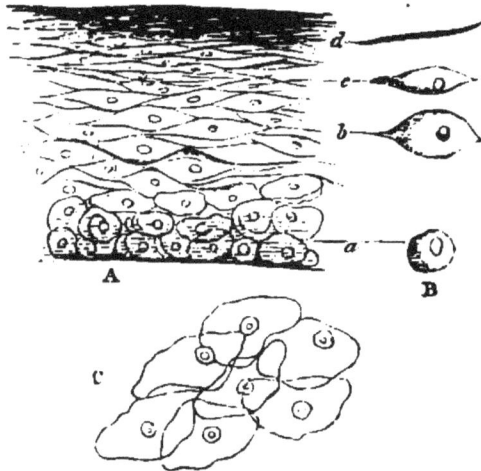

Fig. 74.

A. **Querschnitt durch ein Epidermis- oder Epithellager,** Schichten
von Zellen zeigend, welche um so mehr abgeplattet sind, je näher sie der freien
Oberfläche liegen.

B. **Seitenansicht von Epidermiszellen;** die verschiedenen Formen
sind den entsprechenden Lagern der Fig. *A*. entnommen.

C. **Flächenansicht der oberen Zellen** aus der Höhe *d*. Vergrösserung
etwa 250.

3. Unter den nur aus Zellen gebildeten Geweben bieten
die Oberhaut, Epidermis und Epithelium, den einfachsten
Bau nächst den schon früher beschriebenen Blut- und Lymph-

körperchen (Vorl. III). Diese Gewebe wachsen fortwährend
an ihren tieferen Schichten, während die oberflächlichen
abgestossen werden.

Die tieferen Schichten bestehen aus einem Lager solcher
kugeliger, mit Kernen versehener Zellen, wie sie oben beschrieben worden, und vermehren sich fortwährend an Zahl
durch Theilung der Zellen und Kerne. Die neugebildeten
Zellen drängen die älteren gegen die Oberfläche, welche auf
dem Wege dahin nach und nach abgeplattet werden und in
ihren Wänden eine hornige Beschaffenheit annehmen. Endlich an der Oberfläche angekommen, sind sie nur noch todte,
hornige Schüppchen und werden abgestossen (Fig. 74).

Epithel von der eben beschriebenen Art wird geschich-
tetes Epithel genannt. Man findet es im Munde, und man
kann eine grosse Menge solcher Schüppchen erhalten durch
Abschaben von der Innenseite der Lippen.

In anderen Theilen des Ernährungsschlauches, z. B. in
den Eingeweiden, stehen die oberflächlichen ausgewachsenen
Zellen dicht aneinander, sind der Länge nach ausgezogen
und senkrecht auf die Richtung der Schleimhaut aufgestellt.
Solches Epithel wird Cylinderepithel genannt (Fig. 75).

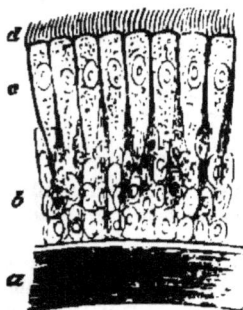

Fig. 75.

Flimmerepithel. a das gefässhaltige Gewebe der Schleimhaut unterhalb
des Epithels; b das tiefe Lager junger Epithelzellen; c die cylindrischen ausgewachsenen Zellen; d die Wimperhärchen. — Vergrösserung etwa 300.

In manchen Drüsen, wie z. B. den Bauchdrüsen, bleiben die Epithelzellen kugelig.

Flimmerepithel gehört meist zu der Form des Cylinderepithels und unterscheidet sich von diesem nur dadurch, dass die freie Oberfläche der Zellen ein oder mehrere, fortwährend in schwingender Bewegung begriffene feine Wimpern oder Härchen trägt (Fig. 75).

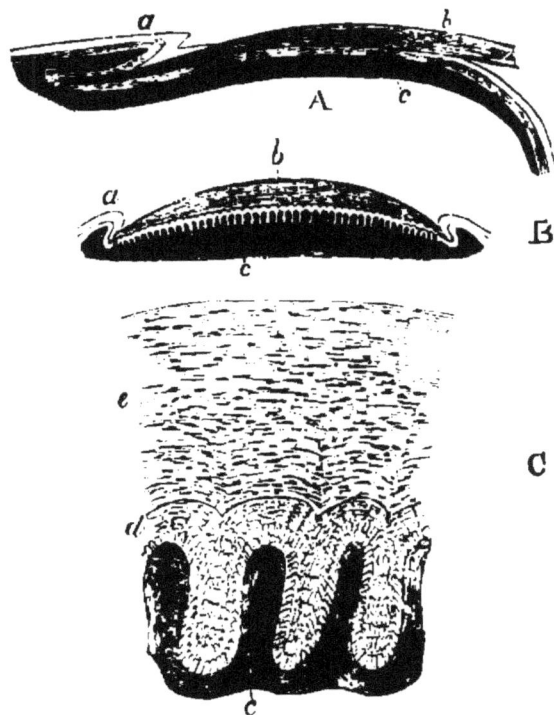

Fig. 76.

A. **Längsschnitt durch einen Fingernagel.** *a* die Falte am Grunde des Nagels; *b* der Nagel; *c* das Nagelbett.

B. **Querschnitt durch den Nagel.** *a* schmale Seitenfalte der Oberhaut; *b* der Nagel; *c* das Nagelbett mit seinen Rillen oder Riefen.

C. **Ein Theil der Fig.** *B,* beträchtlich vergrössert. *c* die Riefen; *d* das tiefe Lager der Epidermis; *e* die zur Nagelsubstanz verschmolzenen verhornten Schuppen der Epidermis. — Vergrösserung etwa 200.

4. An gewissen Stellen der Oberhaut geht die Epidermis eine Umwandlung in Nägel und Haare ein.

Unterhalb eines jeden Nagels ist das tiefe Lager der Oberhaut eigenthümlich verändert, um das Nagelbett zu bilden. Es ist sehr gefässreich und zu zahlreichen, parallelen Rillen oder Riefen erhoben, gleichsam langgestreckten Papillen (Fig. 76, *B*, *C*). Die Oberflächen aller dieser Rillen sind mit wachsenden Epidermiszellen bedeckt, welche in dem Maasse, als sie sich abplatten und in Hornmasse verwandeln, in eine zusammenhängende Platte, den Nagel, zusammenschmelzen. Am hinteren Theile des Nagelbettes bildet die Oberhaut eine tiefe Falte, von deren Grunde in ganz gleicher Weise neue Epidermiszellen sich an den Nagel ansetzen, welcher auf diese Weise gezwungen ist, sich allmählich vorzuschieben.

Indem der Nagel so fortwährend von unten und von hinten her Nachwuchs empfängt, gleitet er vorwärts auf seinem Bett und springt über das Fingerende vor, wo er sich abstösst oder abgeschnitten wird.

5. Die Haare sind ebenso wie die Nägel aus verschmolzenen, verhornten Epidermiszellen gebildet, aber statt nur theilweise in eine Falte der Oberhaut eingebettet zu sein, sind sie ursprünglich ganz in eine Art von Tasche, den sogenannten Haarsack eingeschlossen, auf dessen Grunde eine Papille, welche einer einzigen Nagelrille entspricht, sich erhebt. Das Haar entwickelt sich aus den oberflächlichen Epidermiszellen, welche die Papille bekleiden, indem diese verhornen und zu dem Haarschaft zusammenschmelzen. Indem diese verhornten und verschmolzenen Zellen fortwährend durch neuen Nachwuchs von unten ersetzt werden, welche dann ihrerseits dieselbe Umwandlung erleiden, wird der Schaft des Haares nach aussen gedrängt, bis er seine volle ihm zukommende Länge erreicht hat. Dann hört er an seinem Grunde zu wachsen auf, und die alte Papille mitsammt dem Haarsack sterben ab, doch nur erst, nachdem ein neuer Sack und eine neue Papille sich gebildet haben durch Ausstülpung aus der Seitenwand der alten. Somit ist die Grundlage zu einem neuen Haar gegeben. Der Schaft eines Kopfhaares besteht aus einer inneren Seele oder Mark-

masse, von lockerer, wenig zusammenhängender Beschaffenheit, welche zuweilen Luft einschliesst; aus einer Rindenschicht, welche das Mark umgiebt, und aus langgestreckten,
verhornten und mit einander verschmolzenen Zellen besteht;
endlich aus einer äusseren Deckhaut, die aus flachen
Hornplättchen besteht, welche der Quere nach so um den
Schaft angeordnet sind, dass eines mit seinen Rändern über
das andere übergreift, wie dichtgelegte Dachziegel. Die oberflächlichen Epidermiszellen des Haarsackes verschmelzen
gleichfalls mit ihren Rändern und verwandeln sich so in eine
Scheide, welche die Wurzel des Haares umfasst und gewöhnlich mit dem Haare entfernt wird, wenn man dieses
auszieht.

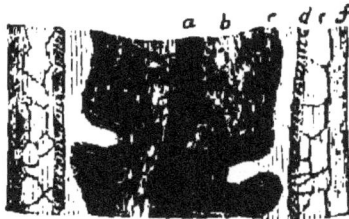

Fig. 77.

Stück eines Haarschafts innerhalb des Sackes. Das Haar ist mit
kaustischer Soda behandelt worden, wodurch [die Theilchen aufgequollen und]
das Haar gewunden geworden ist. *a,* das Mark; *b,* die Rindenschicht; *c,* die
Deckhaut des Schaftes; *d,* und *e,* innere und äussere Scheide der Haarwurzel;
f, Wand des Haarsackes.— Vergrösserung etwa 200.

Zwei Talgdrüsen öffnen sich gewöhnlich in den Haarsack
nahe seiner Mündung und versehen das Haar mit einer Art
natürlicher Pomade; und dünne Bündel glatter Muskelfasern
sind so mit dem Haarsack verbunden, dass sie ihn aus seiner
gewöhnlichen schiefen Lage rechtwinkelig zur Hautoberfläche stellen, wenn sie sich verkürzen (s. Fig. 28, *B*).

Diese Muskeln verkürzen sich durch den Einfluss der
Kälte und des Schreckens, und verursachen dann „Gänse-
haut" und dass einem „die Haare zu Berge stehen."

6. Auch die Linse ist aus veränderten Epidermiszellen gebildet, nämlich aus den Epidermiszellen eines Theiles der Oberhaut, welcher sich in einem gewissen Zeitpunkt der Entwickelung des Körpers nach innen einstülpt und die ganze vordere Augenkammer bildet. Die Epidermiszellen wachsen dann zu langen Fasern aus, aus denen die Linse besteht.

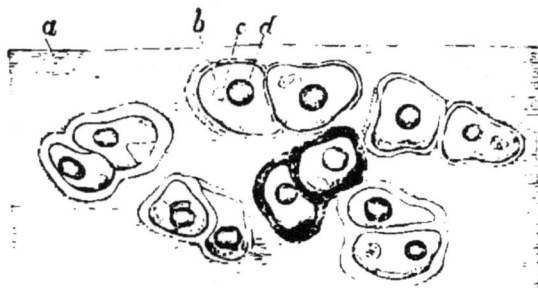

Fig. 78.

Schnitt durch Knorpel. *a*, die Grundmasse; *b*, Zellgruppen; *c*, Kerne derselben; *d*, Fetttröpfchen in den Zellen.— Vergrösserung 350.

7. K n o r p e l. Während Epidermis und Epithel nur an den freien Oberflächen der Organe vorkommen, findet man das Knorpelgewebe nur in der Tiefe. (s. Vorl. VII). Es besteht aus einer halb-durchsichtigen, zähen, elastischen Masse, welche beim Kochen einen eigenthümlichen, [dem Leim ähnlichen] Stoff, Chondrin genannt, giebt und eine grosse Zahl kleiner Höhlungen enthält, in welchen einzelne, mit Kernen versehene Zellen oder Gruppen solcher liegen. (Fig. 78.) Diese Zellen vermehren sich durch Theilung. Die Knorpel enthalten keine Gefässe oder doch nur solche, welche aus benachbarten Theilen in sie eindringen.

8. B i n d e g e w e b e (auch Faser - oder Zellgewebe genannt). Dieses Gewebe, das verbreitetste von allen im Körper, besteht aus Bändern oder Strängen oder Scheiden einer weisslichen Masse, welche ein wellig-faseriges Aussehen hat und leicht in unzählige feine Fäden zerspalten werden kann. In Wasser gekocht schwillt es auf und giebt L e i m.

Auch bei Zusatz starker Essigsäure quillt es auf und wird durchsichtig, indem es sein faseriges Aussehen vollkommen verliert. Dabei werden zwei Bestandtheile des Gewebes sichtbar, auf welche die Essigsäure nicht verändernd

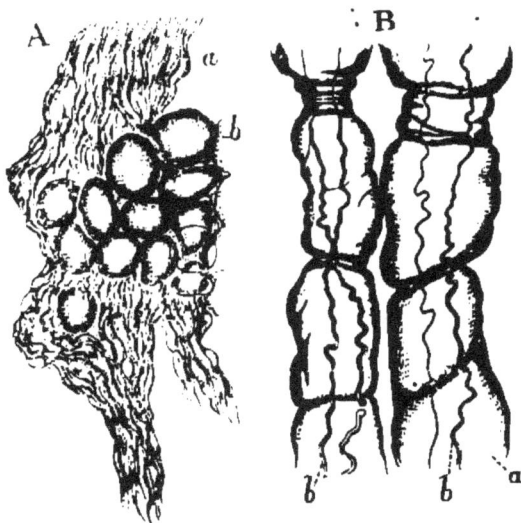

Fig. 79.

Bindegewebe. *A*, im unveränderten Zustande; *a*, Bindegewebe; *b*, Fettzellen.— *B*, mit Essigsäure behandelt; *a*, die aufgequollene leimgebende Masse: *b*, elastische Fasern.— Vergrösserung 300.

einwirkt, nämlich Kerne und elastische Fasern von verschiedenen Graden der Feinheit. Wird die Essigsäure wieder durch ein schwaches Alkali gesättigt, so nimmt das Bindegewebe wieder seine frühere Undurchsichtigkeit und sein gefasertes Aussehen an. Die Kerne des Bindegewebes stammen von denen ab, welche in dem ursprünglichen Gewebe vorkamen, aus dem das Bindegewebe hervorgegangen ist, während die elastischen Fasern und die leimgebenden Fasern aus einer Umwandlung der Grundmasse hervorgegangen sind. Die Menge der elastischen Fasern, welche dem leim-

gebenden Gewebe beigemischt sind, ist in den verschiedenen
Theilen des Körpers sehr ungleich. Zuweilen ist sie so gross,
dass ein hoher Grad von Elasticität das ganze Gewebe aus-
zeichnet [und man es deshalb elastisches Gewebe nennt].

Bänder und Sehnen sind Nichts als einfache Stränge
oder Streifen eines sehr dichten Bindegewebes. In manchen
Körpertheilen ist das Bindegewebe mehr oder weniger gemischt
mit Knorpelgewebe oder in dieses eingeschoben. Man nennt
diese Gewebe Faser-Knorpel. (S Vorl. VII.)

9. Fettzellen sind in dem Bindegewebe überall zerstreut, zuweilen aber in grossen Mengen angehäuft. Sie sind
kugelige Säckchen mit einer sehr zarten Haut, welcher an
einer Seite ein Kern anliegt, mit Fettmasse prall angefüllt.
Die festeren Fette krystallisiren manchmal nach dem Tode
innerhalb der Zellen. Aether zieht das Fett aus und lässt
die leeren Säcke zusammengefallen zurück (Fig. 80).

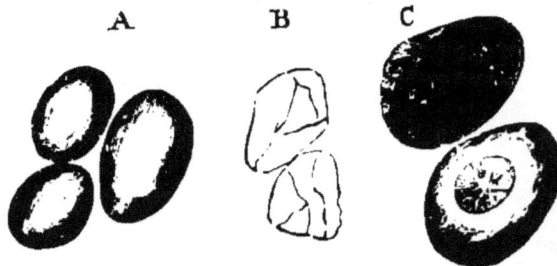

Fig. 80.

Fettzellen. *A*, im natürlichen Zustande; *B*, zusammengefallen nach Ausziehung des Fettes mit Aether; *C*, mit Fettkrystallen im Inneren.— Vergrösserung etwa 350.

Beträchtliche Anhäufungen von Fettzellen sind stets
vorhanden in einzelnen Theilen des Körpers, wie in der
Augenhöhle, um das Herz und um die Nieren herum; an
anderen Stellen aber hängt die Menge, in der sie sich
anhäufen, sehr von dem Ernährungs-Zustande ab. Sie
können gleichsam als ein Vorrath angesehen werden, welchen der Körper aufgespeichert hat aus dem Ueberschuss der

aufgenommenen Nahrung über den durchschnittlichen Verbrauch. [Diese Fettanhäufungen finden hauptsächlich unter der Haut und an dem Gekröse der Eingeweide statt, und bei· langwierigen Krankheiten oder aus sonstigen Gründen eintretender mangelhafter Ernährung schwindet dieses Fett, und der Körper magert ab.]

10. Pigmentzellen oder Farbzellen sind entweder Zellen der Epidermis und des Epithels, in welchen gefärbte Körnchen abgelagert sind, oder sie sind eigenthümliche Zellen der tieferen Körpertheile, in denen eine gleiche Ablagerung stattgefunden hat. Die Farbe der Aderhaut und der Regenbogenhaut des Auges z. B. rührt von der Anwesenheit einer Schicht solcher Zellen her.

11. Die Knochen sind im Wesentlichen aus einer thierischen Grundmasse gebildet, welche von Salzen von kohlensaurem und phosphorsaurem Kalk durchdrungen ist, und in welcher zerstreut kleine Höhlungen liegen, von welchen viele Verzweigungen ausgehen. Diese Kanälchen der verschiedenen Hohlräume hängen unter einander zusammen und bilden so ein verwickeltes Netz von Hohlräumen. Wenn die Salze des Knochens durch verdünnte Säuren ausgezogen worden sind, sieht man, dass in jedem Hohlraum ein Kern gelegen ist; und zuweilen erscheint die Zwischenmasse fein gefasert. In getrockneten Knochen sind die Hohlräume gewöhnlich mit Luft gefüllt. Wenn ein dünner Schnitt eines solchen Knochens, wie dies gewöhnlich geschieht, mit Wasser und einem dünnen Gläschen bedeckt, unter dem Mikroskop betrachtet wird, so wird das durch die Hohlräume gehende Licht durch die Luft in denselben so gebrochen, dass es nicht ins Auge gelangen kann. Sie erscheinen daher schwarz. Deshalb glaubte man früher, diese Hohlräume seien feste Körperchen, welche die Kalksalze des Knochens einschlössen, und deshalb nannte man sie Knochenkörperchen (Fig. 81, C).

Alle Knochen, die ganz kleinen ausgenommen, sind von schmalen Kanälen durchbohrt, welche durch zusammenhängende Seitenzweige ein Netzwerk bilden und Blutgefässe enthalten, die durch mehr oder weniger Bindegewebe und

Fettmasse gestützt werden. Sie heissen Haversi'sche

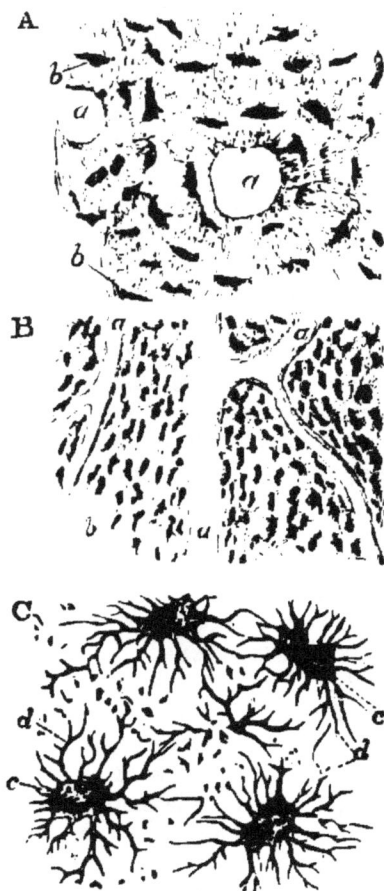

Fig. 81.

A. **Querschnitt eines Knochens.** *aa*, zwei Haversi'sche Kanäle; *b*, Knochenkörperchen oder richtiger Lücken.— Vergrösserung 250.

B. **Längsschnitt eines Knochens** mit Haversi'schen Kanälen (*a*, *a*) und Knochenkörperchen (*b*).— Vergrösserung etwa 100.

C. **Knochenkörperchen** (*c*) mit ihren verzweigten Kanälen (*d*).— Vergrösserung etwa 600.

Kanäle (Fig. 81, *A*, *B*). Sie münden schliesslich alle an der Oberfläche des Knochens und dort hängen die in ihnen enthaltenen Gefässe mit denen der Knochenscheide zusammen, einer Hülle von festem Bindegewebe, welche den ganzen Knochen umgiebt und Beinhaut oder Periost genannt wird.

Viele lange Knochen, wie z. B. das Oberschenkelbein, sind in der Mitte ausgehöhlt zu einer beträchtlichen Höhle, welche grosse Mengen Fett enthält, das durch ein zartes, an Blutgefässen reiches Bindegewebe, Mark oder Knochenmark *(medulla ossea)* genannt, getragen wird. Die inneren Enden der Haversi'schen Kanäle hängen mit dieser Höhle zusammen, und ihre Gefässe gehen unmittelbar in die des Markes über.

Macht man einen Schnitt durch einen Knochen, welcher Haversi'sche Kanälchen enthält, so sieht man, dass die Knochenkörperchen in Kreisen um die Haversi'schen Kanälchen angeordnet sind, so dass die Knochensubstanz geschichtet erscheint; und wenn eine Markhöhle besteht, so wird sie von mehr oder weniger solcher Schichten von Knochenmasse umgeben.

Diese Anordnung rührt her von der Art, wie der Knochen wächst. An der Stelle eines jeden Knochens findet sich anfänglich entweder Knorpel oder Bindegewebe, wesentlich verändert von seinem ursprünglichen Zustande als Grundgewebe. Wenn die Verknöcherung beginnt, so dringen die Blutgefässe der Nachbartheile in das verknöchernde Gewebe ein, und die Kalksalze lagern sich rund um die Gefässe ab. Diese Kalksalze durchdringen das ganze verknöchernde Gewebe mit Ausnahme der unmittelbaren Nachbarschaft der Kerne, rings um welche ein Raum, das sogenannte Knochenkörperchen zurückbleibt. Die Knochenkörperchen und deren Ausläufer sind also Lücken, welche rings um einen Kern in der verknöchernden Masse ausgespart wurden, woraus sich erklärt, warum im fertigen Knochen innerhalb eines jeden Knochenkörperchens ein Kern gefunden wird.

Der fertig gebildete Knochen bleibt nicht während des Lebens unverändert, sondern wird fortwährend abgenutzt und wiederersetzt in allen seinen Theilen. Nichtsdestoweniger findet das Wachsthum des Knochens der Regel nach nur durch Anlagerung an seinen freien Enden und Oberflächen statt. So wachsen demnach die Schädelknochen an Dicke an ihren Oberflächen und an Breite an ihren Rändern, wo sie durch sogenannte Nähte sich verbinden; und wenn die Nähte ein Mal geschlossen sind, so hören die Knochen auf, in die Breite zu wachsen.

Die Knochen der Gliedmaassen, welche an die Stelle vollkommener knorpeliger Vorbilder treten, wachsen auf zweierlei Weise. Der Knorpel, aus dem sie entstehen, wächst und verbreitert sich an seinen Enden, bis der Knochen seine volle Grösse erreicht hat, und bleibt bis zum Lebensende als Gelenkknorpel zurück. Aber in der Mitte des Knochens, dem Schafte, wächst der Knorpel nicht mit der Zunahme in den Maassen des Knochens, sondern wird bekleidet mit aufeinanderfolgenden Lagen von Knochenmasse, welche durch den Theil der Knochenhaut, welche dem Knorpel am nächsten liegt, hervorgebracht werden. Der so gebildete Knochenschaft wird nun nach und nach hohl in seinem Innern, wo die Markhöhle entsteht, so dass zuletzt der ursprüngliche Knorpel vollkommen verschwindet.*)

Wenn die Verknöcherung beginnt, werden die Kalksalze nicht gleichmässig durch die ganze Masse des Vorläufer-Knorpels oder Bindegewebes abgelagert, sondern sie beginnen sich an besonderen Punkten, den sogenannten Verknöcherungspunkten, niederzuschlagen und verbreiten sich von diesen durch den Knochen. Ein langer Knochen hat gewöhnlich mindestens drei Verknöcherungspunkte, einen für den mittleren Theil oder Schaft, und einen für jedes Ende; und

*) Anmerkung. [Die hier vorgetragenen Lehren über das Knochenwachsthum galten bis vor Kurzem unbestritten und werden noch jetzt von Vielen getheilt. In neuester Zeit sind jedoch durch Versuche und Beobachtungen viele Thatsachen bekannt geworden, welche diese Lehre sehr erschüttern und zu beweisen geeignet sind, dass das Wachsthum der Knochen nicht so ganz und gar von dem abweicht, welches wir an anderen Körpertheilen beobachten.]

erst im Alter des vollendeten Wachsthums vereinigen sich
die drei so entstandenen Massen zu einem Knochen.

12. Die Zähne sind unter allen Organen den Knochen
am verwandtesten und sind in der That theilweise aus wahrer
Knochenmasse gebildet, welche jedoch hier den Namen
Kitt oder Cement führt; aber ihre Hauptbestandtheile
sind zwei andere Gewebe, welche Zahnmasse und
Schmelz genannt werden.

Jeder Zahn besteht aus einer Krone, welche frei liegt,
und einer oder mehreren Wurzeln, welche in einer Höhlung
eingelassen sind, die von den Kieferbeinen und der derben
Mundschleimhaut, dem Zahnfleisch, gebildet wird. Die
Grenzlinie zwischen der Krone und den Wurzeln heisst der
Hals des Zahnes. Im Inneren des Zahnes ist eine Höhle,
welche mit der Aussenfläche durch Kanäle zusammenhängt,
welche durch die Zahnwurzeln verlaufen und an deren
Spitzen münden. Dieses ist die Markhöhle oder Pulpahöhle. In ihr liegt ein sehr gefässreiches und nervenreiches

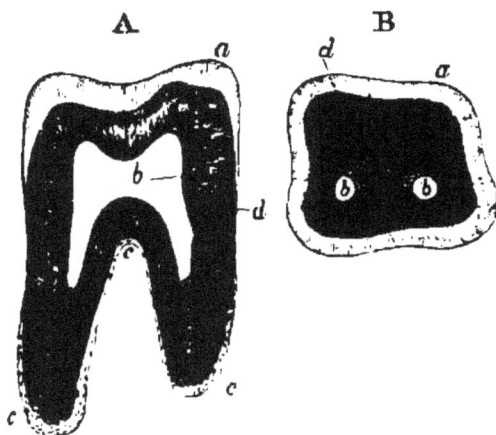

Fig. 82.

A. Längschnitt, *B.* Querschnitt durch einen Zahn. — *a,* Schmelz
der Krone; *b,* die Pulpahöhle; *c,* Kitt der Wurzeln; *d,* Zahnmasse. — Vergrösserung etwa 3 mal.

HUXLEY, Physiol. Vorlesungen. 20

Gewebe, die Zahnpulpa, welche unten durch die Oeffnungen der Zahnwurzeln mit der Schleimhaut des Zahn
fleisches zusammenhängt.

Der Hauptbestandtheil des Zahnes ist die Zahnmasse
(Dentin), eine dichte verkalkte Masse, welche weniger
organische Bestandtheile enthält als Knochen und ausserdem
von diesem sich durch die Abwesenheit von Knochenkörperchen und deren Fortsätzen unterscheidet. Statt dieser
zeigt sie unzählige, feine, gleichlaufende wellige Röhrchen,
welche seitliche Zweige abgeben. Die weiteren Enden dieser
Röhrchen öffnen sich in die Pulpahöhle, während die engeren
äusseren Enden sich auf der Oberfläche der Zahnmasse verzweigen und selbst in den Schmelz oder den Kitt sich
erstrecken können (Fig. 83, *C*).

Der Schmelz besteht aus sehr dünnen sechsseitigen
Fasern, welche dicht an einander gesetzt sind, Seite an Seite
rechtwinkelig zu der Oberfläche der Zahnmasse. Er
bedeckt die Zahnkrone bis zum Halse, gegen welchen hin
der Zahnschmelz sich verdünnt und an den Kitt angrenzt
(Fig. 82, *A*, *B*).

Der Schmelz ist das härteste Gewebe des Körpers und
enthält nicht mehr als 2 p. C. organischer Bestandtheile.

Der Kitt bekleidet die Wurzeln und hat die Beschaffen-
heit wahren Knochens; doch da er nur in einer dünnen
Lage vorkommt, enthält er keine Haversi'schen Kanälchen
(Fig. 83, *C*).

13. Die Entwickelung der Zähne beginnt lange vor der
Geburt. Eine Furche erscheint im Zahnfleisch an jeder
Seite jedes Kiefers; und im Grunde dieser Furche erheben sich je fünf gefäss- und nervenhaltige Papillen, im
Ganzen also zwanzig zusammen. Die Wände der Furche
wachsen zusammen zwischen und über jeder Papille, und
diese werden dadurch jede in ein sogenanntes Zahnsäckchen eingeschlossen.

Jede Papille nimmt nach und nach die Form des zu-
künftigen Zahnes an. Zunächst findet die Ablagerung von
Kalksubstanz an der Spitze der Papille statt und erstreckt
sich dann bis zu ihrem Grunde. In der Krone nimmt der Nie-

derschlag die Form von Schmelz und Zahnmasse an; in der
Wurzel von Kitt und Zahnmasse. Wie der Niederschlag
wächst, verdrängt er die Masse der Papille, von welcher ein

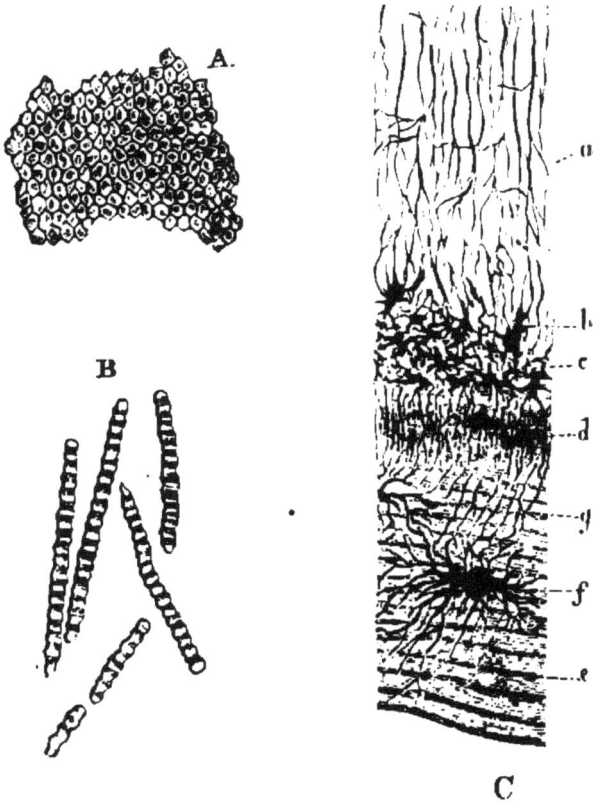

Fig. 83.

A. Schmelzfasern im Querschnitt gesehen.
B. Schmelzfasern, gesondert und von der Seite gesehen.
C. Zahnschnitt an der Verbindungsstelle von Zahnmasse und Kitt.
— a, Zahnmasse mit ihren Röhrchen; b, c unregelmässige Höhlen, in welche
die Röhrchen münden; d, feine Röhrchen, die von den Höhlen ausgehen;
e Kitt; f, g, Kanälchen und Knochenkörperchen des Kittes. — Vergrösserung
etwa 400.

Rest als Zahnpulpa zurückbleibt. Die vollständig ausgebildeten Zähne drücken auf die oberen Wände der Säckchen,
in welche sie eingeschlossen sind, und indem sie die mehr
oder weniger vollständige Aufsaugung dieser Wände bewirken, brechen sie sich ihren Weg nach Aussen: Die Zähne
sind dann, wie man sagt, d u r c h g e s c h n i t t e n.

Dieses Durchschneiden der ersten Zähne, welche h i n -
f ä l l i g e Z ä h n e oder M i l c h z ä h n e genannt werden, beginnt
etwa sechs Monate nach der Geburt und endigt mit dem
zweiten Lebensjahr. Es sind ihrer im Ganzen zwanzig,
nämlich acht S c h n e i d e z ä h n e, vier A u g e n - oder H u n d s -
z ä h n e und acht M a h l z ä h n e.

Jedes Zahnsäckchen der Milchzähne giebt, sobald es
gebildet ist, eine kleine Verlängerung ab, welche innerhalb
des Kiefers zu liegen kommt und eine Papille entwickelt,
von welcher ein neuer Zahn gebildet wird. So wie der
letztere an Grösse zunimmt, drückt er auf die Wurzel des
ihm vorhergehenden Milchzahnes und bewirkt dadurch die
Aufsaugung der Wurzel und das schliessliche Ausfallen des
Milchzahnes, an dessen Stelle er selbst tritt. Auf diese
Weise wird jeder Milchzahn durch einen d a u e r n d e n Z a h n
ersetzt. Diesen Wechsel nennt man die S c h i c h t u n g. Die
dauernden Schneidezähne und Hundszähne sind breiter als
Milchzähne des gleichen Namens, sonst aber unterscheiden
sie sich wenig von ihnen. Die dauernden Mahlzähne, welche
an die Stelle der Milchmahlzähne treten, sind klein und ihre
Kronen haben nur zwei Spitzen, weshalb sie auch die
z w e i g e s p i t z t e n genannt werden. Sie haben niemals mehr
als zwei Wurzeln.

14. Somit haben wir nun zwanzig dauernde Zähne kennen
gelernt. Aber im erwachsenen Zustand hat der Mensch
zweiunddreissig Zähne, indem noch zwölf Mahlzähne zu den
zwanzig Zähnen hinzukommen, welche den Milchzähnen
entsprechen und diese ersetzen. Wenn das fünfte oder hinterste Zahnsäckchen der Milchzähne gebildet ist, so schliesst
sich der hinter diesem liegende Theil der Furche gleichfalls,
dehnt sich nach dem hinteren Theile des Kiefers aus und
theilt sich in drei Zahnsäckchen. In diesen bilden sich

Papillen und aus ihnen die grossen, dauernden hinteren
Mahlzähne, welche vier oder fünf Spitzen auf ihren vier-
eckigen Kronen haben und im Oberkiefer gewöhnlich drei
Wurzeln haben.

Der erste von diesen, der vorderste dauernde Mahlzahn
jeder Seite, ist der erste aller dauernden Zähne, welcher
durchschneidet, und erscheint im Alter von sechs Jahren
Der letzte oder hinterste Mahlzahn ist der, welcher auch zu
allerletzt hervorkommt, da er gewöhnlich nicht vor dem Alter
von einundzwanzig bis zweiundzwanzig Jahren durchbricht.
Deshalb hat er auch den Beinamen „Weisheitszahn."

15. Von Muskeln giebt es zwei Arten, quergestreifte
und glatte. Die quergestreiften, zu welchen alle gewöhnlichen Muskeln der Gliedmaassen und des Rumpfes gehören,
sind aus Bündeln von Fasern zusammengesetzt, welche gewöhnlich an ihren Enden an Strängen oder Bändern von
Bindegewebe, den Sehnen befestigt sind (S. Vorl. VII).
Die Bündel sind eingehüllt in Bindegewebe und durch
solches zusammengehalten. In ihm verlaufen die Gefässe und
Nerven des Muskels, und zuweilen bildet es eine dichte Scheide
an der Aussenfläche des Muskels, eine sogenannte Fascie.

In die eigentliche quergestreifte Muskelfaser
treten weder Gefässe noch Bindegewebe ein. Jede Faser ist
in der That in eine Scheide eingehüllt, welche von einer
dichten elastischen, durchsichtigen und ganz gleichartigen
Haut gebildet wird, dem Muskelfaserschlauch oder
Sarcolemma.

Dieser Schlauch ist nicht der Zusammenziehung fähig,
aber seine Elasticität erlaubt ihm, sich sehr genau den Formveränderungen der in ihm enthaltenen, mit der Fähigkeit
der Zusammenziehung begabten Masse anzupassen.

Diese zusammenziehungsfähige Masse bietet im unver-
schrten Zustande eine sehr scharf ausgeprägte Querstreifung
dar, indem sie scheinbar aus Scheiben einer dunkleren Masse
besteht, welche regelmässig mit anderen von mehr durch-
sichtigem Stoffe abwechseln. Eine schwächere Längsstreifung
ist gleichfalls wahrnehmbar. Wenn der Muskelfaserschlauch
zerstört wird, so zerfällt die zusammenziehungsfähige Masse

entweder in Scheiben (Fig. 84 *C*), oder noch häufiger und
leichter theilt sie sich in feine Fäserchen, sogenannte **Fibrillen** (Fig. 85, *A*, *B*), deren jede, in durchfallendem Lichte
betrachtet, abwechselnd helle und dunkle Theile zeigt in
Abständen, welche genau den Abständen der Querstreifen
in der ganzen Faser entsprechen. Hier und da sieht man
Kerne in der zusammenziehungsfähigen Masse innerhalb des
Schlauches.

Im Herzen sind die Muskelfasern quergestreift und haben

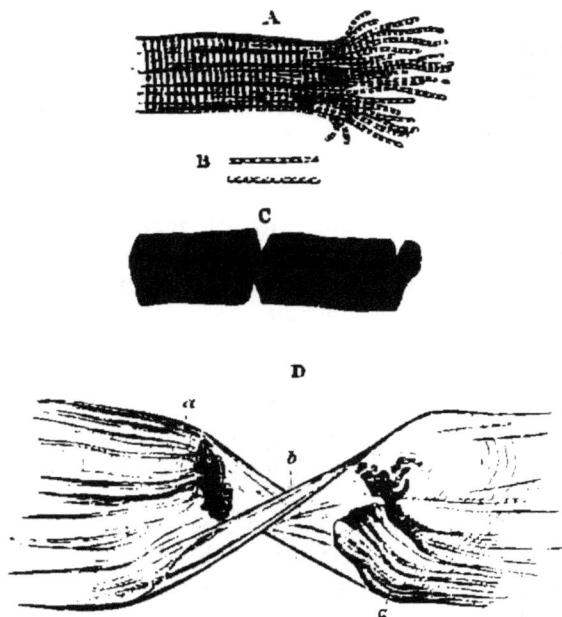

Fig. 84.

A. Eine **Muskelfaser**, welche ihrer Scheide beraubt ist und an einem Ende
in **Fibrillen** zerfällt.
B. Einzelne **Fibrillen**.
C. Eine **Muskelfaser**, welche in Scheiben zerfällt.
D. Eine **Muskelfaser**, welche gedreht worden; die eigentliche Muskelmasse
(*a*) ist zerrissen, während der Muskelschlauch (*b*) nicht nachgegeben hat.
— Vergrösserung etwa 350.

im Wesentlichen denselben Bau, wie er eben beschrieben
worden, aber sie besitzen keinen Muskelfaserschlauch..

Glatte Muskelfasern sind längliche, bandähnliche Fasern, ohne Querstreifung, deren jede einen stäbchenförmigen
Kern trägt. Diese Fasern zerfallen nicht in Fibrillen und
haben keinen Schlauch.

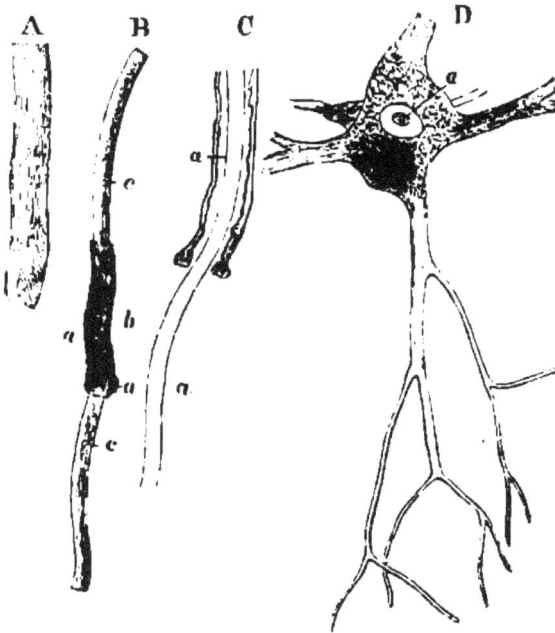

Fig. 85.

A. **Nervenfaser** im frischen, unveränderten Zustande.
B. **Nervenfaser,** an welcher ein grosser Theil der Scheide und des geronnenen
Inhalts (*a b*) von dem Axencylinder (*c*) abgestreift ist.
C. **Nervenfaser,** deren obererer Theil noch Scheide und geronnenen Inhalt
bewahrt hat, während der Axencylinder (*a*) nackt daraus hervorragt.
D. **Ganglienkörperchen.** — *a* Kern mit Kernkörperchen.
Vergrösserung etwa 350 mal.

16. Das Nervengewebe enthält zweierlei Bestandtheile, Nervenfasern und Ganglienkörperchen. Ge-

wöhnliche Nervenfasern, wie sie die wesentlichen Bestandtheile aller Nerven mit Ausnahme des Geruchsnerven ausmachen, sind während des Lebens oder im ganz frischen
Zustande runde Fasern von klarem, etwas öligem Aussehen. Aber kurze Zeit nach dem Tode tritt eine Art von
Gerinnung in der Faser ein, und sie erscheint dann zusammengesetzt aus einer sehr zarten, vollkommen gleichmässigen
Haut, welche eine Röhre bildet, in deren Mitte ein
fester Faden, der sogenannte Axencylinder verläuft.
Zwischen dem Axencylinder und der Röhre befindet sich
eine Flüssigkeit, aus welcher eine feste, stark lichtbrechende
Masse sich niedergeschlagen hat und der Röhrenwand anliegt.

Dieses ist die Beschaffenheit aller breiteren Nervenfasern,
welche Seite an Seite zusammen in den Nervenstämmen
liegen, aneinander geheftet durch zartes Bindegewebe und
eingeschlossen in eine Scheide von eben diesem Gewebe,
welche Nervenscheide oder Neurilemma genannt wird
und nicht mit der oben erwähnten zarten Scheide der einzelnen Nervenfaser zu verwechseln ist. In den Nervenstämmen
bleiben die Fasern vollkommen getrennt von einander, selten,
wenn überhaupt, theilen sie sich. Aber wenn die Nervenfasern in die Centralorgane eindringen und wenn sie sich
ihren Endigungen im Körper nähern, dann theilen sie sich
häufig in Zweige. In einigen Fällen werden sie nach und
nach feiner und feiner, bis zuletzt Axencylinder, Scheide
und deren Inhalt nicht mehr zu unterscheiden sind, und der
Nerv eine gleichmässige Faser wird, deren letzte Endigungen
in den Sinnesorganen und den Muskeln noch nicht hinreichend genau bekannt sind.

17. In Vorlesung VIII. ist eigenthümlicher Körperchen
Erwähnung gethan, welche Tastkörperchen heissen. Sie
sind eiförmige Massen eigenthümlich umgeformten Bindegewebes, die mit den Nervenenden in den Papillen oder
Wärzchen der Haut zusammenhängen. In Fig. 86 sind vier
solcher Papillen zu sehen, welche durchsichtig gemacht sind,
und deren Epidermis abgestreift ist. Die grösste enthält ein
Tastkörperchen (*e*).

Im Gehirn und Rückenmark andererseits ist es festgestellt,

dass in vielen Fällen die feinen Enden der Nervenfasern mit den Fortsätzen der Ganglienzellen zusammenhängen.

18. Die Fasern des Geruchsnerven sind platte blasse Fasern, an welchen keine Unterscheidung zwischen Axencylinder, Inhalt und Hülle gemacht werden kann, welche jedoch in gewissen Abständen der Länge nach Kerne enthalten.

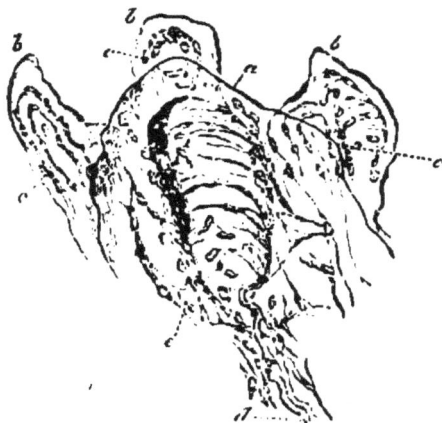

Fig. 86.

Hautpapillen von der Fingerhaut. *a,* eine grosse Papille, welche ein Tastkörperchen (*e*) mit seinen Nerven (*d*) enthält; *b,* andere Papillen, welche keine Körperchen, aber Gefässschlingen (*c*) enthalten. — Vergrösserung etwa 300 mal.

19. Ganglienkörperchen werden hauptsächlich in den Centralorganen des Nervensystems, in den Ganglien der hinteren Nervenwurzeln und in denen des Sympathicus gefunden. Aber sie kommen auch anderweitig vor, namentlich in einigen Sinnesorganen (s. Vorl. IX.). Sie sind kugelige Körper mit einem Hohlraum in der Mitte, in welchem ein Kern liegt (Fig. 85, *D, a*). Jedes sendet einen, zwei oder mehr Fortsätze aus, welche sich öfter theilen und wieder theilen und welche theils mit den Fortsätzen anderer Ganglienkörper zusammenhängen, theils in Nervenfasern übergehen.

ZUSAMMENSTELLUNG

einiger wichtiger anatomischer und physiologischer Zahlenwerthe.

[Vorbemerkung. In der folgenden Zusammenstellung sind statt der englischen Maass- und Gewichtsangaben die entsprechenden Werthe in metrischen Maassen und Gewichten von mir eingefügt worden. I. R.]

Das Gewicht des menschlichen Körpers kann im Durchschnitt auf 70 Kilogramme angenommen werden.

I. Allgemeine Statistik.

Solch ein Körper enthält etwa:

	Kilogr.
An Muskeln und deren Anhängen	30,8
„ Knochen	10,8
„ Haut	4,8
„ Fett	12,7
„ Gehirn	1,4
„ Brusteingeweiden	1,1
„ Baucheingeweiden	5,0
	66,6 *

	Kilogr.
Oder an Wasser	40
„ an festen Stoffen	30

---

* Fügt man hierzu 3,4 Kilogramm Blut, welche Menge man leicht aus dem Körper entfernen kann, so erhält man das Gesammtgewicht von 70 Kilogramm. Eine beträchtliche Blutmenge wird jedoch immer in den Haargefässen und kleineren Gefässen zurückbleiben und muss mit den verschiedenen Geweben verrechnet werden. Die gesammte Blutmenge hat man neuerdings zu ungefähr $1/13$ des Körpergewichts berechnet, was etwa 5,5 Kilogramm ergeben würde.

Die festen Stoffe bestehen aus den Elementen Sauerstoff, Wasserstoff, Kohlenstoff, Stickstoff, Phosphor, Schwefel, Silicium, Chlor, Fluor, Kalium, Natrium, Calcium, (Lithium) Magnesium, Eisen, (Mangan, Kupfer, Blei) und können in folgende Abtheilungen gebracht werden:

Eiweisskörper, Stärkekörper, Fette, Mineralstoffe.

Solch ein Körper verliert in 24 Stunden:

an Wasser etwa . . . . 2,5 Kilogr.

an anderen Stoffen etwa . . 1,7 „

darunter ist an Kohlenstoff 250 Gramm, an Stickstoff 80 Gramm, an Mineralstoffen 100 Gramm; er verliert in 24 Stunden so viel Wärme, um 8700 engl. Pfund Wasser von 0⁰ zu 1⁰ Fahrenh. zu erwärmen, oder 250 Kgrm. Wasser von 0⁰ auf 1⁰ Celsius; was einer Arbeit von 3000 Fusstonnen oder 830000 Kilogrammeter entspricht.* Ausserdem kann ein solcher Körper im Mittel eine Arbeit von 450 Fusstonnen oder 125000 Kilogrammeter leisten.

Die Verluste finden durch verschiedene Organe statt, nämlich durch

	Wasser. Gramm.	Andere Stoffe. Gramm.	Stickstoff. Gramm.	Kohle. Gramm.
die Lungen . . .	300	800	—	200
Nieren . . .	1500	600	19	10
Haut	600	50	1	10
Koth	120	65	3	30
Summe . . .	2520	1515	23	250

Gewinn und Verlust des Körpers gestalten sich etwa wie folgt:

Einnahme: Trockne, feste Nahrung . . . 1000 Grm.
Sauerstoff . . . . 800 „
Wasser . . . . 2400 „
Summe 4200 Grm.

Ausgabe: Wasser . . . . . . 2520 Grm.
Andere Stoffe . . . 1680 „
Summe 4200 Grm.

* Eine Fusstonne ist die Arbeit, welche nöthig ist, um eine Tonne (20 Ctr.) auf 1 Fuss Höhe zu heben — ein Kilogramm-Meter die Arbeit, welche 1 Kilogr. 1 Meter hoch hebt.

II. Verdauung.

Solch ein Körper würde an Nahrung für einen Tag ver-
brauchen 250 Grm. Kohlenstoff und 25 Grm. Stickstoff,
welche mit den sonst noch nöthigen Stoffen, am passendsten
folgendermaassen vertheilt würden:

Eiweissartige Körper	140 Grm.
Stärkeartige Körper	300 „
Fette	80 „
Mineralstoffe	30 „
Wasser	2450 „
Summe	3000 Grm.

und welche zum Beispiel auf folgende Weise beschafft werden
könnten:

Mageres Rindfleisch	310 Grm.
Brod	400 „
Milch	450 „
Kartoffeln	200 .,
Butter und anderes Fett	40 „
Wasser	1600 „
Summe	3000 Grm.

Der in einem Tage abgegebene Koth würde etwa 200 Grm.
betragen, worin etwa 50 bis 60 Grm. feste Stoffe enthalten
wären.

III. Kreislauf.

In einem solchen Körper würde das Herz etwa 75 mal
in der Minute schlagen und mit jedem Herzschlage etwa
180 Grm. Blut austreiben.

Das Blut würde sich in den grossen Arterien mit einer
Geschwindigkeit von etwa 30 Centimeter in der Secunde
bewegen, in den Haargefässen mit einer Geschwindigkeit
von etwa 24 bis 36 Millimeter in der Secunde, und die Zeit,
welche zu einem vollen Umlauf erforderlich wäre, kann auf
etwa 30 Secunden geschätzt werden.

Der Druck, mit welchem der linke Ventrikel das Blut
in die Aorta einpresst, kann geschätzt werden gleich dem
Drucke einer Blutsäule von fast 3 Meter Höhe oder einer
Quecksilbersäule von etwa 230 Mm. Höhe; seine in 24
Stunden vollbrachte Arbeit wird in 24 Stunden etwa 90

Fusstonnen oder 25000 Kilogrammeter, die Arbeit des ganzen Herzens wird etwa 120 Fusstonnen oder 33000 Kilogrammeter betragen.

IV. Athmung.

Solch ein Körper würde etwa 16 mal in der Minute athmen.

Die Lungen würden an rückständiger Luft etwa 1600 Cubikcentimeter enthalten, an Ergänzungsluft etwa 1600 Cubikcentimeter, an Athmungsluft 500 bis 600 Cubikcentimeter, und an Hilfsluft 1600 Cubikcentimeter.

Die „vitale Capacität" der Lunge, die grösste Menge von Luft, welche auf ein Mal ein- oder ausgeathmet werden kann, würde etwa gleich 3800 Cubikcentimeter sein.

Bei ihrem Verweilen in der Lunge würde diese Luft etwa 4 bis 6 pro Cent von ihrem Volum an Sauerstoff einbüssen und etwa ebensoviel oder etwas weniger an Kohlensäure aufnehmen.

In vierundzwanzig Stunden würden etwa 800 grm Sauerstoff verbraucht und etwa 1000 Grm. Kohlensäure ausgegeben werden, in welcher 200 Grm. Kohlenstoff enthalten sein würden. Die gleichzeitig durch die Lunge ausgegebene Wassermenge würde etwa 300 Grm. betragen.

In vierundzwanzig Stunden würde ein solcher Körper etwa 50 Cubikmeter reiner Luft bis zu einem Betrage von 1 pro Cent oder 500 Cubikmeter reiner Luft bis zu einem Betrage von 1 pro Mille verunreinigt haben. Rechnen wir den Gehalt reiner Luft an Kohlensäure auf 3 Theile und den der ausgeathmeten Luft auf 470 Theile in 10000 Theilen, so würde ein solcher Körper mehr als 650 Cubikmeter gewöhnlicher Luft in einem Tage nöthig haben, damit die ihn umgebende Luft nicht auf mehr als 1 pro Mille Kohlensäuregehalt komme. (Wird Luft durch Thiere mit mehr als 1 pro Mille Kohlensäure verunreinigt, so machen sich die nebenbei von den Thieren abgegebenen Stoffe schon der Nase sehr merkbar). Ein Mann von dem angegebenen Gewicht (70 Kilogramm) sollte daher mindesten seinen gut gelüfteten Raum von 23 Cubikmeter Inhalt zur Verfügung haben.

V. Hautabsonderung.

Solch ein Körper würde durch die Haut etwa 600 Grm.
Wasser, an festen Stoffen etwa 50 Grm., an Kohlensäure
etwa 25 Grm. in 24 Stunden abgeben.

VI. Nierenabsonderung.

Durch die Nieren würde ein solcher Körper in 24 Stunden verlieren: an Wasser etwa 1500 Grm., an Harnstoff etwa
30 Grm., an anderen festen Stoffen etwa 30 Grm.

VII. Nerventhätigkeit.

In Froschnerven pflanzt sich die Erregung mit einer
Geschwindigkeit von etwa 26 Meter in der Secunde fort.

In menschlichen Nerven geschieht die Fortpflanzung in
Empfindungs- [und Bewegungs-] Nerven mit einer Geschwindigkeit, welche zwischen 30 und 60 Meter in der Secunde
schwankt.

VIII. Histologie.

Rothe Blutkörperchen haben eine Breite von ungefähr
0,008 Millimeter, weisse Blutkörperchen von etwa 0,01 mm.

Quergestreifte Muskelfasern haben eine Breite von etwa
0,06 mm., glatte Muskelfasern von 0,006 mm.

Nervenfasern schwanken in der Breite zwischen 0,002
und 0,016 mm.

Die Fasern des Bindegewebes haben eine Breite von
etwa 0,0006 mm.

Epithelzellen (der Haut) sind etwa 0,05 mm. breit.

Die Weite der Haargefässe schwankt zwischen 0,007
und 0,012 mm.

Wimperhärchen (aus der Luftröhre) sind etwa 0,08 mm,
lang.

Die Zapfen im gelben Fleck der Netzhaut haben eine
Breite von ungefähr 0,0025 mm.

REGISTER.

www.ingramcontent.com/pod-product-compliance
Lightning Source LLC
Chambersburg PA
CBHW021451210326
41599CB00012B/1023